MEDICAMENTOS DE ORIGEM NATURAL

CB036884

NOTA

As ciências farmacêuticas estão em constante evolução. O autor desta obra consultou as fontes consideradas confiáveis, num esforço para oferecer informações completas e, geralmente, de acordo com os padrões aceitos à época da publicação. Entretanto, tendo em vista a possibilidade de falha humana ou de alterações no conhecimento científico, os leitores devem confirmar estas informações com outras fontes.

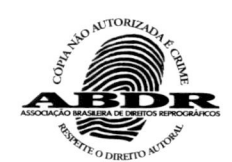
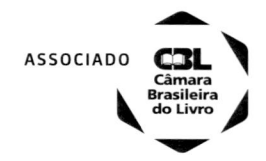

ASSOCIADO

C387m   Cechinel Filho, Valdir.
         Medicamentos de origem natural : uma abordagem multidisciplinar / Valdir Cechinel Filho. – Porto Alegre : Artmed, 2023.
         xvi, 200 p. : il. ; 25 cm.

         ISBN 978-65-5882-149-6

         1. Farmácia. 2. Medicamentos – Origem natural. I. Título.

                                                    CDU 616-085:633.88

Catalogação na publicação: Karin Lorien Menoncin – CRB 10/2147

VALDIR CECHINEL FILHO

MEDICAMENTOS DE ORIGEM NATURAL
[uma abordagem multidisciplinar]

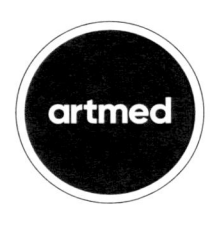

artmed

Porto Alegre
2023

© Grupo A Educação S.A., 2023.

Gerente editorial: *Letícia Bispo de Lima*

Colaboraram nesta edição:

Editora: *Mirian Raquel Fachinetto*
Assistente editorial: *Alexandra Martins Vieira*
Preparação de originais: *Carine Garcia Prates*
Leitura final: *Liz Ribeiro Diaz*
Capa: *Tatiana Sperhacke – Tat Studio*
Projeto gráfico e editoração: *TIPOS – design editorial e fotografia*

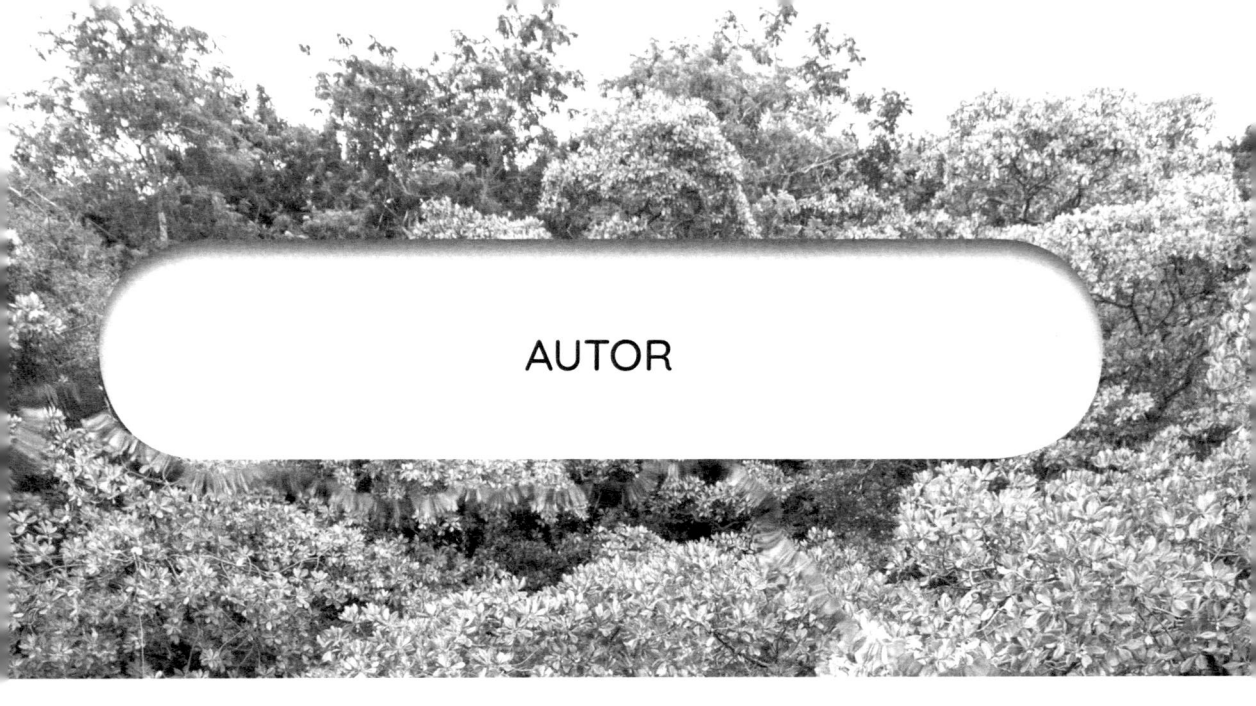

AUTOR

Valdir Cechinel Filho

Com graduação em Química Orgânica, mestrado e doutorado em Química pela Universidade Federal de Santa Catarina (UFSC), Cechinel Filho é reitor da Universidade do Vale do Itajaí (Univali), presidente da Fundação Univali, além de docente e pesquisador do Programa de Pós-Graduação (M/D) em Ciências Farmacêuticas da Univali. Desenvolve projetos de pesquisa em colaboração com pesquisadores nacionais e internacionais, atuando principalmente nos temas: produtos naturais bioativos, síntese de moléculas de interesse biológico e avaliação da relação estrutura química-atividade biológica. Possui mais de 400 artigos e 50 livros e capítulos de livros publicados, entre os quais *Fitoterapia avançada: uma abordagem química, biológica e nutricional*, em coautoria com Camile Cecconi Cechinel Zanchett, publicado pela Artmed, em 2020.

Para

Lenita, Camile e Milene, minhas três estrelas, constelação que ilumina minha vida, com amor, carinho e eterno agradecimento a Deus por existirem.

Samuel, netinho que renova nossas expectativas na vida, e Guilherme, genro, pelo incondicional apoio.

À memória de meus pais, Valdir Cechinel e Amélia Copetti Cechinel, pela vida, ensinamentos e eterno suporte e confiança.

Aos meus sogros, Emílio Cecconi (*in memorian*) e Bilmar Canarin Cecconi, pelo constante apoio, estímulo e verdadeira amizade.

Aos demais familiares, amigos e colaboradores da Univali e externos, meu especial agradecimento a todos pelo apoio, carinho e confiança.

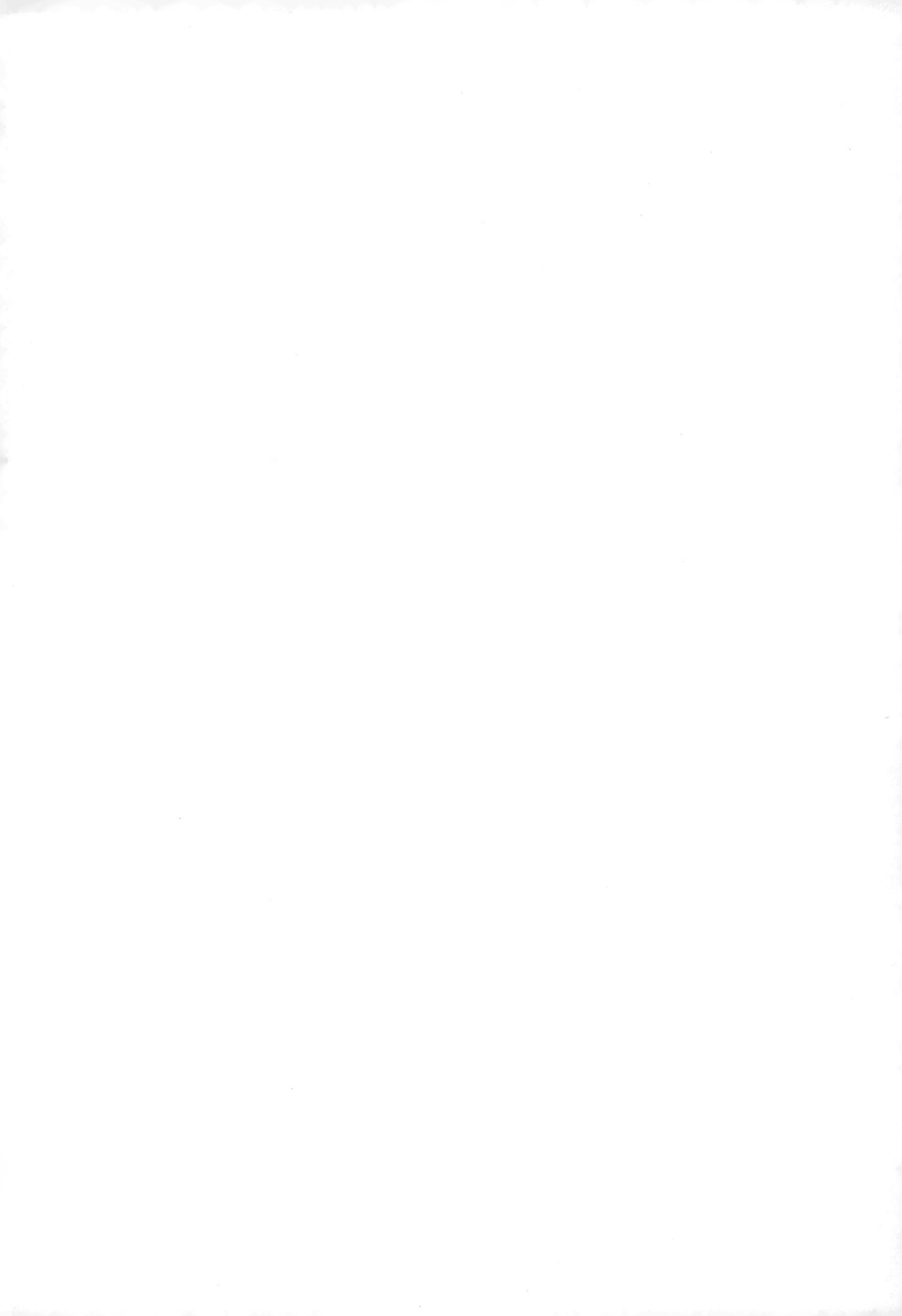

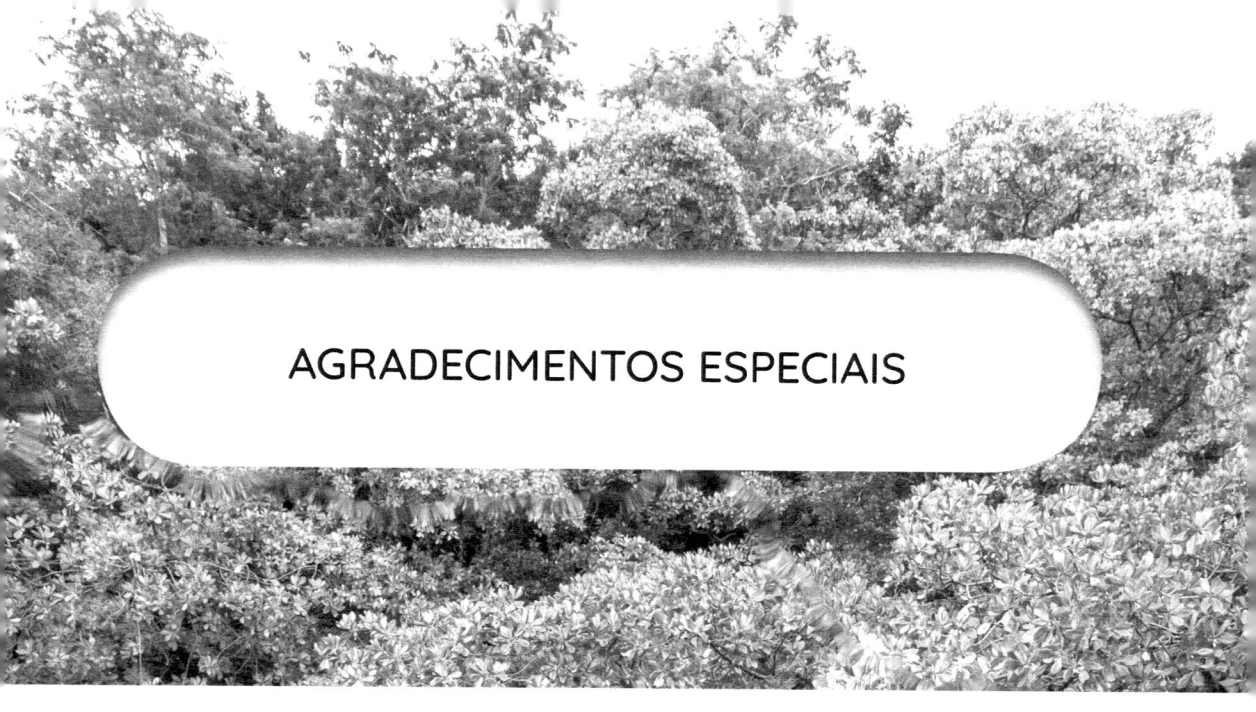

AGRADECIMENTOS ESPECIAIS

Ao citar nomes, corremos o grande risco de esquecer alguém e cometer injustiças, mas não poderia deixar de agradecer às pessoas a seguir mencionadas por toda a contribuição em minha trajetória pessoal, científica e acadêmica:

- Arturo San Feliciano
- Eliezer Barreiro
- Franco Delle Monache
- Larissa R. Nüssner
- Mahabir Gupta (*in memorian*)
- Rogério Corrêa
- Rosendo A. Yunes
- Susana Zacchino

Agradeço aos alunos de graduação e pós-graduação, pesquisadores nacionais e internacionais, colegas cientistas. Enfim, a todos que me acompanharam e/ou que me acompanham nesses quase 30 anos de atividades na área científica, e que contribuíram, direta ou indiretamente, para a realização desta obra.

Quero ainda agradecer imensamente à equipe da Editora Artmed, nas pessoas de Celso Kiperman, pelo apoio e confiança, e à valiosa assessoria técnica de Mirian Raquel Fachinetto e Karin Lorien Menoncin.

Além da Univali, agradeço a todos os órgãos de fomento que têm constantemente apoiado o desenvolvimento de pesquisas na área de plantas medicinais, sendo que muitos dos estudos aqui mencionados contaram com investimentos internos e externos: Programa Ibero-Americano de Ciência e Tecnologia para o Desenvolvimento

(Cyted), Conselho Nacional de Desenvolvimento Científico e Tecnológico (CNPq), Coordenação de Aperfeiçoamento de Pessoal de Nível Superior (Capes), Fundação de Amparo à Pesquisa e Inovação do Estado de Santa Catarina (Fapesc) e Financiadora de Estudos e Projetos (Finep).

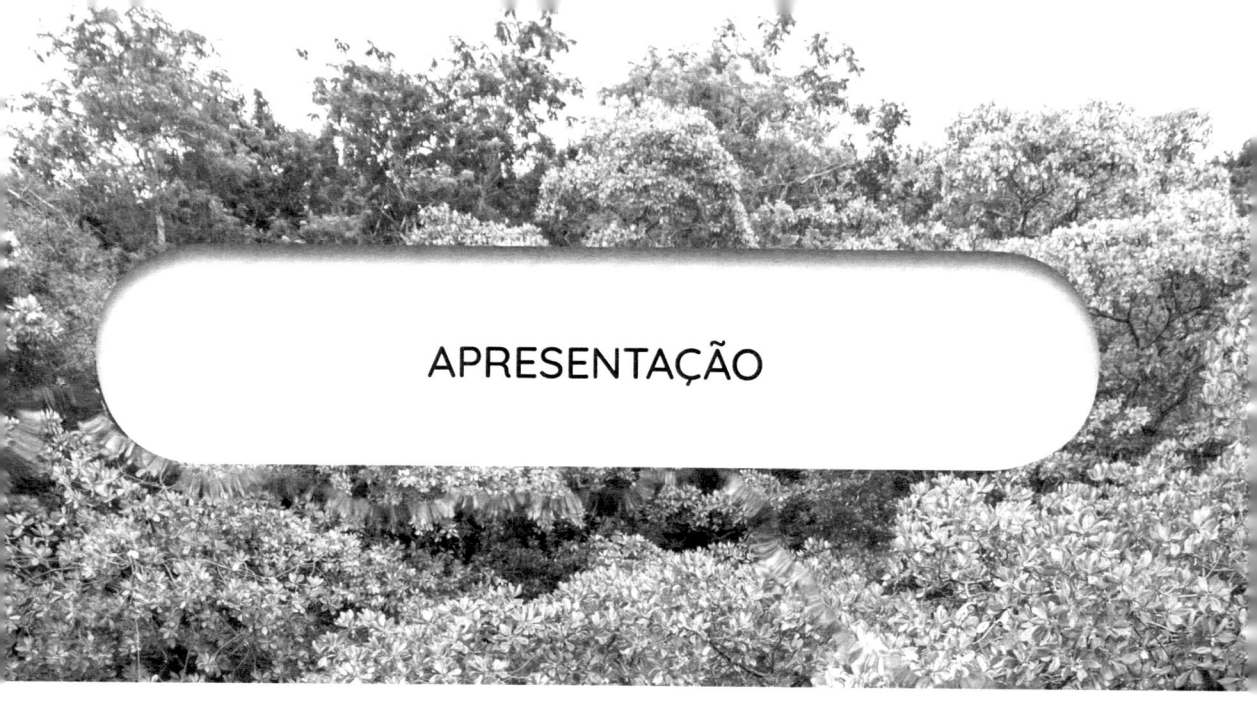

APRESENTAÇÃO

Quem nunca se encantou com os produtos naturais? Muito além da beleza, das cores e da diversidade, estão seus metabólitos secundários, que há séculos são abundantes fontes de moléculas com potencial terapêutico. A pesquisa em produtos naturais constitui um importante campo da química orgânica, tendo contribuído, de forma singular, para o desenvolvimento da própria química. Estudiosos afirmam que, em seus primórdios, pesquisadores brasileiros da área de química orgânica exploraram muito a química de produtos naturais, em uma simbiose orquestrada e desejada.

Medicamentos de origem natural: uma abordagem multidisciplinar, escrito pelo professor Valdir Cechinel Filho – embora não seja a primeira obra literária a tratar do assunto –, aborda o tema de forma atual e inovadora. Ao longo de 10 capítulos, o livro abrange aspectos que vão da redenção e exaltação da biodiversidade como fonte única de moléculas com arranjos moleculares singulares – as quais culminaram na obtenção de diversos quimioterápicos e serviram de inspiração para o desenvolvimento de muitos outros medicamentos – até uma discussão enriquecedora sobre cooperação científica, interação entre universidades e empresas, aspectos mercadológicos e legislação vigente.

Elaborada com esmero, trazendo excelente conteúdo e primando pelo estilo científico, esta obra é indispensável para os amantes da química de produtos naturais e para os entusiastas do estudo da biodiversidade e de sua aplicação na obtenção de novos medicamentos.

Eliezer J. Barreiro
Professor emérito da Universidade
Federal do Rio de Janeiro

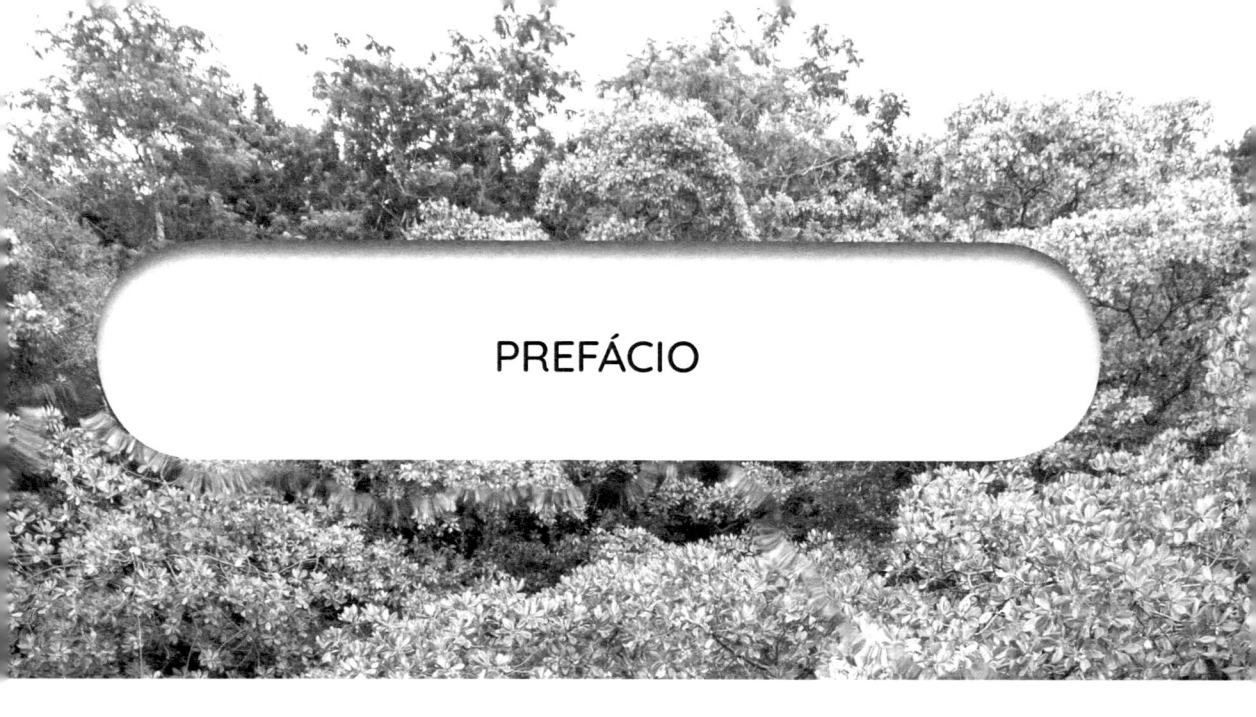

PREFÁCIO

Medicamentos de origem natural: uma abordagem multidisciplinar aborda, em 10 capítulos, especialmente a rica biodiversidade como fonte de novos e eficazes medicamentos, passando por etapas como a prospecção de princípios ativos a partir de produtos naturais, particularmente plantas, até o produto final, disponibilizado no mercado farmacêutico. Cooperação científica, interação entre universidades e empresas, aspectos mercadológicos, legislação e ética também recebem destaque. A natureza, em especial as plantas, tem sido pródiga, produzindo moléculas desde as mais simples às mais complexas, algumas com relevante potencial terapêutico, permitindo que sejam trilhados caminhos científicos que possam levar a possibilidades concretas de transformar o sonho do cientista em realidade: descobrir substâncias que deem origem a medicamentos para, assim, contribuir com a saúde e o bem-estar da população.

Nesse contexto, o Capítulo 1 descreve a importância da biodiversidade na busca de novos medicamentos, fazendo um breve histórico com exemplos marcantes. O Capítulo 2 aborda potenciais e eficazes agentes terapêuticos de origem natural, com um olhar para o futuro. Já o Capítulo 3 descreve as 30 plantas medicinais brasileiras mais promissoras sob o viés químico-medicinal, estudadas pelo Núcleo de Investigações Químico-Farmacêuticas (Niqfar) da Univali, com quase três décadas de atividades científicas, enquanto o Capítulo 4 remete às principais etapas desde a prospecção das substâncias até a disponibilização dos medicamentos nas prateleiras. O Capítulo 5 concentra-se nas principais estratégias que podem ser usadas na prática para a descoberta de princípios ativos e derivados ou de análogos a partir de produtos naturais. O Capítulo 6 descreve o estado da arte, os desafios e as perspectivas na interação entre universidades e empresas no âmbito farmacêutico. Esse capítulo apresenta, ainda, um exemplo envolvendo a parceria entre a Univali e um laboratório farmacêutico no desenvolvimento de um novo medicamento fitoterápico com propriedades analgésica e anti-inflamatória de uso oral, o qual deriva das folhas da *Aleurites moluccanus*. O Capítulo 7 trata da importância das cooperações técnico-científicas multidisciplinares na área de produtos naturais bioativos, indicando os principais resultados e vantagens das cooperações envolvendo os países ibero-americanos, destacando-se o Cyted, ilustrado por duas redes, a Rede Iberoamericana de Estudo e Aproveitamento Sustentável da Biodiversidade Regional de Interesse Farmacêutico (Ribiofar) e a Rede Iberoamericana de Investigação em Câncer (Ribecancer). O Capítulo 8 aborda os aspectos mercadológicos acerca dos medicamentos de origem natural, e o Capítulo 9, a legislação sobre fitoterápicos, apresentando as principais diferenças entre as legislações do Brasil, de outros países do Mercosul, da Europa e dos Estados Unidos, entre outros. E, para finalizar, o Capítulo 10 aponta alguns tipos de desvios éticos, os quais são ilustrados com alguns exemplos práticos, especialmente relacionados à área da ciência.

Além das questões técnicas, esta obra remete ainda a temas relacionados ao aproveitamento dos resultados técnicos, com sugestões aos pesquisadores para que possam trilhar o melhor caminho em relação à produção científica, à ética na pesquisa, às cooperações, à interação com empresas etc.

Nessa perspectiva, não poderia jamais deixar de agradecer a tantos protagonistas que me ajudaram, direta ou indiretamente, a escrevê-la, além daqueles, que são muitos, que acreditaram na concepção e no êxito do Niqfar/Univali, implantado em 1995 com o objetivo de fazer ciência séria, com qualidade e com a nobre missão de formar recursos humanos em áreas estratégicas para o desenvolvimento do país. Os 30 anos de atividades estão logo aí, e quero reverenciar e agradecer a todos os antigos e atuais membros pelo apoio e confiança nessa estrada científica e pelos valiosos frutos evidenciados na presente obra.

Que todos tenham uma prazerosa e profícua leitura!

Valdir Cechinel Filho

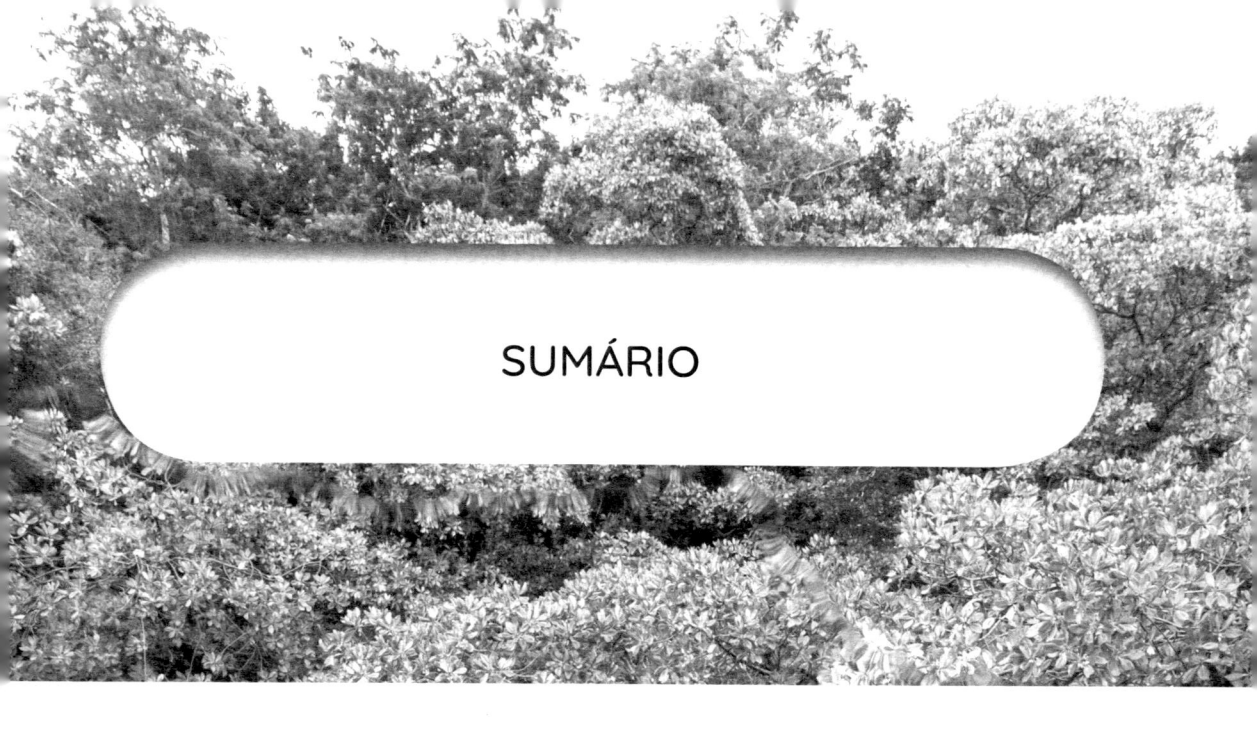

SUMÁRIO

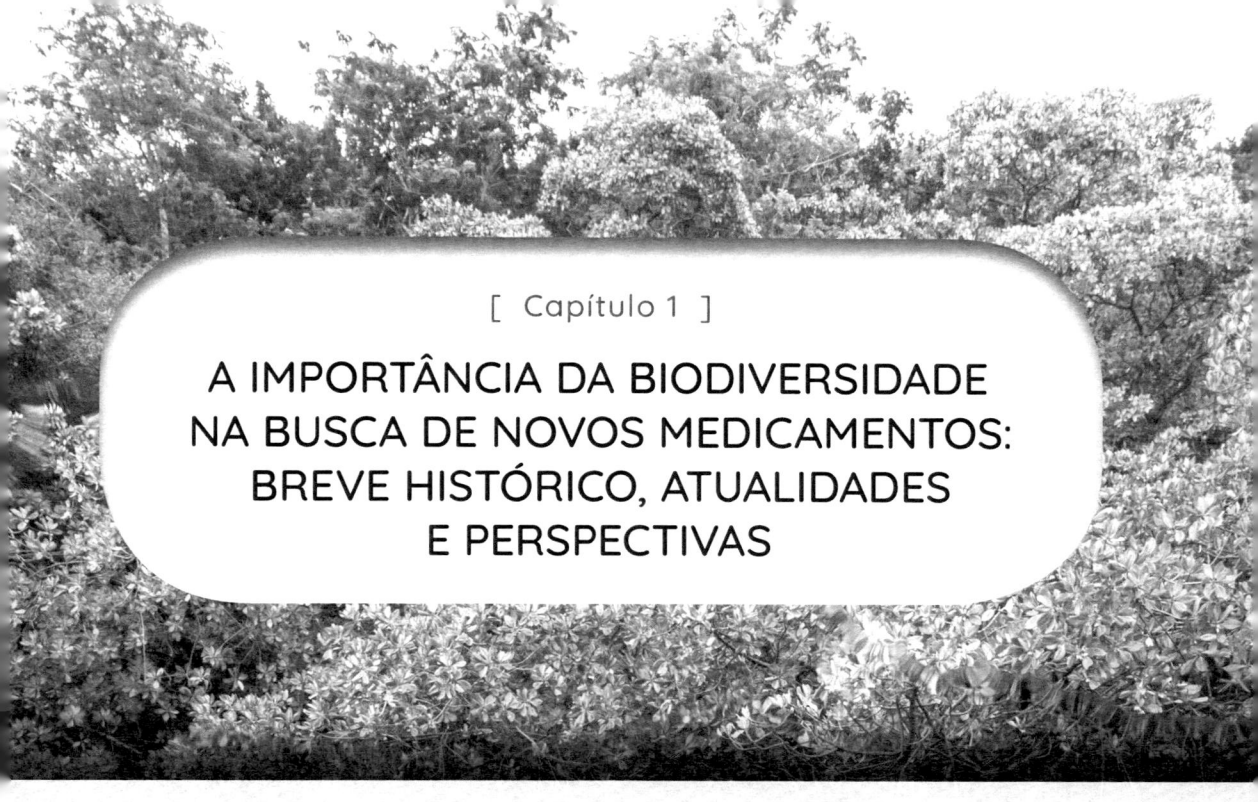

A IMPORTÂNCIA DA BIODIVERSIDADE NA BUSCA DE NOVOS MEDICAMENTOS: BREVE HISTÓRICO, ATUALIDADES E PERSPECTIVAS

Resumo

Este capítulo abordará a importância da biodiversidade como fonte de medicamentos, exemplificando com medicamentos marcantes e emblemáticos produzidos direta ou indiretamente a partir de produtos naturais, incluindo plantas, organismos marinhos, seres vivos e microrganismos. Além de dados históricos e estado de arte atual, algumas perspectivas futuras serão apresentadas.

A biodiversidade consiste em relevante fonte de novos e eficazes medicamentos tanto para a cura quanto para a profilaxia de inúmeras doenças, desde as mais simples e comuns, como um simples resfriado, até as mais complexas, como o câncer e até mesmo a temida covid-19, causada pelo coronavírus SARS-CoV-2. Desde os primórdios da humanidade, o homem lança mão da biodiversidade (particularmente de plantas, produtos marinhos, animais e microrganismos) para uso com finalidades terapêuticas, estimulando, inclusive, muitas indústrias farmacêuticas a utilizarem, com êxito, moléculas de origem natural, de forma pura ou de misturas, ou ainda como protótipo, para a síntese de análogos ou derivados, visando à produção de um incontável número de medicamentos ainda atualmente utilizados na clínica médica.

Acredita-se que cerca de 70% de todos os medicamentos disponíveis no mercado farmacêutico estejam direta ou indiretamente relacionados à biodiversidade. Segundo Alves,[1] metade dos 25 medicamentos mais vendidos em todo o mundo tem sua origem em metabólitos secundários de origem vegetal, e estudos mais recentes confirmam a tendência.[2,3]

É importante destacar que as plantas (geralmente as medicinais) são consideradas as mais acessíveis fontes de novos fármacos, conforme atestam as pesquisas científicas, especialmente nas áreas de ciências farmacêuticas, biologia, química, farmacologia e medicina. Inúmeros países têm utilizado as plantas como poderoso recurso terapêutico para o tratamento das mais distintas doenças, algumas ainda sem cura ou profilaxia adequada, observando-se um significativo crescimento no consumo dessas plantas em todo o mundo. São muitos os motivos relacionados a tal consumo, como a facilidade de acesso, o hábito da automedicação, os custos relativamente mais baixos em comparação aos medicamentos alopáticos, os efeitos colaterais de baixo risco, o modismo e a crença equivocada de que "tudo o que é natural, é benéfico", e, principalmente, pela eficácia e

segurança demonstradas em incontáveis estudos pré-clínicos e clínicos, além da efetiva difusão dessas informações pelos mais variados meios.[4-8]

A importância da biodiversidade como fonte de relevantes medicamentos foi consolidada em 2015, quando a cientista chinesa Tu Youyou, atualmente com 92 anos, foi contemplada com o Prêmio Nobel de Fisiologia ou Medicina de 2015, pelos avanços na área da malária, particularmente pela descoberta, a partir de estudos da Medicina Tradicional Chinesa, da artemisina (Figura 1.1), promissor fármaco antimalárico artemisinina, muito usado na clínica e cuja descoberta beneficiou milhões de pessoas com malária, especialmente aquelas que vivem em contexto de vulnerabilidade social.[9]

A biodiversidade brasileira (que representa em torno de 1/3 da biodiversidade do planeta) poderia impulsionar o desenvolvimento da indústria farmacêutica e fitoterápica de âmbito nacional, porém, somente nos últimos 15 anos (após o lançamento do fitoterápico Acheflan®, que será abordado com mais detalhes no Capítulo 4), o país tem voltado sua atenção, ainda que timidamente, a esse potencial recurso natural.

Estima-se que apenas 5 a 10% das plantas foram ou estão sendo submetidas a algum ti-

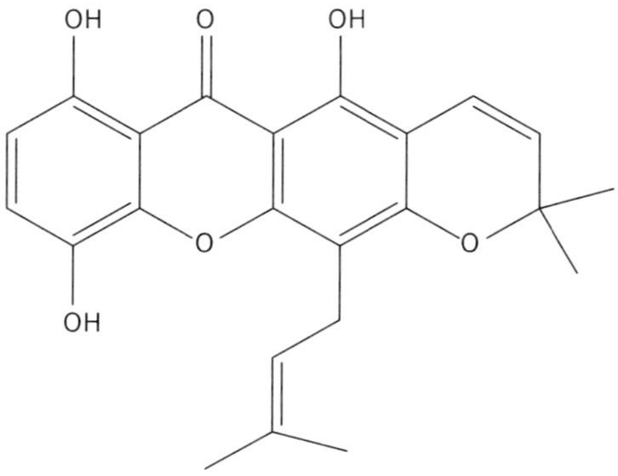

Figura 1.1

ESTRUTURA MOLECULAR DA ARTEMISININA.

po de estudo científico no intuito de comprovar sua segurança e eficácia terapêutica. Por outro lado, em que pese as dificuldades econômicas e financeiras, os cientistas brasileiros têm conseguido produzir relevantes e promissores resultados experimentais, descritos pelos mais diversos grupos de pesquisadores, podendo subsidiar a indústria nacional para o melhor aproveitamento da biodiversidade. Algumas iniciativas governamentais, mesmo que esporádicas, têm estimulado os cientistas, porém faz-se necessária a impulsão da área por meio de políticas efetivas, envolvendo o tripé formado por governo, indústria e universidades.

A literatura é riquíssima de exemplos bem-sucedidos, tanto no Brasil como no exterior.[5,10] Inúmeros projetos de pesquisas com foco na busca de moléculas ativas a partir de plantas, organismos marinhos, seres vivos e microrganismos estão em andamento em todo o mundo, até mesmo para a cura e profilaxia dos temidos efeitos causados pela covid-19.[11] Tal constatação pode ser evidenciada tanto na área acadêmica quanto na industrial, demostrando que existe claramente uma ligação ou retroalimentação entre ambas.

Os artigos mais emblemáticos que tratam da biodiversidade como fonte de medicamentos foram escritos pelos renomados cientistas americanos Gordon Cragg e David Newman, eventualmente em parceria com colaboradores, sendo considerados os autores mais citados na área de produtos naturais com possibilidades terapêuticas. O mais recente artigo de revisão desses pesquisadores sobre o assunto foi publicado em 2020,[3] trazendo uma versão expandida de artigos de revisão prévios (1997, 2003, 2007, 2012 e 2016). Recomenda-se, portanto, a leitura desse relevante artigo que demonstra, por meio de exemplos práticos, a inequívoca importância da biodiversidade como fonte de novos e eficazes agentes terapêuticos. A seguir, tal artigo será abordado de forma resumida e pontual, pois seus achados confirmam que a área de produtos naturais continua pródiga na produção de moléculas, simples ou complexas, com potencial terapêutico e reais perspectivas de transformação em medicamentos ou de uso como modelos para a síntese de análogos ou derivados mais potentes. Tanto a área de medicamentos anticâncer quanto a de anti-infecciosos continuam tendo as moléculas de origem natural como principal fonte ou modelo para o desenvolvimento de novos e eficazes fármacos.[3]

No referido artigo, estão descritos os medicamentos relacionados aos produtos naturais, com uma análise detalhada daqueles aprovados pela Food and Drug Administration (FDA), órgão regulatório norte-americano equivalente à Agência Nacional de Vigilância Sanitária (Anvisa) no Brasil. A Figura 1.2 indica, de forma resumida, as principais fontes de novos fármacos e substâncias (ao todo, 1.881) descobertos entre janeiro de 1981 e setembro de 2019.

Conforme pode ser observado na Figura 1.2, a biodiversidade tem sido pródiga e excepcional na produção de metabólitos, direta ou indiretamente, com potencial terapêutico, produzindo desde moléculas diferenciadas e privilegiadas, com estruturas moleculares mais simples, até algumas extremamente complexas ao ponto de que a mente humana mais criativa dificilmente imaginaria.

Portanto, a importância da biodiversidade para a saúde humana está comprovada, seja pela prática ou pela literatura, particularmente pelas descobertas de medicamentos que foram e ainda são essenciais na clínica médica, como é possível ilustrar com alguns exemplos práticos, obtidos de diferentes fontes da biodiversidade.

ANIMAIS

O reino animal consiste em importante fonte de medicamentos que ainda são bastante utilizados na terapêutica atual. Muitos deles foram inicialmente obtidos de fonte animal

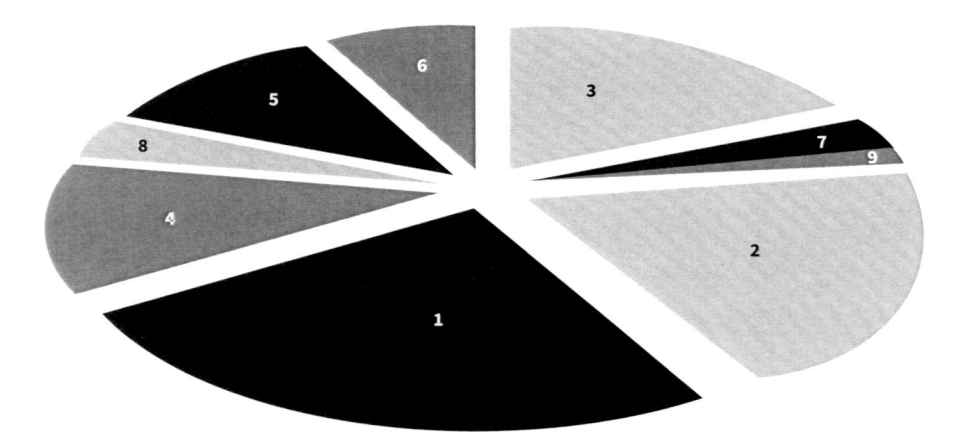

Figura 1.2

TODOS OS NOVOS FÁRMACOS E SUBSTÂNCIAS APROVADOS ENTRE 01/01/1981 A 21/12/2019.
1. Fármacos sintéticos (463, que corresponde a 24,6%); **2.** Derivados de produtos naturais (356, que corresponde a 18,9%); **3.** Macromoléculas biológicas (346, que corresponde a 18,4%); **4.** Fármacos sintéticos mimetizados a partir de produtos naturais (217, que corresponde a 11,5%); **5.** Derivados de produtos naturais mimetizados (207, que corresponde a 11%); **6.** Vacinas (142, que corresponde a 7,5%); **7.** Produtos naturais inalterados (71, que corresponde a 3,8%); **8.** Fármacos sintéticos usando produtos naturais como grupo farmacofórico (65, que corresponde a 3,2%); **9.** Misturas botânicas (14, que corresponde a 0,8%).

Fonte: Newman e Cragg.[3]

(órgãos, fluidos ou tecidos), mas, com o passar do tempo, os procedimentos foram ficando mais aperfeiçoados, mudando-se as fontes ou estabelecendo-se processos de síntese para a produção desses fármacos.

Entre os seres vivos potencialmente aproveitáveis como fonte de medicamentos, pode-se incluir os insetos (formigas, borboletas, besouros, baratas etc.), os quais estão sendo cada vez mais estudados como possíveis agentes medicinais. A seguir, são ilustrados com três exemplos marcantes essa importante fonte natural de medicamentos.

demonstrando que inibia a conversão da angiotensina I para angiotensina II, culminando com a produção, feita pela biofarmacêutica Bristol Myers Squibb (BMS), de um medicamento de uso oral para hipertensão arterial conhecido como captopril (Figura 1.3). Em função dos altos índices de hipertensão no mundo (cerca de 20%, segundo a Organização Mundial da Saúde [OMS]), doença considerada um problema de saúde pública e responsável por significativo número de óbitos, esse fármaco revolucionou a medicina devido

Captopril

Em 1963, o pesquisador brasileiro Sérgio H. Ferreira publicou um estudo sobre uma substância que identificou como Fator Potencializador da Bradicinina (FPB), presente no veneno da cobra jararaca (*Bothrops jararaca*),

Figura 1.3

ESTRUTURA MOLECULAR
DO CAPTOPRIL.

ao seu novo mecanismo de ação, sendo ainda muito usado em todo o mundo, em função de pouquíssimos medicamentos atuarem dessa forma.[12]

Insulina

A insulina foi descoberta praticamente ao acaso, em 1922, quando um jovem diabético canadense de 14 anos, chamado Leonard Thompson, estava internado na unidade de terapia intensiva (UTI) com diabetes tipo I sem perspectivas de sobrevivência. Os pesquisadores da época lhe ministraram um preparado experimental contendo um macerado de pâncreas animal. Surpreendentemente, o jovem melhorou de forma significativa, pois o nível de glicose no seu sangue diminuiu drasticamente, e ele sobreviveu a uma doença que matava a quase todos aqueles os quais acometia. A partir dessa experiência e juntando informações pretéritas de outros cientistas, descobriu-se a proteína insulina, que gerou novas descobertas que permitiram alguns prêmios Nobel. Atribui-se a purificação dessa importante substância ao bioquímico canadense James Collip. Desde 1970, a proteína deixou de ser obtida do pâncreas animal e começou a ser produzida comercialmente por meio de bactérias, a partir do uso de modernas técnicas biotecnológicas, até a atualidade, sendo amplamente usada para controlar o nível de glicose no sangue após a alimentação. Esses e outros detalhes poderão ser observados na literatura.[13]

Heparina

A heparina, conhecido heteropolissacarídeo de estrutura complexa, já é clinicamente usada na terapêutica há mais de 60 anos, e sua maior aplicação é como medicamento anticoagulante e antitrombótico, estando presente em variados tecidos animais. Esse polissacarídeo consiste em um dos mais re-

levantes exemplos de agentes terapêuticos de origem natural. Significativa parte da heparina utilizada é isolada principalmente da mucosa intestinal de suínos e da pulmonar bovina, em um processo que envolve hidrólise da mucosa e extração de heparina.[14] Atualmente, usa-se as mesmas fontes de obtenção da heparina. O Brasil importa cerca de 90% dessa substância de países como a China e a Índia, porém existem concretas perspectivas de que o país possa se tornar, a curto ou médio prazo, um dos maiores produtores mundiais de heparina.

PRODUTOS MARINHOS

A área marinha representa mais de 70% do planeta, com significativas diversidades biológica e química. Acredita-se que menos de 5% do fundo do mar tenha sido explorado de alguma forma e menos de 0,01% tenha sido estudado em detalhe, em função das limitações técnicas. A exploração dessa área iniciou pela coleta de organismos como algas vermelhas, espojas e corais, possivelmente pela facilidade de coleta, os quais demostraram possuir uma grande variedade de compostos com estruturas químicas únicas e promissoras sob o ponto de vista medicinal. Microrganismos como cianobactérias, fungos e bactérias só foram estudados mais tarde, incrementando consideravelmente a diversidade estrutural dos compostos de origem marinha.[15-17] Portanto, os organismos marinhos são fontes abundantes de novas substâncias com potencial terapêutico, particularmente no âmbito de doenças como o câncer, em dores e infecções, entre outras, como é possível verificar a seguir com alguns exemplos marcantes.

Trabectedina

Nos últimos anos, surgiram alguns promissores medicamentos, especialmente a partir de produtos naturais (mais de 50% dos fármacos anticâncer são de origem natural), como a trabectedina, que deu origem ao Yondelis® (Figura 1.4), produzido pela indústria farmacêutica espanhola PharmaMar. A trabectedina foi inicialmente descoberta em uma esponja (*Ecteinascidia turbinata*) e, depois, sintetizada em laboratórios em escala industrial, sendo eficaz para o tratamento de diversos tipos de câncer.[18]

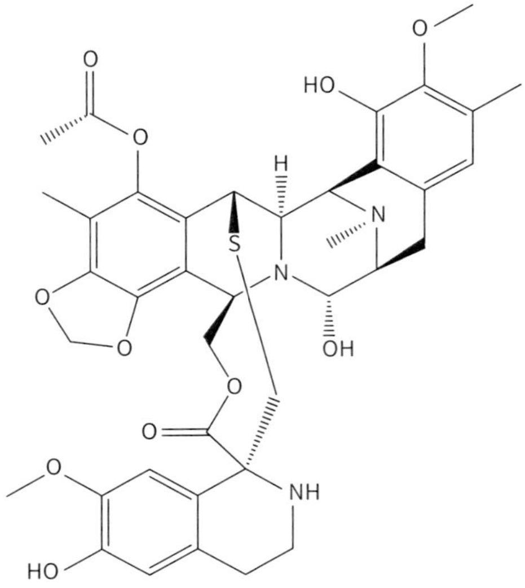

Figura 1.4

ESTRUTURA MOLECULAR DA TRABECTEDINA®.

Ziconotídeo

O ziconotídeo é um peptídeo de estrutura complexa, formado por 25 aminoácidos, obtido a partir do veneno do *Conus magus*, um molusco marinho, e é usado clinicamente como um raro analgésico para combater a dor de origem neuropática. Foi aprovado pela FDA ainda em 2004, e é comercializado pelo nome de Prialt®.[19]

Esse medicamento é utilizado somente com prescrição médica para o tratamento da dor crônica e intensa em indivíduos adultos que necessitam de analgésico aplicado por via intratecal (injeção no espaço que rodeia a medula espinal e o cérebro).

Ara-A ou vidarabina

A vidarabina, ou adenina-arabinosídeo, conhecida também como Ara-A, é um medicamento antiviral, utilizado especialmente como anti-herpético. Seu princípio ativo foi obtido inicialmente a partir de esponjas-do--mar caribenhas (ainda na década de 1960), sendo atualmente obtido de outras fontes, como por meio de síntese e de microrganismos. Sua meia-vida é relativamente curta, cerca de 60 minutos, diminuindo portanto sua eficácia *in vivo*, levando à descoberta de outros interessantes e muito usados antivirais, indicados para o tratamento de herpes labial: aciclovir, ganciclovir e penciclovir, sendo o último muito potente e com rápido início e tempo de duração de ação biológica.[20]

MICRORGANISMOS

Os microrganismos estão distribuídos em praticamente todos os ambientes, inclusive no corpo humano. Além daqueles impercep-

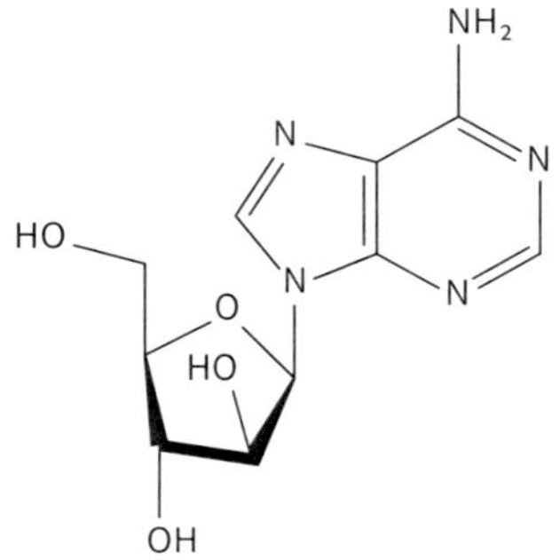

Figura 1.5

ESTRUTURA MOLECULAR DA VIDARABINA.

tíveis aos olhos humanos, existem as bactérias, os fungos (conhecidos como mofo ou bolor), as leveduras (como as do fermento biológico) e os vírus. Embora muitos sejam agentes causadores de doenças, algumas gravíssimas, inúmeros deles são essenciais à vida, com distintas funções vitais e até mesmo úteis para a descoberta e a produção de relevantes medicamentos, como será abordado a seguir por meio de alguns exemplos pontuais. É importante ressaltar que os antibióticos obtidos dessas fontes mudaram radical e positivamente a qualidade de vida da população, uma vez que, antes dessas descobertas, as infecções causadas por microrganismos, especialmente pelas bactérias, em feridas, cortes, pós-parto, doenças cardíacas etc. comumente levavam os pacientes a óbito.

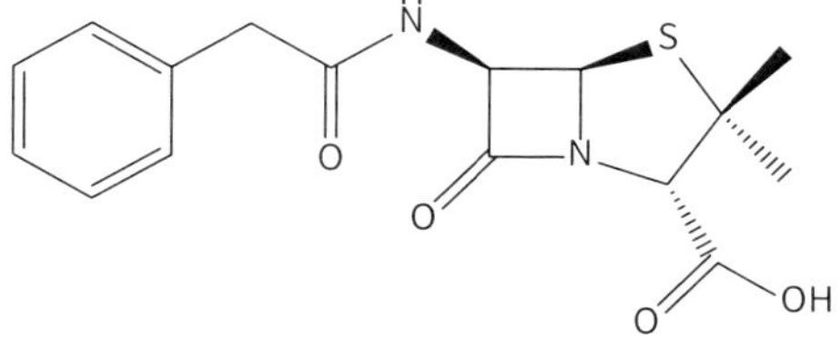

Penicilina

A penicilina foi descoberta pelo médico e bacteriologista escocês Alexander Fleming, em 1928, de forma acidental, quando ele estudava as bactérias e potenciais agentes contra infecções. Ao retornar ao seu laboratório, após suas férias, ele percebeu que havia esquecido seu material, e observou nele a presença de bolor e um halo de inibição, culminando depois com a produção da penicilina (Figura 1.6) a partir de fungos (*Penicillium chrysogenum*), salvando a vida de milhões de pessoas, especialmente durante a Primeira Guerra Mundial. Ainda

Figura 1.6

ESTRUTURA MOLECULAR DA PENICILINA.

muito usada atualmente, gerou derivados mais potentes e específicos, como as penicilinas G e V. Essa descoberta é considerada uma das mais importantes da humanidade.[21]

Estreptomicina

Selman A. Waksman, bioquímico e microbiologista ucraniano radicado nos Estados Unidos, foi o descobridor do antibiótico estreptomicina (Figura 1.7), em 1943. Sua descoberta foi baseada pela observação do fato do bacilo causador da tuberculose não sobreviver no solo. Por isso, trabalhou na perspectiva de que o antibiótico deveria ser produzido naquele local por um microrganismo competidor. A estreptomicina, obtida a partir da actinobactéria *Streptomyces griseus*, combate, além da tuberculose, bactérias do tipo Gram-negativas, que não são suscetíveis à penicilina.[22] Em virtude de sua relevante descoberta,

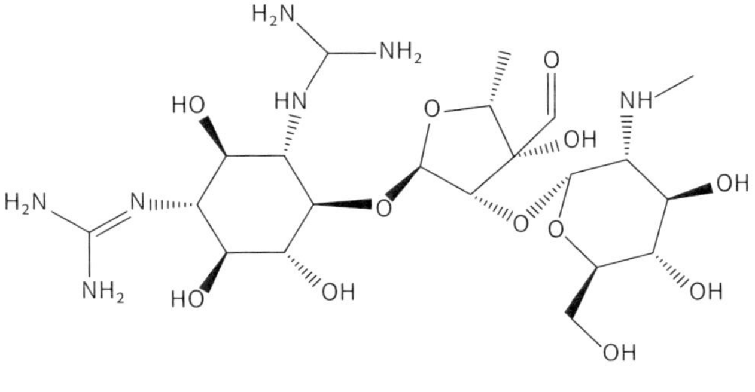

Figura 1.7

ESTRUTURA MOLECULAR DA ESTREPTOMICINA.

Waksman foi condecorado com o Prêmio Nobel de Fisiologia ou Medicina em 1952.

Vancomicina

Em que pese a fundamental importância da descoberta dos antibióticos a partir de microrganismos, um dos grandes problemas enfrentados com o tratamento desses agentes anti-infecciosos é o desenvolvimento de resistência por parte das bactérias aos antibióticos usados, e até hoje essa situação ainda preocupa. Químicos sintéticos e medicinais têm realizado pesquisas de ponta complexas alterando as estruturas moleculares desses produtos naturais visando descobrir novos e eficientes antibióticos. No entanto, um dos mais eficazes antibióticos até a atualidade, a vancomicina, foi obtido ainda em 1956, a partir do microrganismo de solo *Streptomyces orientalis* (reclassificado como *Amycolatopsis orientalis*). Trata-se efetivamente de um dos antibióticos mais importantes do mundo, sendo a principal alternativa para o tratamento de infecções graves, principalmente de meningite causada por pneumococo com grande resistência à penicilina, além de ser a última opção para o tratamento de infecções resistentes, como aquelas causadas por *Staphylococcus aureus* resistente à meticilina (tipo de penicilina).[22]

PLANTAS SUPERIORES

Desde a antiguidade, a humanidade utiliza a natureza, particularmente as plantas superiores, para a cura e a profilaxia das mais distintas patologias. É inegável a contribuição das plantas para a descoberta de inúmeros medicamentos, muitos ainda amplamente utilizados na clínica médica. O potencial terapêutico das plantas vem sendo progressivamente evidenciado e comprovado por meio de pesquisas científicas, sobretudo nas áreas de química, ciências biológicas e farmacêuticas, farmacologia e medicina. Nos últimos anos, tem-se observado em todo o mundo um crescente aumento do uso de plantas e seus derivados como forma de terapia medicinal. A seguir, serão demonstrados alguns exemplos de fármacos obtidos de plantas.

Morfina

A morfina (Figura 1.8), da classe dos opioides, já era usada com fins terapêuticos desde 3000 a.C., e sua "descoberta" oficial ocorreu em 1816, a partir da *Papaver somniferum* (papoula). Trata-se de um poderoso analgésico ainda muito utilizado para combater dores crônicas e agudas, como aquelas causadas por vários de tipos de câncer, pós-cirúrgicas, queimaduras etc. A partir dessa substância, outros importantes analgésicos e sedativos foram desenvolvidos, como a codeína e a buprenorfina.[5,23]

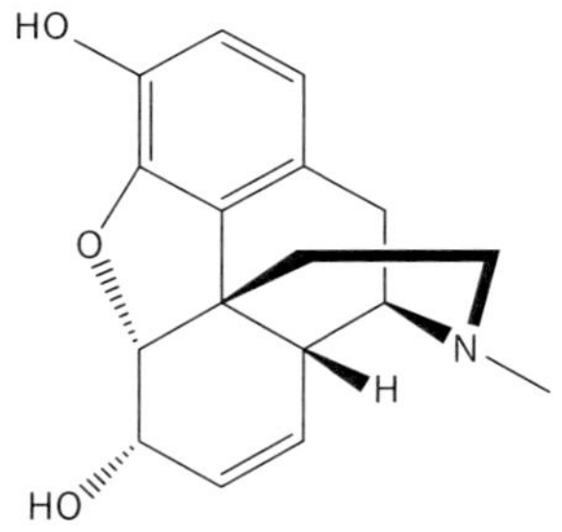

Figura 1.8

ESTRUTURA MOLECULAR DA MORFINA.

Paclitaxel

O paclitaxel (nome comercial, Taxol®) (Figura 1.9) foi isolado inicialmente, em 1971, das cascas de *Taxus brevifolia* planta de origem norte-americana tóxica usada com finalidade ornamental; posteriormente, foi também evidenciado em outras espécies do gênero *Taxus* e

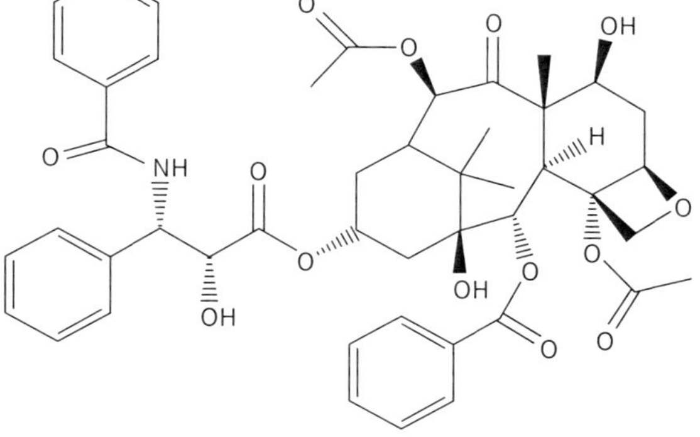

Figura 1.9

ESTRUTURA MOLECULAR
DO PACLITAXEL.

em menores rendimentos, em outros gêneros. Os estudos clínicos foram iniciados somente em 1984, com muita dificuldade em função do alto custo e da obtenção diretamente da planta, pois havia a necessidade de grandes quantidades do produto. Somente 10 anos depois foi possível sua síntese em escala industrial, em várias etapas, devido à sua alta complexidade estrutural. Essa substância é uma das recordistas em faturamento, gerando bilhões de dólares à empresa farmacêutica responsável por sua produção e comercialização (BMS), sendo amplamente utilizada para o tratamento de câncer de mama, ovário, pulmão, cabeça, pescoço e sarcoma de Kaposi. Gerou ainda a descoberta de vários análogos ou derivados da série dos taxanos, que são usados contra os mais diversos tipos de câncer – muitos destes compostos estão em fase de estudos clínicos e alguns já estão disponíveis no mercado farmacêutico.[24]

Artemisinina

Esta relevante molécula natural pertencente à classe dos sesquiterpenos foi isolada pela primeira vez em 1972 a partir da planta *Artemisia annua*, usada na Medicina Tradicional Chinesa contra a malária, doença causada pelos protozoários do gênero *Plasmodium*, com alto índice de mortalidade, especialmente em países menos desenvolvidos. Cabe ressaltar

que, inicialmente, mesmo com os extratos demonstrando eficácia em diferentes modelos experimentais, não se obtinha o princípio ativo responsável pelo efeito antimalárico, tendo-se posteriormente evidenciado que o composto ativo (artemisinina; Figura 1.10) era instável sob determinadas condições experimentais, se decompondo. Mas os cientistas da época foram perseverantes e conseguiram isolar e purificar a substância que veio a revolucionar, positivamente, a medicina, especialmente nos países subdesenvolvidos, os mais afetados pela incidência de malária. A partir dessa substância, outras moléculas de interesse medicinal foram desenvolvidas.[25]

Conforme já mencionado, a descoberta da artemisinina permitiu que a cientista chine-

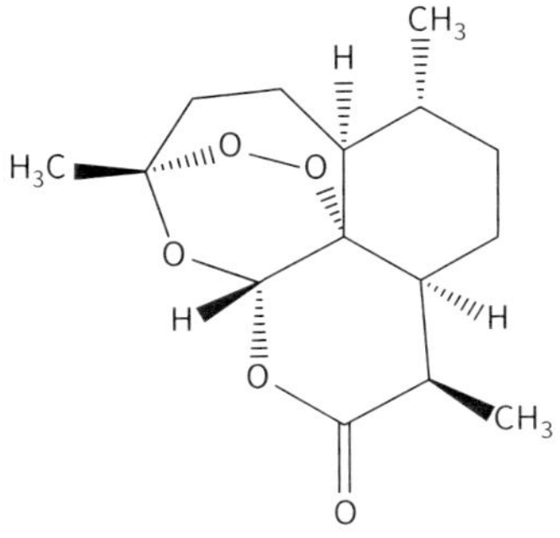

Figura 1.10

ESTRUTURA MOLECULAR
DA ARTEMISININA.

sa Tu Youyou fosse contemplada com o Prêmio Nobel de Fisiologia ou Medicina de 2015, reacendendo a expectativa de obtenção de novos e potentes medicamentos a partir da biodiversidade.

Diante da efetiva importância das plantas na medicina tradicional, das perspectivas atuais e futuras, mais detalhes sobre clássicos e potenciais novos e eficazes medicamentos desenvolvidos serão evidenciados no Capítulo 2 desta obra.

PERSPECTIVAS

Em adição aos exemplos exitosos indicados acima, incontáveis outros medicamentos disponíveis no amplo mercado farmacêutico foram pesquisados, desenvolvidos e preparados a partir da biodiversidade, proporcionando esperança de cura para muitas doenças, como o câncer e até mesmo o temido coronavírus, causador da covid-19, que tem levado a óbito milhões de pessoas em todo o mundo, cerca de 700 mil apenas no Brasil, além de ter causado destruição econômica em praticamente todos os países. Nesse contexto, serão abordadas essas duas doenças, uma vez que outras patologias serão abordadas em capítulos posteriores.

Em relação à covid-19, houve relevante avanço acerca das vacinas, e mesmo após todos os esforços na busca por medicamentos para seu tratamento (inibição do vírus e cura das patologias associadas), apenas recentemente houve significativos avanços. Nesse contexto, cabe destacar os fármacos anti-inflamatórios (usados para mitigar as reações adversas e potencialmente letais) e antivirais que inibem a replicação do coronavírus no corpo humano. Tais medicamentos são necessários e importantes nos diferentes estágios da infecção, sendo alguns mais acessíveis e outros nem tanto, em função do exagerado custo.

Por outro lado, o tema ainda é bastante pesquisado, e a biodiversidade tem demonstrado considerável potencial para o desenvolvimento de moléculas promissoras. Alguns recentes artigos de revisão têm compilado os resultados mais relevantes descritos na literatura referentes ao potencial anti-SARS-CoV-2 de substâncias oriundas da biodiversidade, inferindo também sobre os possíveis mecanismos de ação. Entre as principais classes de compostos naturais com potencial antiviral destacam-se os alcaloides, os flavonoides e os terpenoides, muitos deles apresentando, além de efeito significativo contra o vírus SARS-CoV-2, ação contra outros vírus e microrganismos, adicionalmente a efeitos biológicos relevantes contra patologias associadas à covid-19.[26-28] Um exemplo ilustrativo é o artigo de revisão publicado por Ebob e colaboradores,[27] que demonstrou os principais compostos oriundos de plantas em relação ao efeito anti-SARS-CoV-2, em termos de concentração inibitória média de 50% em micromolar (CI50, µM). Entre os alcaloides, três substâncias se destacaram em termos de potência: cefarantina, tetrandrina e triptantrina (Figuras 1.11-1.13), com CI50 (µM) de 0,83, 0,33 e 0,06, respectivamente. Quanto aos flavonoides, os compostos mais ativos foram a mirecitrina (Figura 1.14) e a escutelareína (Figura 1.15), com CI50 (µM) de 2,71 e 0,86, respectivamente. Os terpenoides (triterpenos) 3-β-hidróxi-28-noroleana-12,17-dien-16-ona (Figura 1.16) e 3-β,16α-di-hidróxi-olean-12-em-28-al-3-O--β-D-glucopiranosídeo (Figura 1.17) foram os mais potentes, com CI50 (µM) de 0,28 e 0,34, respectivamente.

Essas e outras substâncias apresentaram relevante perfil para serem mais bem estudadas quanto ao desenvolvimento de um novo fármaco anticoronavírus, seja por meio de estudos biológicos mais detalhados ou mesmo por meio de estudos de química medicinal visando à modificação estrutural e aplicação de métodos de relação estrutura química-atividade biológica.

A substância triptantrina, alcaloide do tipo iondol-quinazolina, a mais potente evi-

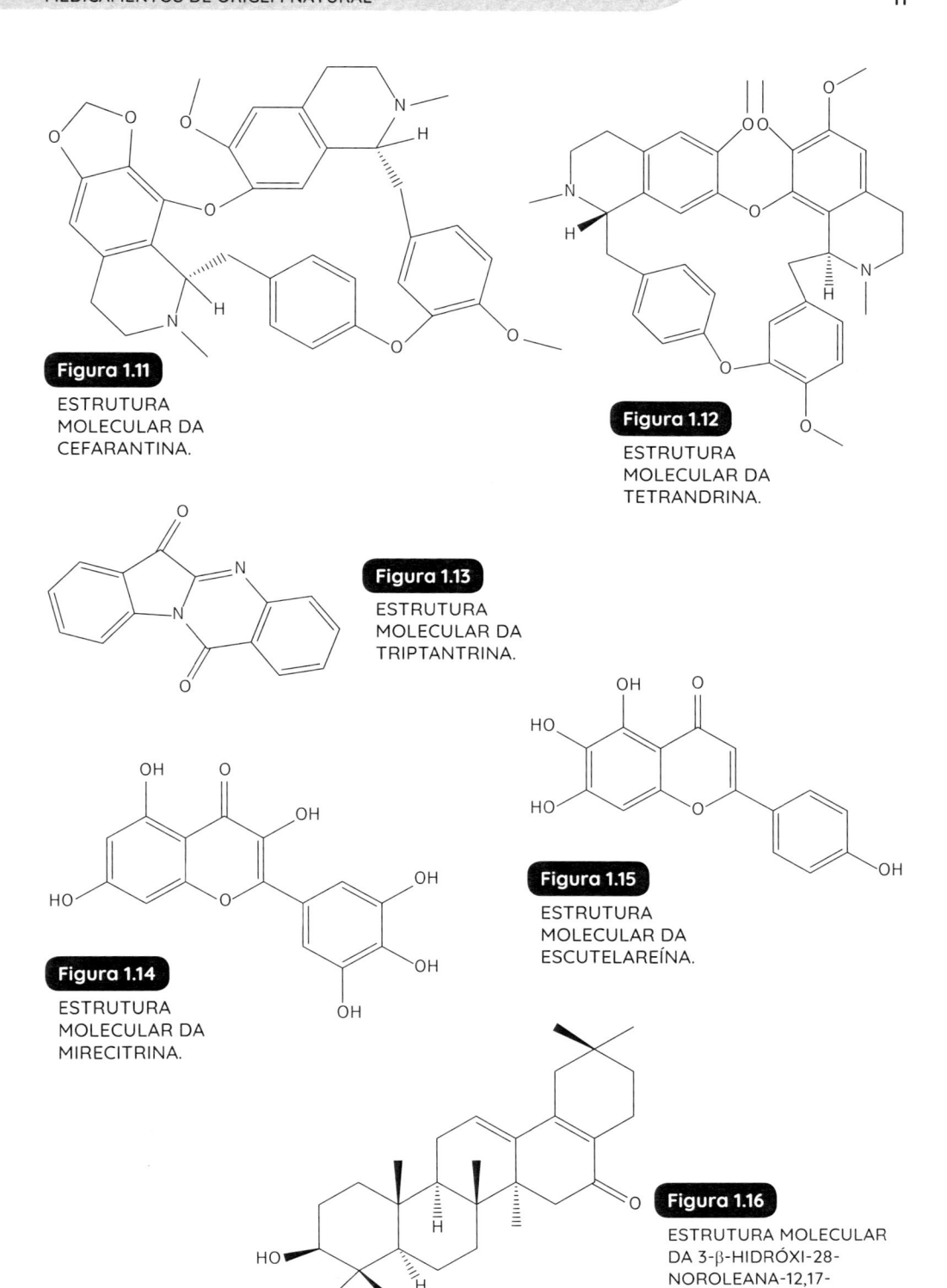

Figura 1.11
ESTRUTURA
MOLECULAR DA
CEFARANTINA.

Figura 1.12
ESTRUTURA
MOLECULAR DA
TETRANDRINA.

Figura 1.13
ESTRUTURA
MOLECULAR DA
TRIPTANTRINA.

Figura 1.14
ESTRUTURA
MOLECULAR DA
MIRECITRINA.

Figura 1.15
ESTRUTURA
MOLECULAR DA
ESCUTELAREÍNA.

Figura 1.16
ESTRUTURA MOLECULAR
DA 3-β-HIDRÓXI-28-
NOROLEANA-12,17-
DIEN-16-ONA.

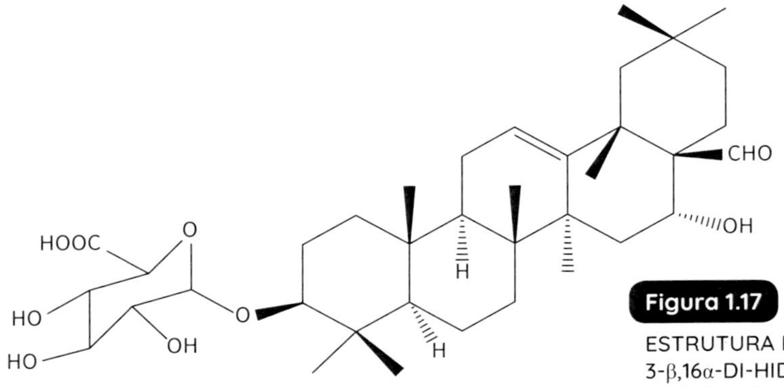

Figura 1.17

ESTRUTURA MOLECULAR DA
3-β,16α-DI-HIDRÓXI-OLEAN-12-EM-28-
AL-3-O-β-D-GLUCOPIRANOSÍDEO.

denciada,[27] pode ser isolada de algumas plantas, incluindo a *Strobilanthes cusia*, comum em países como Índia, Bangladesh, China, Myanmar e Taiwan, que é amplamente utilizada na medicina popular para o tratamento de inflamações e infecções virais e bacterianas.

Além do efeito anti-SARS-CoV-2, a triptantrina tem demonstrado promissores efeitos, incluindo ações anticâncer, anti-inflamatórias, antiparasitárias e antimicrobianas, em vários modelos experimentais *in vitro* e *in vivo*, como espécies de *Cryptococcus*, fungos causadores da meningite. Seus relevantes resultados medicinais têm levado a estudos promissores relacionados à sua síntese e ao estudo de derivados sintéticos.[29-31]

Da mesma forma que os artigos citados acima demonstram efeitos anti-SARS-CoV-2 preliminares promissores a partir da biodiversidade, existem muitos estudos em todo o mundo (alguns mais avançados, outros nem tanto) prospectando moléculas de interesse para seguirem sendo testadas quanto às suas eficácias em estudos *in vitro* e *in vivo*, visando, ainda, à descoberta dos alvos terapêuticos para serem então avaliados em seres humanos (estudos clínicos).

Em relação ao câncer, que permanece como uma das principais ameaças à saúde humana em todo o mundo, a biodiversidade tem sido uma grande esperança para se encontrar novos e eficazes fármacos. Além dos já utilizados na clínica, são inúmeros os compostos que estão em fase de testes clínicos, muitos deles com concretas expectativas de virem a contribuir para o arsenal de medicamentos anticâncer disponíveis.

Nessa área em particular, o mar tem sido pródigo em fornecer moléculas, embora geralmente complexas, com grande diversidade estrutural, inspirando o desenvolvimento tanto do produto puro isolado de órgãos marinhos quanto do seu uso como protótipo para a síntese de análogos ou derivados com potencial anticâncer. Nesse contexto, a literatura está repleta de promissores exemplos, alguns dos quais serão ilustrados a seguir.[3,32]

O carotenoide vermelho astaxantina, por exemplo, encontrado em vários organismos marinhos, como microalgas, bactérias, fungos, cobras marinhas etc., e reconhecido por seus relevantes efeitos biológicos e uso como suplemento vitamínico, tem sido relatado como uma futura substância anticâncer em função de seus promissores efeitos em experimentos contra o câncer colorretal, melanoma e carcinoma gástrico, entre outros.[33]

Um diterpeno tipo cembrano, denominado flaccidoxi-13-acetato (Figura 1.18), isolado do coral marinho *Sinularia gibberosa*, tem demonstrado potencial ao combater alguns tipos de câncer, em particular o câncer hepático.[34]

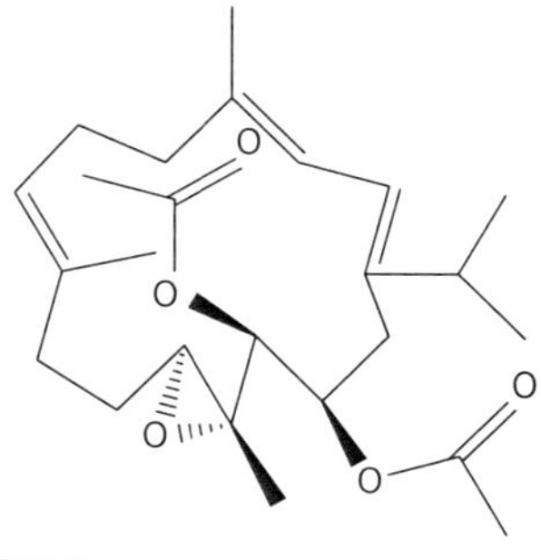

Figura 1.18

ESTRUTURA MOLECULAR DO
FLACCIDOXI-13-ACETATO.

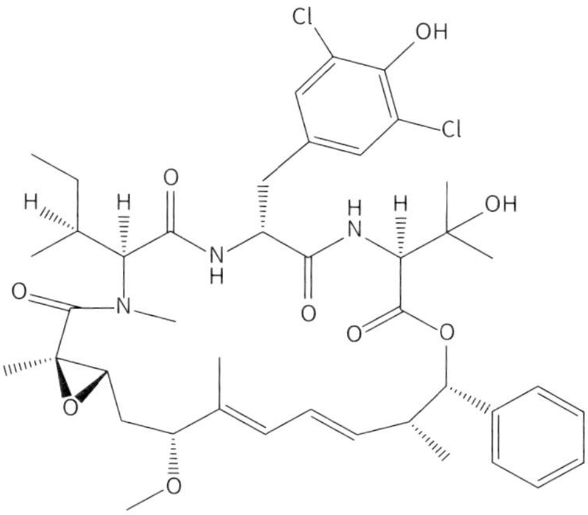

Outra substância de muito interesse científico e farmacêutico, a nannocistina-A (Figura 1.19), obtida de mixobactérias marinhas (*Nannocystis sp.*), tem demonstrado potente efeito anticâncer contra uma variedade de células tumorais, em concentrações na ordem de nanomolar. Os cientistas da área de síntese orgânica têm obtido êxito na otimização sintética usando estratégias que permitem sua obtenção em apenas duas etapas, sendo uma excelente molécula para estudos adicionais visando a novos e potentes fármacos anticâncer.[35]

Em relação às plantas superiores, inúmeras novas e conhecidas substâncias de diferentes classes têm sido analisadas em distin-

Figura 1.19

ESTRUTURA MOLECULAR
DO NANNOCISTINA-A.

tos modelos experimentais *in vitro* e *in vivo*, muitas delas atraindo a atenção da comunidade científica e da indústria farmacêutica. A família Solanaceae, por exemplo, tem sido pródiga na produção de vários metabólitos de interesse medicinal, muitos deles com relevantes e promissores efeitos contra diversos tipos de câncer.[36] De outras fontes, é possível também destacar o albanol A (isolado de *Morus alba*) (Figura 1.20), o celastrol (quinona, isolado de *Tripterygium wilfordii*) (Figura 1.21), o triptolídeo (diterpeno epóxido, iso-

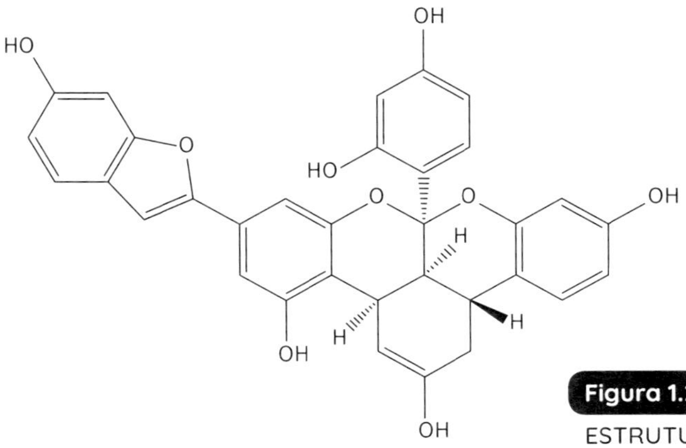

Figura 1.20

ESTRUTURA MOLECULAR DO ALBANOL A.

lado de *Tripterygium wilfordii*) (Figura 1.22) e o alcaloide escutebarbatina A (isolado de *Scutellaria barbata*) (Figura 1.23), entre tantos outros princípios ativos anticâncer oriundos de plantas superiores.[36,37]

Recentes descobertas envolvendo uma conhecida toxina (crotoxina) presente na cobra-cascavel brasileira, a *Crotalus durissus ter-* *rificus*, têm motivado os pesquisadores brasileiros e estrangeiros na obtenção de uma nova substância para tratar o agressivo câncer de mama. A molécula original foi modificada e seu derivado, chamado preliminarmente de 3-NAntC, teve seu efeito tóxico diminuído e seu potencial terapêutico aumentado, estimulando a continuidade dos estudos científicos.[38]

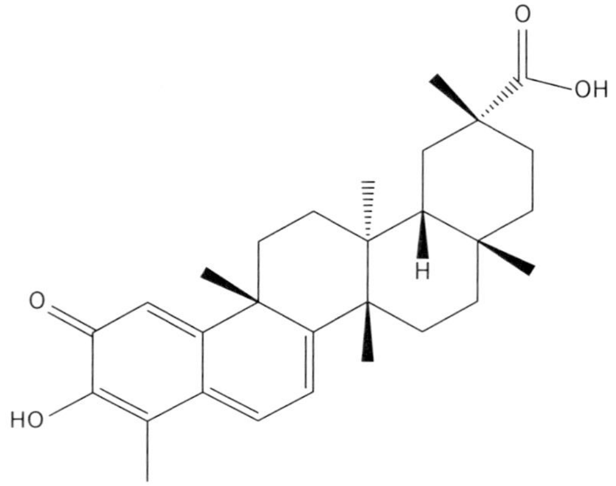

Figura 1.21

ESTRUTURA MOLECULAR DO CELASTROL.

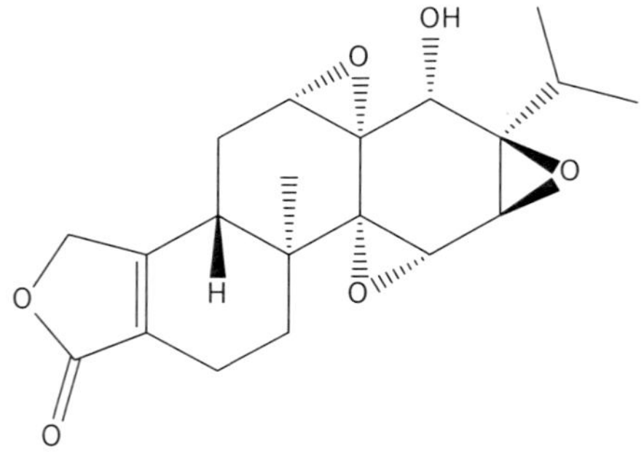

Figura 1.22

ESTRUTURA MOLECULAR DO TRIPTOLÍDEO.

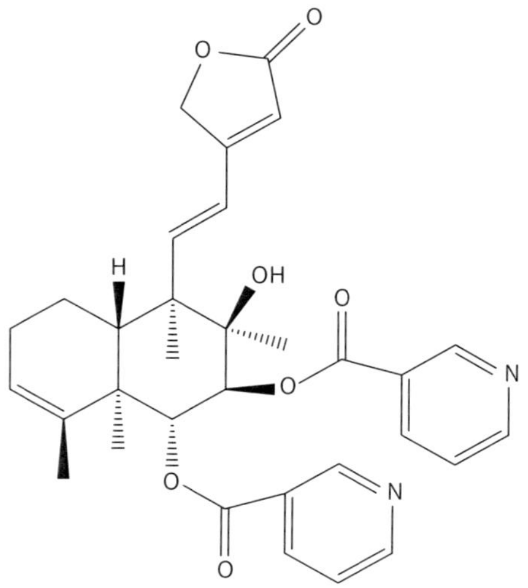

Figura 1.23

ESTRUTURA MOLECULAR DO ESCUTEBARBATINA A.

CONSIDERAÇÕES FINAIS

Constantemente tem-se evidenciado um imensurável aumento na quantidade e na qualidade de pesquisas, em todo o mundo, à procura de moléculas ativas a partir de plantas, organismos marinhos, seres vivos (insetos e animais) e microrganismos, conforme pode-se verificar, de forma inequívoca, em relação ao incremento de publicações científicas, congressos e simpósios da área.

Conforme já mencionado, a natureza tem sido pródiga na produção de substâncias de grande diversidade molecular, biossintetizando algumas estruturas moleculares que jamais o homem imaginaria obter em laboratórios por meio de síntese orgânica, e este tem sido um fator importante para a incessante busca de novas moléculas de origem natural. Isso remete também a diferentes propriedades físico-químicas, que representam um desafio para o isolamento e a identificação de princípios ativos, uma vez que um extrato de determinado produto natural pode conter centenas ou milhares de distintas substâncias de diferentes classes químicas.

REFERÊNCIAS

1. Alves HM. A diversidade química das plantas como fonte de fitofármacos. Cad Tem Quim Nova Esc. 2001;(3):10-5.
2. Fátima A, Terra BS, Silva CM, Silva DL, Araujo DP, Silva Neto L, et al. From nature to market: examples of natural products that became drugs. Recent Pat Biotechnol. 2014;8(1):76-88.
3. Newman DJ, Cragg GM. Natural products as sources of new drugs over the nearly four decades from 01/1981 to 09/2019. J Nat Prod. 2020;83(3):770-803.
4. Yunes RA, Cechinel Filho V, editores. Química de produtos naturais: novos fármacos e a moderna farmacognosia. 5. ed. Itajaí: Univali; 2016.
5. Cechinel Filho V. Medicamentos de origem vegetal: atualidades, desafios, perspectivas. Itajaí: Univali; 2017.
6. Cechinel Filho V. (Editor). Natural products as source of molecules with therapeutic potential. Cham: Springer; 2018.
7. Tariq A, Sadia S, Pan K, Ullah I, Mussarat S, Sun F, et al. A systematic review on ethnomedicines of anti-cancer plants. Phytother Res. 2017;31(2):202-64.
8. Pant, P, Pandey S, Dall'Acqua S. The influence of environmental conditions on secondary metabolites in medicinal plants: a literature review. Chem Biodivers. 2021;18(11):e2100345.
9. Chipoline IC, Pacheco PAF. Prêmio Nobel de Medicina de 2015: reconhecida contribuição contra doenças negligenciadas. Rev Virtual Quim. 2016;8(3):1-6.
10. Cechinel Filho V, Cechinel-Zanchett CC. Fitoterapia avançada: uma abordagem química, biológica e nutricional. Porto Alegre: Artmed; 2020.
11. Mathai RV, Jindal MK, Mitra JC, Sar S.K. Covid-19 and medicinal plants: a critical perspective. Forensic Sci Int Anim Environ. 2022;2:100043.
12. Chaves DFL, Jesus JH, Geron VLMG, Nunes JS, Lima RRO. A substituição do captopril pelo enalapril no tratamento de hipertensão arterial no âmbito do sistema único de saúde. Saber Cient. 2017;6(2):111-24.
13. Fioravanti C. A descoberta da insulina. Rev Pesq Fapesp [Internet]. 2021 [capturado em 27 jun 2023];302. Disponível em: https://revistapesquisa.fapesp.br/a-descoberta-da-insulina/
14. Andréo Filho N. Desafios na qualidade de heparinas. Rev Bras Hematol Hemoter. 2009;31(5):306-7.
15. Costa-Lotufo L, Wilke DV, Jimenez PC, Epifanio RA. Organismos marinhos como fonte de novos fármacos: histórico & perspectiva. Quim Nova. 2009;32(3):703-16.
16. Khalifa SAM, Elias N, Faraq MA, Chen L, Saeed A, Hegazy MEF, et al. Marine natural products: a source of novel anticancer drugs. Mar Drugs. 2019;17(9):491.
17. Machado MAV, Organismos vivos como fonte de novos fármacos [dissertação]. Lisboa: Universidade de Lisboa; 2019.
18. Amaral RG, Santos AS, Andrade LN, Severino P, Carvalho AA. Natural products as treatment against cancer: a historical and current vision. Clin Oncol. 2019;4(1):1562.
19. Felício R, Oliveira ALL, Debonsi HM. Bioprospecção a partir dos oceanos: conectando a descoberta

de novos fármacos aos produtos naturais marinhos. Ciênc Cult. 2012;64(3):39-42.

20. Wang Z, Zang R, Niu Z, Wang W, Wang X, Tang Y. Synthesis and antiviral effect of phosphamide modified vidarabine for treating HSV 1 infections. Bioorg Med Chem Lett. 2021;52:128405.

21. Arruda CJM, Siqueira VFA, Souza FJM, Silva JLN, Santos KF, Cipriano DZ, et al. Revisão bibliográfica de antibióticos beta-lactâmicos. Rev Saúde Foco. 2019;11:982-95.

22. Lopes AA, Guimarães DD, Pupo MT. Quando os microrganismos salvam vidas. Ciênc Hoje. 2011;286:30-5.

23. Pereira ARF, Brugnoli RM, Kalil J, Motta AA, Giavina-Bianchi P. Anafilaxia a morfina e tramadol: relato de caso. Arq Asma Alerg Imunol. 2018;2(2):283-7.

24. Gallego-Jara J, Lozano-Terol G, Sola-Martínez RS, Cánovaz-Díaz M, Puente TD. A compressive review about Taxol®: history and future challenges. Molecules. 2020;25(24):5986.

25. Ma N, Zhang Z, Liao F, Jiang T, Tu Y. The birth of artemisinin. Pharmacol Ther. 2020;2016:107658.

26. Lopes AJO, Calado GP, Fróes YN, Araújo SA, França LM, Paes AMA, et al. Plant metabolites as SARS-CoV-2 inhibitors candidates: in silico and in vitro studies. Pharmaceuticals. 2022;15(1045):1-20.

27. Ebob OT, Babiaka SB, Ntie-Kang F. Natural products as potential lead compounds for drug discovery against SARS-CoV-2. Nat Prod Bioprospec. 2021;11(6):611-28.

28. Gasparotto A Jr., Tolouei SE, Lívero FAR, Gasparotto F, Boeing T, Souza P. Natural agents modulating ACE-2: a review of compounds with potential against SARS-CoV-2 infections. Curr Pharm Des. 2021;27(13):1588-96.

29. Kaur R, Manjal SK, Rawal RK, Kumar K. Recent synthetic and medicinal perspectives of tryptanthrin. Biorg Med Chem. 2017;25(17):4533-52.

30. Lin CJ, Chank YL, Yang YL, Chen YL. Natural alkaloid tryptanthrin exhibits novel anticryptococcal activity. Med Mycol. 2020:myaa074.

31. Zeng Q, Luo C, Cho J, Lai D, Shen X, Zhang X, et al. Tryptanthrin exerts anti-breast cancer effects both in vitro and in vivo through modulating the inflammatory tumor microenvironment. Acta Pharm. 2021;71(2):245-66.

32. Varghese R, Dalvi YB. Natural Products as Anticancer Agents. Curr Drug Targets. 2021;22(11):1272-87.

33. Faraone I, Sinisgalli C, Ostuni A, Armentano MF, Carmosino M, Milella L, et al. Astaxanthin anticancer effects are mediated through multiple molecular mechanisms: a systematic review. Pharmacol Res. 2020;155:104689.

34. Wu YJ, Wei WC, Dai GF, Su JH, Tseng YH, Tsai TC. Explori*ng the mechanism of Flaccidoxide-13-acetate in suppressing cell metastasis of hepatocellular carcinoma. Mar Drugs. 2020;18(6):314.

35. Zhang T, Miao S, Zhang M, Liu W, Wang L, Chen Y. Optimization of two steps in scale-up synthesis of Nannocystin A. Mar Drugs. 2021;19(4):198.

36. Kowalczyk T, Merecz-Sadowska A, Rijo P, Mori M, Hatziantoniou S, Górski K, et al. Hidden in plants: a review of the anticancer potential of the Solanaceae family in in vitro and in vivo studies. Cancers. 2022;14(6):1455.

37. Khan T, Ali M, Khan A, Nisar P, Jan SA, Afridi S, et al. Anticancer plants: a review of the active phytochemicals, applications in animal models, and regulatory aspects. Biomolecules. 2019;10(1):47.

38. Sponchiato D. Do veneno ao remédio: a jornada por um novo tratamento do câncer de mama [Internet]. São Paulo: Veja Saúde; 2022 [capturado em 27 jun 2023]. Disponível em: https://saude.abril.com.br/medicina/do-veneno-ao-remedio-a-jornada-por-um-novo--tratamento-do-cancer-de--mama/.

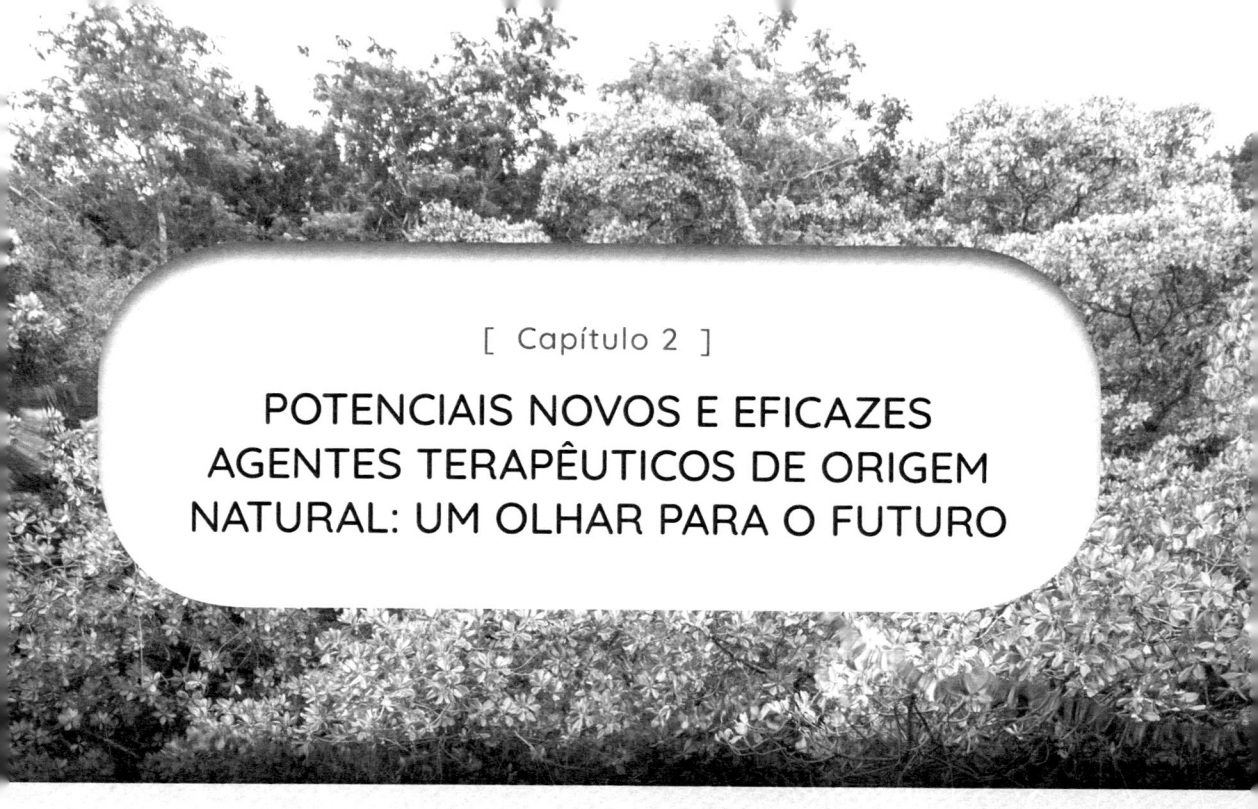

[Capítulo 2]

POTENCIAIS NOVOS E EFICAZES AGENTES TERAPÊUTICOS DE ORIGEM NATURAL: UM OLHAR PARA O FUTURO

Resumo

Este capítulo descreve os principais medicamentos (fitofármacos/fármacos) descobertos e produzidos a partir da biodiversidade, especialmente a partir da flora, fonte abundante de moléculas com potencial terapêutico. Aborda, além dos medicamentos já disponibilizados, as principais classes de substâncias naturais, como os flavonoides, os alcaloides e os terpenos, assim como substâncias derivadas ou análogas de produtos naturais, muitas delas com potencial futuro na forma de eficazes e inovadores medicamentos para combater as mais variadas doenças que afligem a humanidade.

No capítulo anterior, foi descrita a importância da biodiversidade como fonte de matéria-prima para novos medicamentos, com foco na história, no estado de arte e nas perspectivas. Foram indicados alguns exemplos de medicamentos advindos, direta ou indiretamente, de produtos naturais, como as plantas superiores, os produtos marinhos, os animais, os microrganismos etc.

A literatura demonstra como é pródiga nossa natureza, a qual produz substâncias tanto simples quanto complexas, dotadas de efeitos biológicos/farmacológicos de extrema relevância terapêutica.

Existem inúmeros extratos ou frações obtidos a partir de plantas superiores que são usados no tratamento de uma significativa variedade de doenças; destes, inúmeros são muito potentes e apresentam similar ou maior eficácia se comparados aos medicamentos de referência disponíveis no mercado. A partir dessas substâncias, são captados os princípios ativos, utilizados de forma pura (fitofármacos) ou como protótipos na obtenção de medicamentos derivados ou análogos (fármacos).

Atualmente, há uma imensurável quantidade de estudos em andamento; destes, alguns foram recém iniciados, outros já atingiram níveis mais aprofundados, e são relacionados às triagens clínicas, cujas etapas são analisadas no Capítulo 4 desta obra.

A Tabela 2.1 apresenta um breve resumo sobre relevantes substâncias extraídas de plantas que originaram medicamentos.[1,2]

Existem inúmeras outras substâncias obtidas a partir de plantas que já são usadas e estão disponíveis no mercado como medicamentos para o tratamento das mais diversas

Tabela 2.1

PRINCIPAIS MEDICAMENTOS (FITOFÁRMACOS) ORIGINADOS DAS SUBSTÂNCIAS EXTRAÍDAS DE PLANTAS E SEUS DERIVADOS OU ANÁLOGOS SINTÉTICOS (FÁRMACOS)

Substância	Fonte	Doença	Derivados ou análogos
Artemisinina	*Artemisia annua* L.	Malária	Artemeter e arteter
Ascaridol	*Dysphania ambrosioides* (L.) Mosyakin & Clemants	Parasitas intestinais	NE
Atropina	*Atropa bella-donna* L.	Doenças neurológicas	Ipratrópio
Berberina	*Artemisia vulgaris* L.	Disenteria	NE
Cafeína	*Coffea arabica* L.	Fadiga	Teodrenalina e cafedrina
Camptotecina	*Camptotheca acuminata* Decne.	Câncer	Irinotecano
Canabidiol	*Cannabis sativa* L.	Psicose	NE
Digoxina	*Digitalis purpurea* L.	Insuficiência cardíaca	Digitoxina
Efedrina	*Ephedra sinica* Stapf	Asma	Salbutamol e salmeterol
Eugenol	*Dianthus caryophyllus* L.	Anestésico	Guaiacol
Galantamina	*Galanthus nivalis* L.	Mal de Alzheimer	NE

❯

Tabela 2.1

PRINCIPAIS MEDICAMENTOS (FITOFÁRMACOS) ORIGINADOS DAS SUBSTÂNCIAS EXTRAÍDAS DE PLANTAS E SEUS DERIVADOS OU ANÁLOGOS SINTÉTICOS (FÁRMACOS)

Substância	Fonte	Doença	Derivados ou análogos
Genisteína	*Glycine max* (L.) Merr.	Câncer	NE
Huperzina-A	*Huperzia serrata* (Thunb.) Trevis.	Demência senil	NE
Mescalina	*Lophophora williamsii* (Lem. ex Salm-Dyck) J.M.Coult.	Anorexia	Anfetamina
Metformina	*Galega officinalis* L.	Diabetes	NE
Papaverina	*Papaver somniferum* L.	Distúrbios vasculares	Sildenafila
Pilocarpina	*Pilocarpus microphyllus* Stapf ex Wardlew.	Glaucoma	NE
Reserpina	*Rauwolfia serpentina* L.	Hipertensão	NE
Resveratrol	*Vitis vinifera* L.	Doenças cardiovasculares	NE
Rutina	*Alchemilla mollis* (Buser) Rothm.	Problemas vasculares	NE
Taxol	*Taxus brevifolia* Nutt.	Câncer	Docetaxel
Vimblastina	*Catharanthus roseus* (L.) G.Don	Câncer	NE
Vincristina	*Catharanthus roseus* (L.) G.Don	Câncer	NE

NE = não encontrado.
Fonte: Cechinel Filho[1] e Cechinel Filho e Zanchet.[2]

doenças. Além disso, há uma imensa quantidade de substâncias naturais em fase de estudos clínicos, muitas delas com concretas perspectivas de aproveitamento futuro na clínica médica.

Este capítulo abordará somente substâncias puras obtidas de plantas que deram origem a medicamentos (fitofármacos ou fármacos) ou que estão em fase de estudos experimentais clínicos. Também serão discutidas as principais classes de substâncias presentes nas plantas e as moléculas alvo de interesse.

PRINCIPAIS CLASSES DE SUBSTÂNCIAS ORIUNDAS DE PLANTAS

Flavonoides

Os flavonoides, que constituem uma classe de substâncias orgânicas (metabólitos secundários) considerada uma das maiores e a mais variada do reino vegetal, estão presentes em praticamente todas as partes da planta, sobretudo nas folhas. Tais substâncias participam do processo de crescimento, desenvolvimento e defesa das plantas, e inúmeras delas são usadas na terapêutica, tanto na forma pura quanto em extratos/frações ou em misturas. Sua estrutura geral básica consiste em dois anéis aromáticos ligados por uma ponte de três átomos de carbonos (C6-C3-C6) subdivididos nas seguintes subclasses: flavonóis, flavanonóis, flavonas, flavanonas, chalconas, isoflavonas, auronas, anticianidinas, entre outras, conforme indica a Figura 2.1.[2,3]

Os flavonoides são encontrados abundantemente na forma livre ou ligados a distintas moléculas de açúcares (glicose, ramnose etc.) – neste caso, são denominados flavonoides glicosilados. Ocorrem também naturalmente acilados com ácidos fenólicos, porém em baixa proporção.

Até o presente, acredita-se que entre 5 e 6 mil flavonoides com distintas estruturas moleculares já tenham sido extraídos e identificados a partir da flora terrestre, muitos deles com pronunciadas e promissoras propriedades medicinais,[4,5] conforme alguns exemplos que serão apresentados posteriormente.

É importante destacar que, além dos flavonoides naturais, incontáveis derivados e/ou análogos sintéticos têm apresentado relevantes efeitos biológicos/farmacológicos, e muitos deles têm potencial para serem futuramente transformados em novos e eficientes fármacos.[6-8]

PRINCIPAIS EXEMPLOS DE FLAVONOIDES NATURAIS

Entre os flavonoides abundantes no reino vegetal e mais importantes sob o aspecto medicinal, a rutina e a quercetina podem ser mencionadas, porém muitos outros também são essenciais, como canferol, luteolina, apigenina, catequina, miricetina, miricitrina, taxifolina, naringenina, hesperidina, hesperitina, genisteína, entre muitos outros.

A rutina (flavonoide glicosilado) (Figura 2.2), também conhecida como vitamina P, é quimicamente denominada 3,3′,4′,5,7-penta-hidroxiflavona-3-ramnoglicosídeo ou, ainda, 3-O-rutinosídeo-quercetina. Seu nome originou-se a partir do nome da planta *Ruta graveolens* L., conhecida popularmente como arruda, a qual é uma das substâncias mais abundantes da flora e contém relevantes propriedades medicinais, como antioxidantes, anticancerígenas, analgésicas, anti-inflamatórias, vasoprotetoras, neuroprotetoras e cardioprotetoras, conforme atestam os ensaios experimentais *in vitro*, *in vivo* e clínicos, além de propriedades nutracêuticas.[9,10]

Segundo Chua,[11] foram comercializados mais de 130 medicamentos de origem natural compostos com a rutina em suas formulações em 2013; atualmente, sem dúvida, há um número significativamente maior. Mais de 90% da rutina extraída no país, geralmente a partir da *Dimorphandra mollis* Benth (fava-d'anta), é destinada para o mercado internacional. O Laboratório Merck é o maior produtor dessa planta, por meio de seu cultivo no estado do Maranhão, e é também o maior comprador dela. No entanto, sabe-se que ainda existe uma ampla exploração ilegal da flora brasileira, no caso específico da espécie supramencionada, por meio de extrativismo praticado pela população, gerando a comercialização da planta para multinacionais que extraem dela a rutina e a empregam em medicamentos com as mais diversas finalidades terapêuticas, movimentando grande quantidade de dinheiro, sem retorno ao país.

A rutina, em virtude de sua abundância e de sua estrutura com diferentes centros reativos, tem motivado pesquisas importantes na busca de derivados com potencial terapêutico.

Há, na literatura, um expressivo número de publicações científicas indicando que muitos dos derivados obtidos são substâncias bioativas promissoras passíveis de se transformarem em novos agentes medicinais. Isso pode ser observado no trabalho desenvolvido por Lupascu e colaboradores,[12] que obtiveram

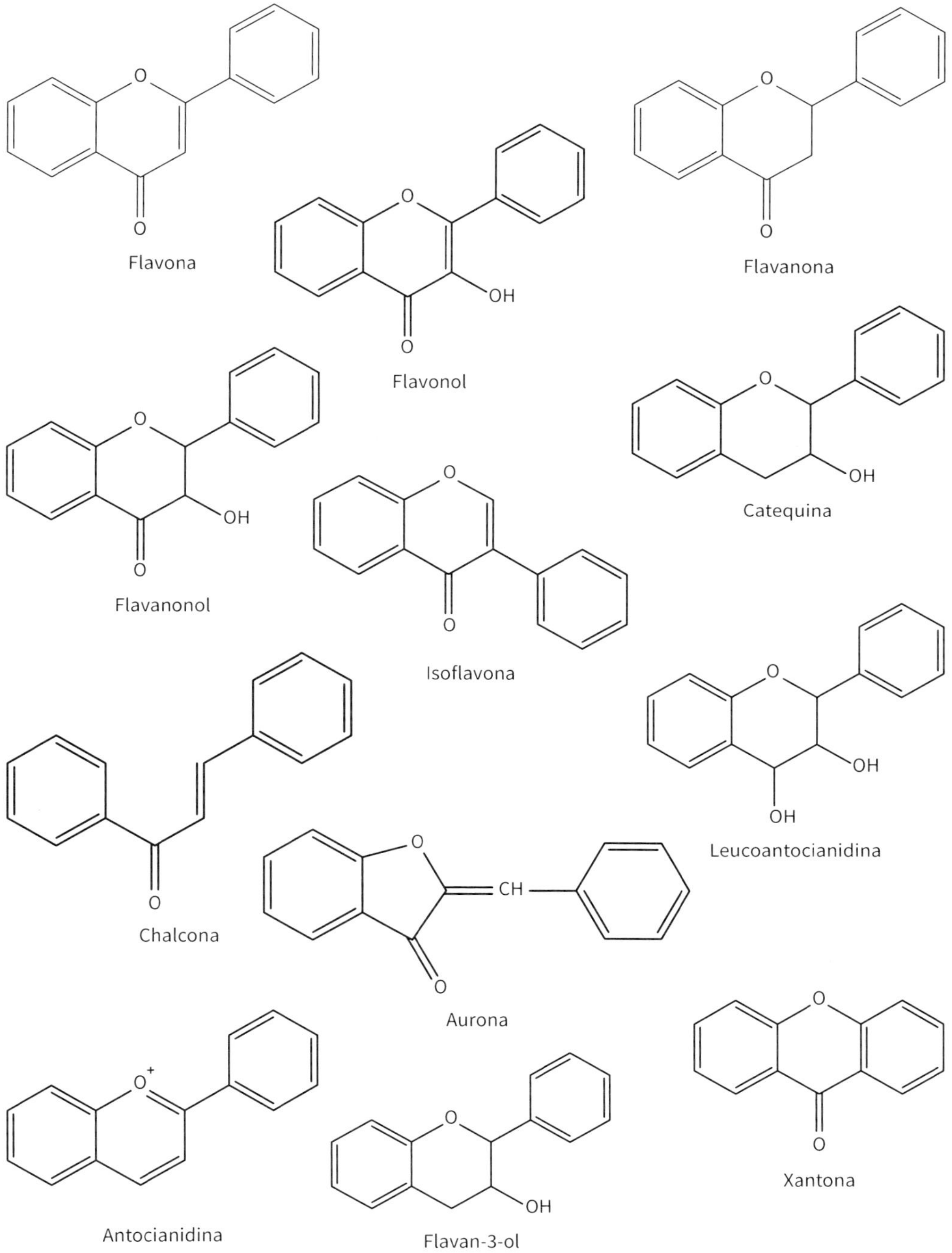

Flavona

Flavonol

Flavanona

Flavanonol

Catequina

Isoflavona

Leucoantocianidina

Chalcona

Aurona

Antocianidina

Flavan-3-ol

Xantona

Figura 2.1

ESTRUTURAS MOLECULARES BÁSICAS DAS PRINCIPAIS SUBCLASSES
DE FLAVONOIDES PRESENTES NO REINO VEGETAL.

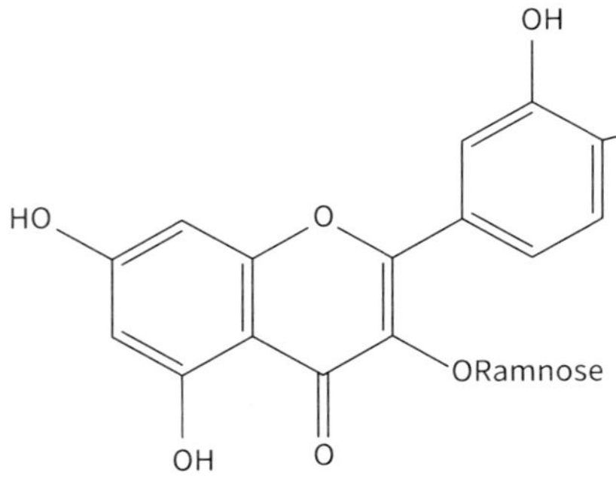

Figura 2.2

ESTRUTURA MOLECULAR DA RUTINA.

derivados com a inclusão do grupo quinolina, os quais apresentaram relevantes efeitos antimicrobianos contra bactérias Gram-positivas e Gram-negativas. O derivado indicado na Figura 2.3, por exemplo, foi muito eficaz contra *Staphylococcus aureus* e *Escherichia coli*, com potência cerca de duas vezes maior contra o primeiro microrganismo do que o ciprofloxacino, antibiótico do grupo das quinolonas usado para o tratamento de vários tipos de infecções, incluindo aquelas dos tratos respiratório e urinário, dos olhos, da cavidade abdominal, entre outros.

A quercetina (Figura 2.4), flavonol aglicona da rutina, quimicamente denominada 3,3',4',5,7-penta-hidroxiflavona, similar à rutina, consiste em um dos mais relevantes e abundantes flavonoides. Tal substância está presente naturalmente em várias fontes, como os alimentos em geral, vegetais e bebidas, entre outras. Apresenta relevantes efeitos medicinais em processos neurodegenerativos, assim como anti-inflamatórios, anti-hepáticos, anti-infecciosos, antioxidantes, anticâncer, antidiabéticos e outros.[13,14]

Massi e colaboradores[15] sintetizaram vários derivados da quercetina, muitos deles com relevantes propriedades anticâncer, como o derivado etilado (Figura 2.5), que sugerem a utilização como protótipo para o desenvolvimento de novos e efetivos medicamentos anticâncer.

EXEMPLOS DE MEDICAMENTOS OBTIDOS A PARTIR DE FLAVONOIDES

Em todo o mundo, muitos flavonoides são comercializados com distintas formulações,

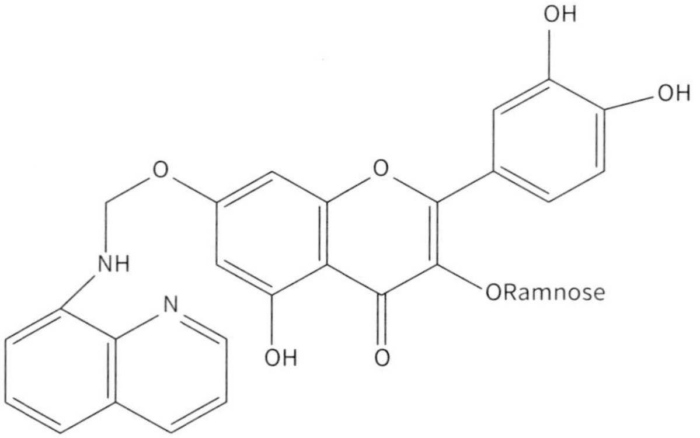

Figura 2.3

ESTRUTURA MOLECULAR DO DERIVADO QUINOLÍNICO DA RUTINA.

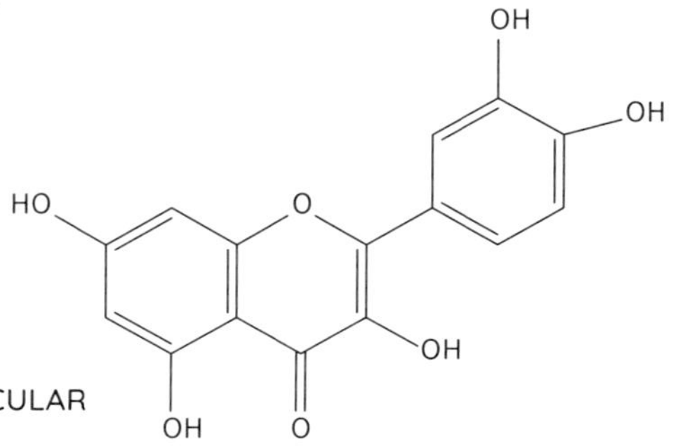

Figura 2.4

ESTRUTURA MOLECULAR DA QUERCETINA.

manipulados ou industrializados, tanto de forma pura quanto associados a outras substâncias ou em extratos brutos ou semipurificados, para o tratamento de diferentes doenças ou como suplemento alimentar. No Brasil, os mais conhecidos e consumidos flavonoides são a rutina, a quercetina, a hesperidina e as isoflavonas da soja. A Figura 2.6 mostra um fitofármaco/suplemento (Now®) à base de rutina comercializado mundialmente.

Vários estudos pré-clínicos e clínicos realizados com flavonoides naturais e sintéticos estão em andamento, tanto relacionados à cura de doenças (p. ex., câncer, infecções, processos circulatórios, dolorosos e inflamatórios) quanto à prevenção destas e outras, como as crônico-degenerativas.[3] Outro importante uso dos flavonoides tem sido no tratamento de câncer – eles são inseridos nos procedimentos quimioterápicos visando à diminuição da quantidade de fármacos oncológicos e de suas potenciais reações adversas.

Bisol e colaboradores[16] revisaram os estudos clínicos (fases 1, 2 e 3) realizados com alguns flavonoides mais promissores para uma futura utilização eficaz na terapia de câncer, evidenciando alguns resultados motivadores, mas que ainda necessitam de estudos complementares para a efetiva transformação daqueles compostos em medicamentos. Destaca-se o flavopiridol (Figura 2.7), flavonoide sintético também conhecido como alvocidib, que está em estágio avançado de desenvolvimento e pode se tornar um potencial medicamento terapêutico (ou usado associado com um medicamento quimioterápico) para o tratamento de leucemia e outros tipos de câncer sanguíneo.[18]

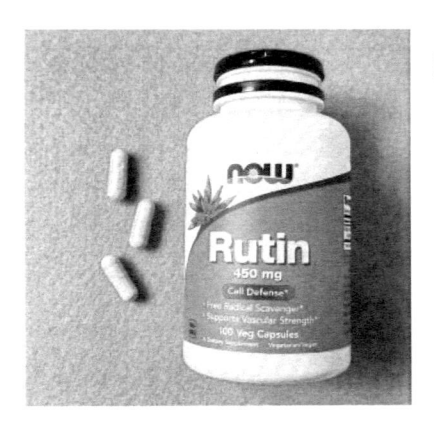

Figura 2.6

A RUTINA É UM FLAVONOIDE RELACIONADO À QUERCETINA E À HESPERIDINA ENCONTRADO EM FRUTAS CÍTRICAS E NÃO CÍTRICAS, BEM COMO EM OUTROS ALIMENTOS. É UMA PODEROSA SUBSTÂNCIA COMBATENTE DOS RADICAIS LIVRES E É MAIS CONHECIDA POR SEU PAPEL NA SAÚDE VASCULAR, POIS AJUDA A MANTER A INTEGRIDADE ESTRUTURAL DOS VASOS SANGUÍNEOS, COMO VEIAS E CAPILARES. ESTUDOS CIENTÍFICOS SUGEREM QUE ELA PODE FAVORECER A FUNÇÃO VASCULAR E PROMOVER UMA CIRCULAÇÃO SAUDÁVEL.

Fonte: Rutin.[17]

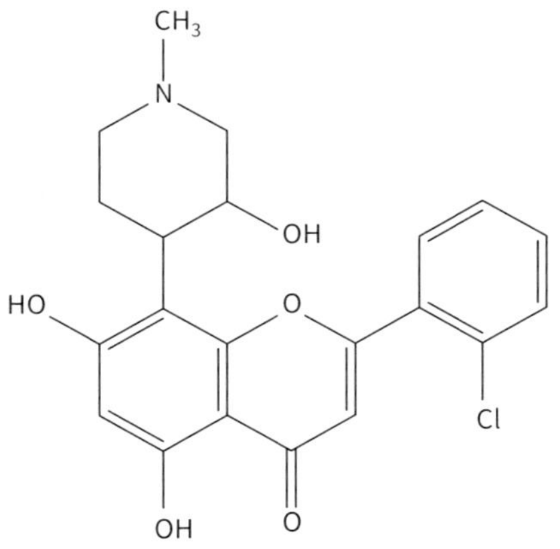

Figura 2.7

ESTRUTURA MOLECULAR
DO FLAVOPIRIDOL.

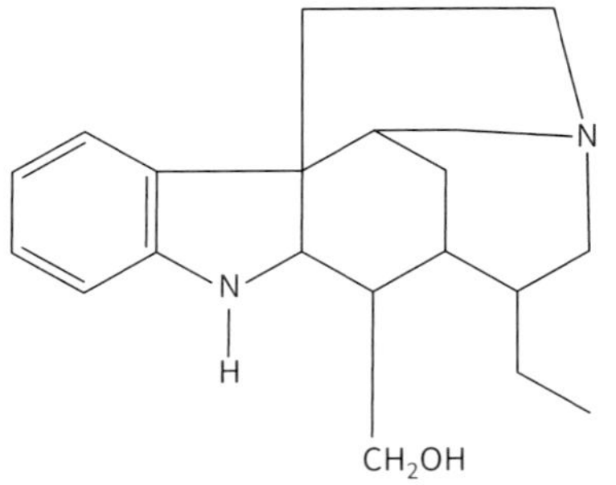

Figura 2.8

ESTRUTURA MOLECULAR DO PEREIRINA.

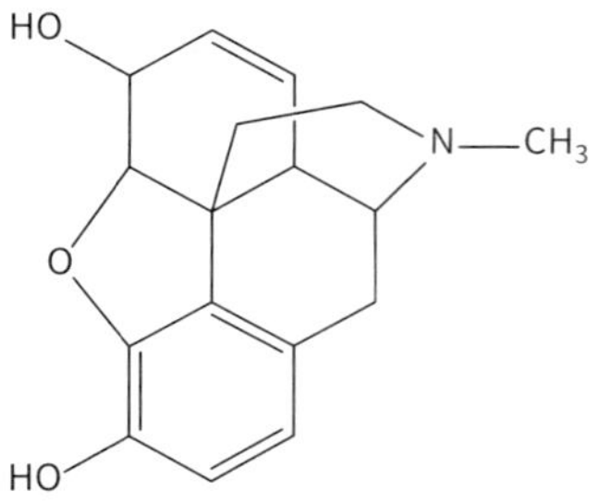

Alcaloides

Os alcaloides são substâncias orgânicas nitrogenadas. São usados desde as primeiras civilizações, na forma pura ou em extratos vegetais, tanto com finalidades terapêuticas quanto de intoxicação (veneno). O ópio, por exemplo, já era utilizado na época da civilização dos sumérios, há aproximadamente 4 mil anos a.C. A morfina, a quinina, a estricnina, a codeína, a cafeína, a escopolamina, a emetina, a papaverina, entre outros, foram os primeiros alcaloides a serem isolados e identificados, ainda nos séculos XVIII e XIX, e muitos são ainda usados com finalidades terapêuticas. O alcaloide pereirina (Figura 2.8) é considerado o primeiro de origem brasileira a ser isolado e identificado – foi obtido das cascas da planta *Geissospermum vellosii* Allemão (Apocynaceae), conhecida popularmente como pau-pereira.[19]

Tais substâncias são classificadas conforme sua rota biossintética:

* Alcaloides verdadeiros: derivados de aminoácidos que contêm um átomo de nitrogênio no anel heterocíclico, como a morfina (Figura 2.9).

Figura 2.9

ESTRUTURA MOLECULAR DA MORFINA.

* Protoalcaloides: aminas simples que não contêm nitrogênio em anel heterocíclico, como a mescalina (Figura 2.10).
* Pseudoalcaloides: não derivados de aminoácidos que contêm um átomo ou não de nitrogênio no anel heterocíclico, como a coniina (Figura 2.11).

As principais fontes de alcaloides naturais são os vegetais, animais e microrganismos. Os alcaloides possuem caráter básico devido ao par de elétrons livre (átomo de nitrogênio) e não compartilhado. A extração ácido-base com solventes orgânicos é o procedimento mais indicado para a extração de frações alcaloídicas, o que será visto com mais detalhes no Capítulo 5 deste livro. A purificação dependerá da complexidade da mistura e do

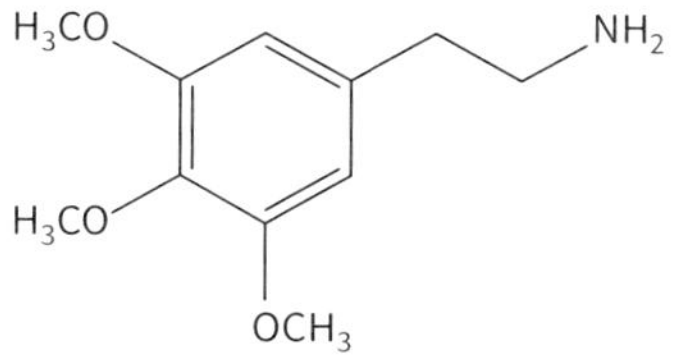

Figura 2.10

ESTRUTURA MOLECULAR DA MESCALINA.

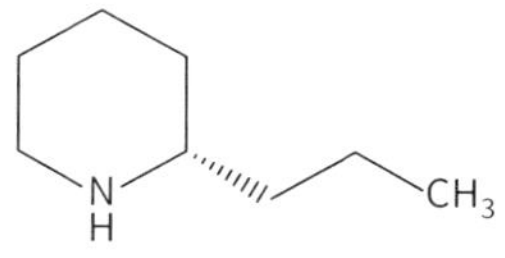

Figura 2.11

ESTRUTURA MOLECULAR DA CONIINA.

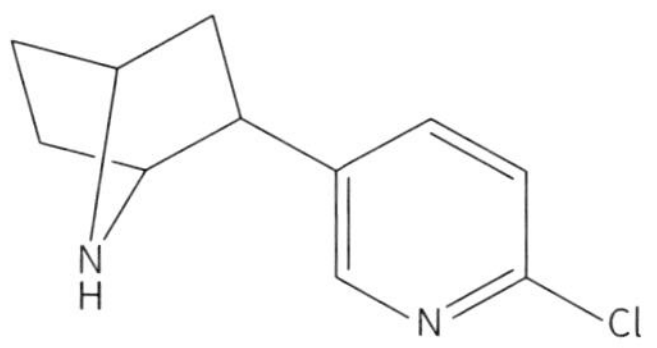

Figura 2.12

ESTRUTURA MOLECULAR DA EPIBATIDINA.

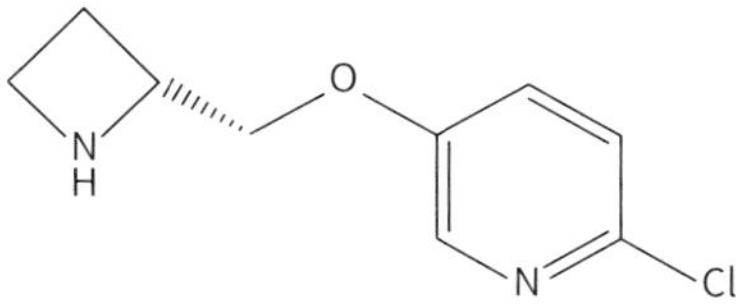

Figura 2.13

ESTRUTURA MOLECULAR DA TEBANICLINA.

rendimento, e métodos específicos (p. ex., recristalização) podem ser usados.

Muitos alcaloides têm sido usados como modelos para a obtenção de novos agentes medicinais. Por exemplo, a epibatidina (Figura 2.12) é um alcaloide obtido a partir da pele da rã da espécie *Epipedobates tricolor*, muito venenosa, nativa do Equador, e tem efeito agonista de receptores nicotínicos e potente ação analgésica. Vários análogos foram sintetizados, muitos deles com resultados biológicos/farmacológicos relevantes, como a tebaniclina (Figura 2.13), que é cerca de 200 vezes mais potente como analgésico do que a morfina. No entanto, os estudos clínicos demonstraram pronunciadas reações adversas gastrintestinais, o que levou à suspensão dos estudos experimentais realizados pela empresa farmacêutica que estava à frente do processo (Abbott Laboratórios do Brasil), não evoluindo para a fase 3.[20]

Os alcaloides são considerados os mais explorados ingredientes naturais que apresentam perspectiva terapêutica em função de abundância, variedade molecular e potencial para combater as mais variadas doenças.

Nesse contexto, a título de ilustração, destaca-se o trabalho de revisão publicado por Khan e colaboradores,[21] os quais elegeram alcaloides naturais extraídos de plantas como potenciais candidatos para triagem clínica contra doenças autoimunes, incluindo diabetes tipo I, hepatite, esclerose múltipla, artrite reumatoide etc. Entre os alcaloides promissores, destacam-se a tetrandrina, a simenonina, a mantranina, a berberina, entre outros, aos quais também têm sido designadas outras possíveis aplicações terapêuticas, sendo ainda explorados seus derivados e análogos como possíveis novos agentes medicinais, como a sinomenina (Figura 2.14), que possui alguns centros reativos propícios para a obtenção de novos derivados com potencial medicinal.[22,23]

EXEMPLOS DE MEDICAMENTOS OBTIDOS A PARTIR DE ALCALOIDES

Além de suas reconhecidas propriedades terapêuticas, pois inúmeros deles são utilizados como medicamentos, na forma pura, há muitas décadas, os alcaloides possuem

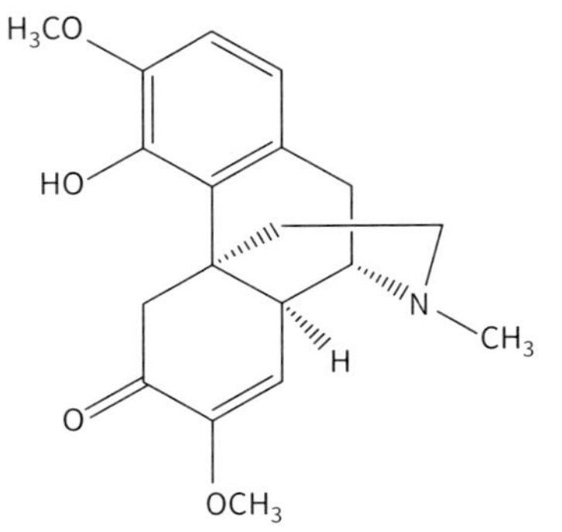

Figura 2.14

ESTRUTURA MOLECULAR DA SINOMENINA.

grande relevância para os estudos de planejamento de fármacos. Um marcante exemplo é a papaverina (Tabela 2.1), que originou a sildenafila (Viagra®), famoso medicamento usado para combater a disfunção erétil.

Na Tabela 2.2, são demonstrados alguns exemplos de medicamentos produzidos à base de alcaloides, além daqueles já mencionados na Tabela 2.1, indicando, ainda, as apli-

cações terapêuticas e seus nomes comerciais mais comuns.[1]

Além dos medicamentos já citados, é importante destacar os triptanos, derivados da triptamina (Figura 2.15), utilizados com boa aceitação e eficácia, especialmente para o tratamento de enxaquecas agudas. Um dos compostos é o cloridrato de naratriptana (Figura 2.16), princípio ativo do Naramig® (Figura 2.17).

O efeito terapêutico é induzido pela ligação aos receptores de serotonina, causando redução da liberação de neuropeptídeos vasoativos, da condução da dor e da vasoconstrição intracraniana.

Terpenos

Uma significativa quantidade de terpenos é empregada na preparação de medicamentos. Além dos já indicados previamente, como o sesquiterpeno alfa-humuleno, principal componente ativo do fitoterápico anti-inflamatório Acheflan®, do medicamento

Tabela 2.2

ALGUNS MEDICAMENTOS À BASE DE ALCALOIDES DISPONÍVEIS NO MERCADO FARMACÊUTICO

Nome do alcaloide	Principal fonte	Aplicações	Nome comercial
Aconitina	*Aconitum napellus* L.	Reumatismo, dor	Bronpax®*
Ajmalina	*Rauwolfia serpentina* L.	Arritmia cardíaca	Raowopur
Boldina	*Peumus boldus* Molina	Constipação	Boldosal
Catina	*Catha edulis* (Vahl) Forssk. ex Endl.	Anorexia	Amorphan
Emetina	*Carapichea ipecacuanha* (Brot.) L.Andersson	Parasitas intestinais	Ipecac
Lobelina	*Lobelia chinensis* Lour.	Abuso de drogas	Lobatox
Pilocarpina	*Pilocarpus microphyllus* Stapf ex Wardlew.	Glaucoma	Piladren®
Raubasine	Raulwofia sp.	Doenças vasculares	Circolene

* Retirado do mercado brasileiro devido à toxicologia, mas na China continua sendo usado em baixas doses.

anticâncer Taxol® (paclitaxel), do antimalárico artemisinina etc., destaca-se o ácido valerênico (Figura 2.18), principal princípio ativo de produtos fitoterápicos (ou muitas vezes vendidos como fitoterápicos sob a aprovação como suplementos alimentares) produzidos a partir da *Valeriana officinalis* L. (Figura 2.19), usado para combater distúrbios do sistema nervoso central (SNC), como insônia, ansiedade, estresse, entre outros.

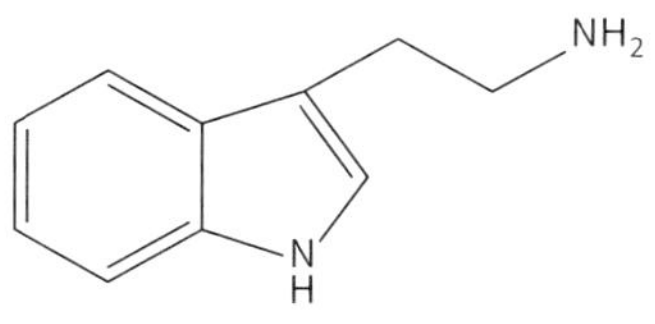

Figura 2.15

ESTRUTURA MOLECULAR DA TRIPTAMINA.

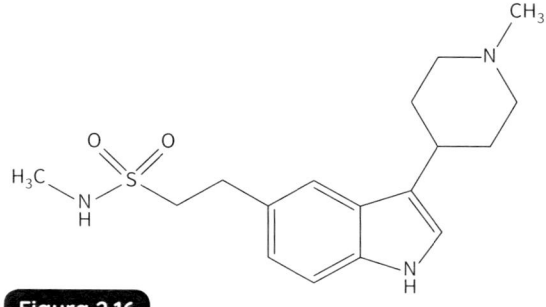

Figura 2.16

ESTRUTURA MOLECULAR DA NARATRIPTANA.

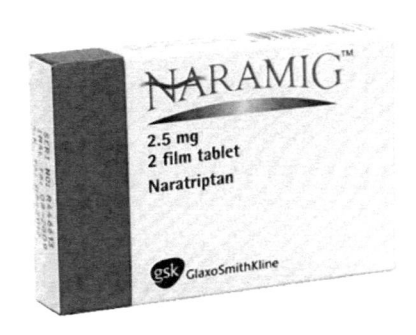

Figura 2.17

MEDICAMENTO NARAMIG® (CLORIDRATO DE NARATRIPTANA), DISPONÍVEL NO MERCADO FARMACÊUTICO E AMPLAMENTE UTILIZADO PARA O TRATAMENTO DE ENXAQUECAS AGUDAS.

Fonte: Naramig®.[24]

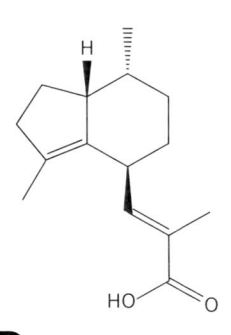

Figura 2.18

ESTRUTURA MOLECULAR DO ÁCIDO VALERÊNICO.

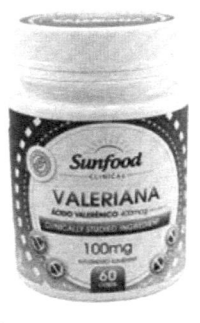

Figura 2.19

PRODUTO COMERCIALIZADO COMO SUPLEMENTO ALIMENTAR, COM FINALIDADES TERAPÊUTICAS, À BASE DO EXTRATO DE *VALERIANA OFFICINALIS* L., PADRONIZADO COM ÁCIDO VALERÊNICO.

Fonte: Valeriana®.[25]

Outras classes de importância terapêutica

Além dos flavonoides, alcaloides e terpenos detalhados anteriormente, a natureza, sobretudo as plantas, fornece inúmeros outros elementos pertencentes a outras classes de substâncias orgânicas, como as substâncias fenólicas, os taninos, as lignanas, os esteroides, os carotenoides, as saponinas etc.

Destaca-se um dos taninos com potencial agente terapêutico, o ácido elágico (Figura 2.20), classificado como um tanino hidrolisável. Ele atua, em conjunto a alguns derivados, como antioxidante, anticâncer, antimicrobiano, anti-hepático, cardioprotetor, neuroprotetor, anti-inflamatório etc.[26,27] Apregoa-se, ainda, que ele tenha um efeito clareador da pele, em virtude do bloqueio da ação de uma enzima envolvida na produção de melanina. É comumente encontrado em frutas vermelhas como romã, amora, uvas e framboesas, mas também em inúmeras plantas, assim como em outras frutas, em legumes e bebidas. Conforme demonstra a Figura 2.21, o ácido elágico compõe alguns fitoterápicos à base de extrato de romã (*Punica granatum* L.), como o Pomegranate.

Outra classe que se destaca na terapêutica é a das saponinas, consideradas glicosídeos do metabolismo vegetal, as quais apresen-

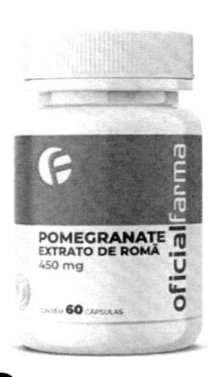

Figura 2.21

FITOTERÁPICO POMEGRANATE, PRODUZIDO PELA INDÚSTRIA OFICIAL FARMA, À BASE DE ROMÃ, COM ÁCIDO ELÁGICO COMO UM DOS PRINCIPAIS COMPOSTOS ATIVOS.

Fonte: Promeganate.[29]

tam importantes propriedades medicinais, de detergentes e de surfactantes. São formadas por uma parte hidrofílica (açúcar) e uma parte lipofílica (triterpeno ou esteroide). Sharma e colaboradores[28] descrevem várias dessas substâncias como potenciais agentes medicinais, especialmente para o tratamento de doenças virais, como a covid-19, a síndrome da imunodeficiência adquirida (Aids, do inglês *acquired immunodeficiency syndrome*) e doenças causadas por rotavírus, como as doenças diarreicas agudas, que causam grande quantidade de óbitos em crianças em países em desenvolvimento.

Muitas saponinas são utilizadas como fitomedicamentos ou em preparações fitoterápicas, como aquelas produzidas à base de *Tribulus terrestres* L. (Figura 2.22), que inicialmente eram comercializadas no Brasil como suplemento alimentar, mas já estão aprovadas pela Agência Nacional de Vigilância Sanitária (Anvisa) como fitoterápicos. Estes são recomendados para controle da pressão arterial e redução dos níveis de triglicerídeos, mas também são utilizados por muitos atletas para aprimorar seus treinos ou por pes-

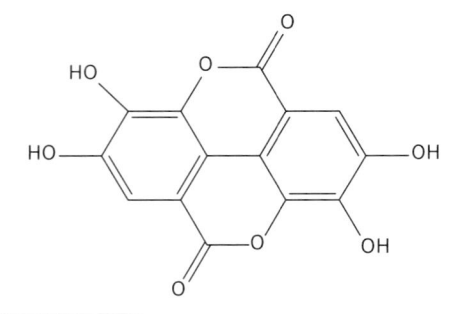

Figura 2.20

ESTRUTURA MOLECULAR DO ÁCIDO ELÁGICO.

soas que desejam aumentar a libido. Esses fitoterápicos possuem alto teor de saponinas, especialmente as relacionadas ao espirostanol (Figura 2.23) e ao furostanol (Figura 2.24).

Os carotenoides são substâncias do tipo tetraterpênicas, abundantes no reino vegetal, e são os responsáveis pela coloração avermelhada nas plantas, além de exercerem importantes funções no organismo humano, como efeitos antioxidantes, minimizando os danos dos radicais livres. Alguns deles, como o be-taroteno, são fontes precursoras de vitamina A, essencial para o crescimento e o desenvolvimento do ser humano, com importante função no fortalecimento do sistema imunológico. Vários carotenos se destacam e são usados como medicamentos, como o licopeno (Figura 2.25), principal caroteno presente no tomate, mas também em outros alimentos e vegetais. Além de efeitos antioxidantes e anti-inflamatórios, o licopeno vem ganhando atenção por seus promissores efeitos no combate à obesidade e ao diabetes.[31]

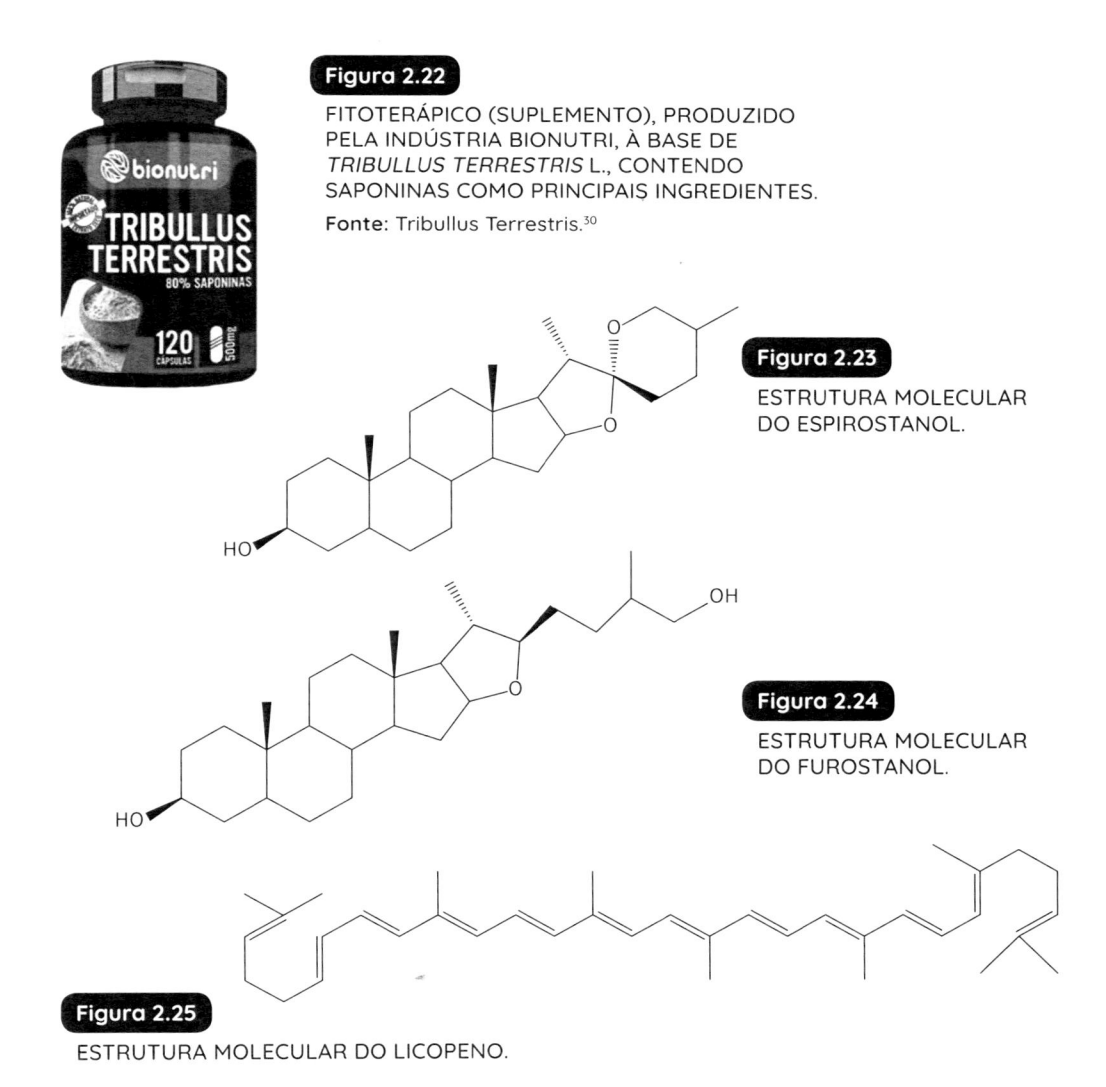

Figura 2.22

FITOTERÁPICO (SUPLEMENTO), PRODUZIDO PELA INDÚSTRIA BIONUTRI, À BASE DE *TRIBULLUS TERRESTRIS* L., CONTENDO SAPONINAS COMO PRINCIPAIS INGREDIENTES.
Fonte: Tribullus Terrestris.[30]

Figura 2.23

ESTRUTURA MOLECULAR DO ESPIROSTANOL.

Figura 2.24

ESTRUTURA MOLECULAR DO FUROSTANOL.

Figura 2.25

ESTRUTURA MOLECULAR DO LICOPENO.

CONSIDERAÇÕES FINAIS

Desde os primórdios da humanidade, a biodiversidade, de forma geral, tem sido um laboratório natural produzindo um vasto arsenal de moléculas das mais diferentes classes químicas, muitas delas com potencial terapêutico para o tratamento das mais variadas doenças, desde as mais simples até as mais graves e complexas, incluindo o câncer, a Aids, as doenças do SNC, como o mal de Alzheimer, a covid-19 e inúmeras outras.

Além de serem fontes para a produção de fármacos, cabe também destacar que muitas substâncias de origem natural são utilizadas como profármaco, que consiste em uma substância inativa que, ao ser ingerida e ativada após a biotransformação pelo metabolismo humano, melhora a sua absorção ou a sua ação terapêutica. De forma geral, um medicamento é administrado na forma ativa e inativado pela biotransformação.

As plantas são inestimáveis fontes de matérias-primas e modelos para a pesquisa e o desenvolvimento de novos medicamentos. O Brasil, que sabidamente possui a maior biodiversidade do planeta, apresenta potencial para evoluir bastante nessa área, em que pese necessite ainda superar grandes desafios, como o estabelecimento de condições e políticas de incentivo a uma maior interação entre o governo, a universidade e as indústrias farmacêuticas, conforme será visto mais detalhadamente no decorrer desta obra.

As etapas desde a prospecção (definição da planta) e a determinação de um ou mais princípios ativos até a efetiva transformação e a produção de um medicamento são longas, árduas e dispendiosas. Portanto, são imprescindíveis um longo prazo para desenvolvimento, a participação da indústria farmacêutica e significativos investimentos. São muitas as substâncias que demonstram pronunciado potencial terapêutico e eficácia bem superior a de um medicamento já usado na clínica, mas que acabam ficando pelo caminho devido a algumas complicações, como efeitos tóxicos comprometedores, falta de reprodutibilidade dos efeitos biológicos verificados em experimentos pré-clínicos e em estudos clínicos, inviabilidade comercial (obtenção/extração/síntese), ausência de interesse ou mudança de política da indústria farmacêutica parceira etc.

REFERÊNCIAS

1. Cechinel Filho V. Medicamentos de origem vegetal: atualidades, desafios, perspectivas. Itajaí: Univali; 2017.
2. Cechinel Filho V, Cechinel-Zanchett CC. Fitoterapia avançada: uma abordagem química, biológica e nutricional. Porto Alegre: Artmed; 2020.
3. Muschietti LV, Martino VS. Actividades biológicas de los flavonoides naturales. In: Cechinel Filho V, Yunes RA, editores. Química de produtos naturais: novos fármacos e a moderna farmacognosia. Itajaí: Univali; 2016. p. 215-65.
4. Nagula RL, Wairkar S. Recent advances in topical delivery of flavonoids: a review. J Control Release. 2019;296:190-201.
5. Wen K, Fang X, Yang J, Yao Y, Nandakumar KS, Salem ML, et al. Recent research on flavonoids and their biomedical applications. Curr Med Chem. 2021;28(5):1042-66.
6. Ribaudo G, Coghi P, Zanforlin E, Law BYK, Wu YYJ, Han Y, et al. Semi-synthetic isoflavones as BACE-1 inhibitors against Alzheimer's disease. Bioor Chem. 2019;87:474-83.
7. Sarbu LG, Bahrin LG, Babii C, Stefan M, Birsa ML. Synthetic flavonoids with antimicrobial activity: a review. J Appl Microbiol. 2019;127(5):1282-90.
8. Shi S, Li J, Zhao X, Liu Q, Song SJ. A comprehensive review: biological activity, modification and synthetic methodologies of prenylated flavonoids. Phytochemistry. 2021;191:112895.
9. Ganeshpurkar A, Saluja AK. The pharmacological potential of rutin. Saudi Pharm. 2017;25(2):149-64.
10. Negahdari R, Bohlouli S, Sharifi S, Dizaj SM, Saadat YR, Khezri K, et al. Therapeutic benefits of rutin and its nanoformulations. Phytother Res. 2021;35(4):1719-38.

11. Chua LS. A review on plant-based rutin extraction methods and its pharmacological activities. J Ethnopharmacol. 2013;150(3):805-17.

12. Lupascu D, Profire L, Apotrosoaei M, Tuchilus C, Vasincu I, Iacob A, et al. Synthesis and antimicrobial activities of novel rutin derivatives carrying quinoline moiety. Rev Chim. 2020;71(6):401-7.

13. Kim JK, Park SU. Quercetin and its role in biological functions: an updated review. Excli J. 2018;17:856-63.

14. Deepika, Maurya PK. Health benefits of quercetin in age-related diseases. Molecules. 2022;27(8):2498.

15. Massi A, Bortolini O, Ragno D, Bernardi T, Sacchetti G, Tacchini M, et al. Research progress in the modification of quercetin leading to anticancer agents. Molecules. 2017;22(8):1270.

16. Bisol A, Campos PS, Lamers ML. Flavonoids as anticancer therapies: a systematic review of clinical trials. Phytother Res. 2020;34(3):568-82.

17. Rutin. [Internet]. Now Foods; 2023 [capturado em 27 jun 2023]. Disponível em: https://www.nowfoods.com/products/supplements/rutin-450-mg-veg-capsules

18. Zhang XH, Hsiang J, Rosen ST. Flavopiridol (Alvocidib), a cyclin-dependent kinases (CDKs) inhibitor, found synergy effects with niclosamide in cutaneous T-cell lymphoma. J Clin Haematol. 2021;2(2):48-61.

19. Almeida MR, Lima JA, Santos NP, Pinto AC. Pereirina: o primeiro alcaloide isolado no Brasil? Rev Bras Farmacogn. 2009;19(4):942-52.

20. Barreiro EJ. De fárcmacos e suas descobertas [Internet]. 2017 [capturado em 26 jun 2023]. Disponível em: http://ejb-eliezer.blogspot.com/2017/05/do-produto-natural-ao-farmaco-missao-da.html.

21. Khan H, Ullah H, Khattak S, Aschner M, Aguilar CN, Halimi SMA, et al. Therapeutic potential of alkaloids in autoimmune diseases: promising candidates for clinical trials. Phytother Res. 2021;35(1):50-62.

22. Tang J, Raza A, Chen J, Xu H. A systematic review on the sinomenine derivatives. Mini-Rev Med Chem. 2018;18(11):906-17.

23. Zhang C, Zhang S, Liao J, Gong Z, Chai X, Lyu H. Towards better sinomenine-type drugs to treat rheumatoid arthritis: molecular mechanisms and structural modification. Molecules. 2022;27(24):8645.

24. Naramig®. [Bula de medicamento] [Internet]. Rio de Janeiro: GlaxoSmithKline Brasil; 2022 [capturado em 27 jun 2023]. Disponível em: https://consultas.anvisa.gov.br/#/bulario/q/?nomeProduto=NARAMIG.

25. Valeriana®. [Bula de medicamento] [Internet]. Rio de Janeiro: Zydus Nikkho; 2022 [capturado em 27 jun 2023]. Disponível em: https://consultas.anvisa.gov.br/#/bulario/q/?nomeProduto=VALERIANE.

26. Evtyuqin D, Magina S, Evtuquin D. Recent advances in the production and applications of ellagic acid and its derivatives: a review. Molecules. 2020;35(12):2745.

27. Sharif-Rad J, Quispe C, Castillo CMS, Caroca R, Lazo-Vélez MA, Antonyak H, et al. Ellagic acid: a review on its natural sources, chemical stability, and therapeutic potential. Oxid Med Cell Longev. 2022;2022:3848084.

28. Sharma P, Tyaqi A, Bhansali P, Pareek S, Singh V, Llyas A, et al. Saponins: extraction, bio-medicinal properties and way forward to anti-viral representatives. Food Chem Toxicol. 2021;150:112075.

29. Pomegranate. [Internet]. Piracicaba: OficialFarma; 2022 [capturado em 27 jun 2023]. Disponível em: https://www.oficialfarma.com.br/pomegranate-extrato-de-roma-450mg-60-capsulas/p.

30. Tribullus Terrestres. [Internet]. Bragança Paulista: Bionutri Suplementos; 2019 [capturado em 27 jun 2023]. Disponível em: https://www.bionutri-suplementos.com.br/.

31. Zhu R, Chen B, Bai Y, Miao T, Rui L, Zhang H, et al. Lycopene in protection against obesity and diabetes: a mechanistic review. Pharmacol Res. 2020;159:104966.

LEITURAS RECOMENDADAS

Carvalho MS, Heimfarth L, Santos KA, Guimarães AG, Picot L, Almeida JRGS, et al. Terpenes as possible drugs for the mitigation of arthritic symptoms: a systematic review. Phytomedicine. 2019;57:137-47.

Cragg GM, Grothaus PG, Newman DJ. New horizons for old drugs and drug leads. J Nat Prod. 2014;77(3):703-23.

Ge J, Liu Z, Zhong Z, Wang L, Zhuo X, Li J, et al. Natural terpenoids with antiinflammatory activities: potential leads for anti-inflammatory drug discovery. Bioorg Chem. 2022;124:105817.

Newman DJ, Cragg GM. Natural products as sources of new drugs over the nearly four decades from

01/1981 to 09/2019. J Nat Prod. 2020;83(3):770-803.

Niero R, Malheiros A. Principais aspectos químicos e biológicos de terpenos. In: Cechinel Filho V, Yunes RA, editores. Química de produtos naturais: novos fármacos e a moderna farmacognosia. Itajaí: Univali; 2016. p. 323-47.

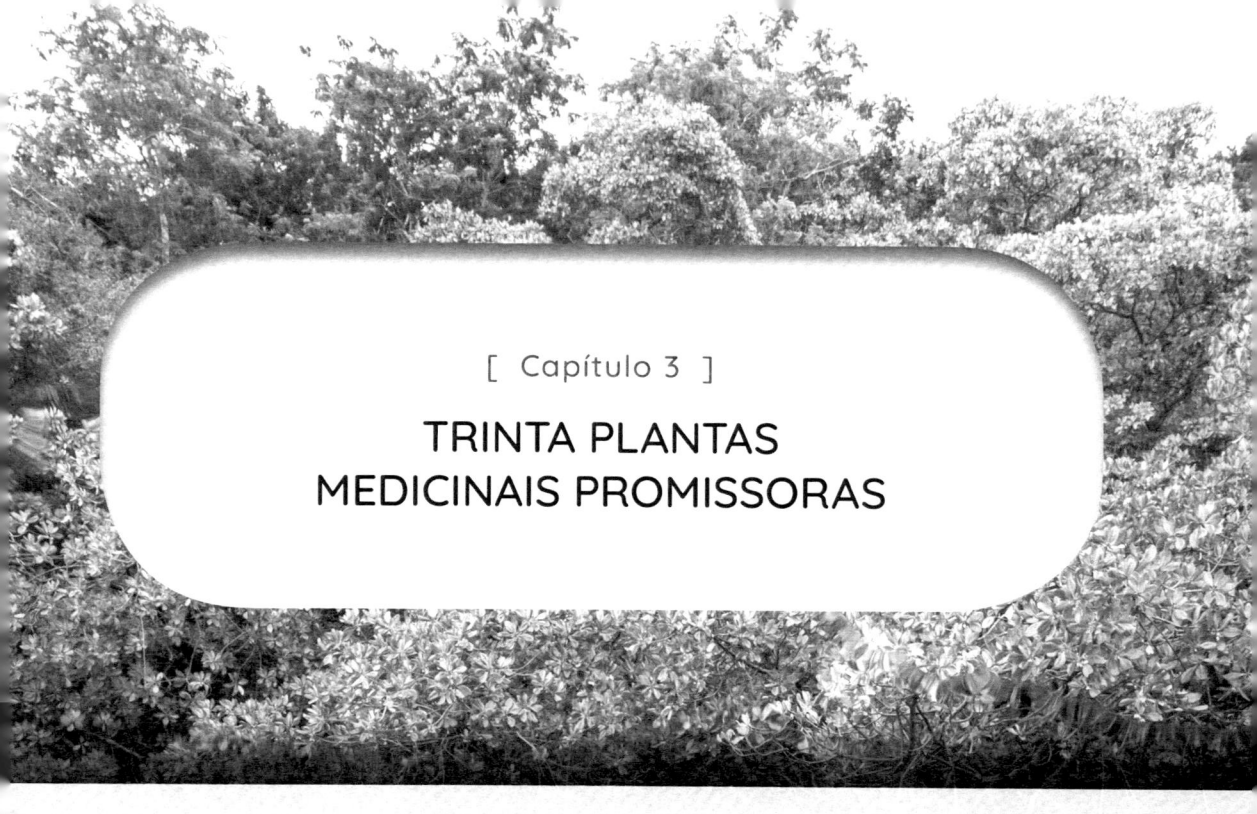

[Capítulo 3]

TRINTA PLANTAS MEDICINAIS PROMISSORAS

Resumo

Este capítulo aborda 30 plantas selecionadas que apresentaram potencial terapêutico em distintos modelos experimentais *in vivo* e *in vitro*. Para as plantas selecionadas, foram demonstradas as ações biológicas e/ou farmacológicas, os usos na medicina popular e a composição química (princípios ativos).

As plantas indicadas foram selecionadas entre as mais de 100 plantas já estudadas pelo Núcleo de Investigações Químico-Farmacêuticas (Niqfar) da Universidade do Vale do Itajaí (Univali) ou em parcerias com pesquisadores do Brasil e do exterior, ao longo de quase 30 anos de investigações científicas.

A Univali, por meio do Niqfar, vem atuando, em conjunto com o Curso de Farmácia e o Programa de Pós-graduação em Ciências Farmacêuticas (PPGCF), há cerca de 30 anos, no desenvolvimento de pesquisas científicas na área de produtos naturais (plantas medicinais) e sintéticos bioativos de interesse medicinal. Relevantes parcerias com pesquisadores de instituições nacionais e internacionais têm sido estabelecidas ao longo do tempo, em adição às parcerias com algumas indústrias farmacêuticas e com órgãos de fomento governamentais. Nesse contexto, a densidade de pesquisa e consequente produção científica aumentaram significativamente, tanto de forma qualitativa quanto quantitativa, permitindo muitas conquistas, como a aprovação de relevantes projetos de âmbito nacional e internacional, participação em redes de pesquisa, prêmios e reconhecimentos, incluindo o novo conceito (5) do PPGCF junto à Coordenação de Aperfeiçoamento de Pessoal de Nível Superior (Capes), entre outras.

Ao longo dos anos, mais de 150 plantas que vicejam na flora brasileira, especialmente a catarinense, foram estudadas sob os aspectos químico-medicinais, gerando uma volumosa produção científica com muitos resultados promissores, conforme atestam as centenas de publicações dos docentes, alunos e colaboradores dos referidos cursos de graduação e pós-graduação.

Em publicações prévias,[1-3] algumas plantas selecionadas com resultados mais relevantes foram descritas com mais detalhes, particularmente aquelas com maior potencial químico-medicinal, avaliadas na forma de extrato, frações e substâncias puras isoladas e identificadas.

Para este capítulo, foram selecionadas 30 plantas que possuem estudos experimentais relevantes que foram realizados na Univali e/ou em parcerias com outras instituições do Brasil ou do exterior.

TOP 30: AS PLANTAS MAIS RELEVANTES ESTUDADAS NA UNIVALI E/OU EM PARCERIAS

Aleurites moluccanus Willd. (Euphorbiaceae)

NOME COMUM
Nogueira-da-índia, noz-da-índia, nogueira-de-iguape.

USO NA MEDICINA POPULAR
Febre, inflamações, processos dolorosos, infecções, diarreia, redução de colesterol etc.

ESTUDOS QUÍMICOS E BIOLÓGICOS/FARMACOLÓGICOS
Há mais de vinte anos essa planta tem sido investigada na Univali, apresentando resultados bastante promissores. Conforme demonstrado detalhadamente no Capítulo 6, essa planta é responsável por uma das mais importantes parcerias da instituição – iniciando com a Indústria Farmacêutica Eurofarma; após, com o Laboratório Botânico Herbarium; culminando com patentes nacionais e internacionais, sendo a primeira patente industrial da Univali, concedida em 2021, pelo Instituto Nacional da Propriedade Industrial (INPI). Os extratos, hidroalcoólicos e padronizados, foram obtidos das folhas da *A. moluccanus* e demonstraram efetividade em diversos modelos de dor e de inflamação em camundongos, sendo os princípios ativos, swertisina (Figura 3.1) e 2"-O-ramnosil-swertisina (Figura 3.2), considerados os principais marcadores químicos. Para ilustrar, cabe destacar que a substância swertisina foi dezesseis vezes mais potente do que a aspirina no modelo de dor induzido pelo ácido acético em camundongos, quando administrada pela via

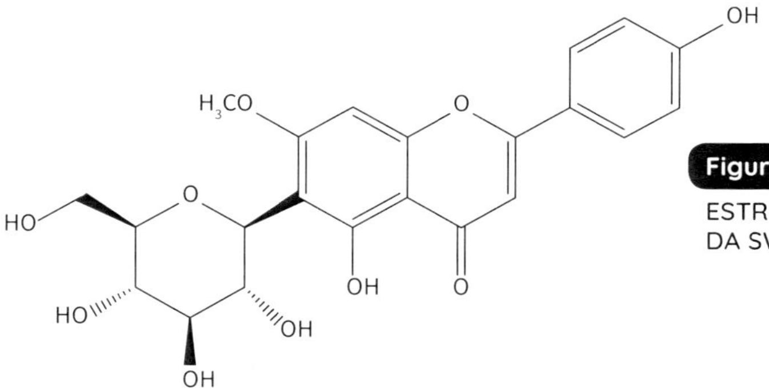

Figura 3.1

ESTRUTURA MOLECULAR
DA SWERTISINA.

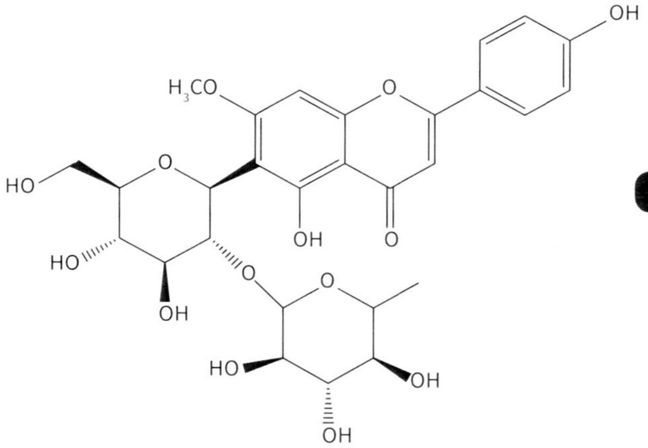

Figura 3.2

ESTRUTURA MOLECULAR DA
2"-O-RAMNOSIL-SWERTISINA.

intraperitoneal. Vários modelos de dor e inflamação foram utilizados, além de modelos que permitiram evidenciar o mecanismo de ação e a ausência de efeitos tóxicos comprometedores. A fase 1, clínica, foi realizada com pleno êxito, demonstrando segurança no uso do fitomedicamento sem comprometimento dos efeitos benéficos apregoados.[2-4]

Allamanda cathartica L. (Apocynaceae)

NOME COMUM
Alamanda-de-flor-grande, dedal-de-dama, quatro-patacas-amarelas, cipó-de-leite.

USO NA MEDICINA POPULAR
Afecções do baço, febre, piolho, sarna, vermes, tosse etc.

ESTUDOS QUÍMICOS E BIOLÓGICOS/FARMACOLÓGICOS
Planta considerada tóxica, porém contém várias substâncias bioativas, como os iridoides plumierídeo (Figura 3.3) e plumericina (Figura 3.4), com rendimentos expressivos permitindo a realização de estudos de modificação estrutural. Seus extratos e substâncias puras apresentam efeitos antileucêmicos[5] e citotoxicidade contra células HeLa[6] e tumor de Erlich em camundongos.[7] O plumierídeo indicou efeito antidepressivo e ausência de

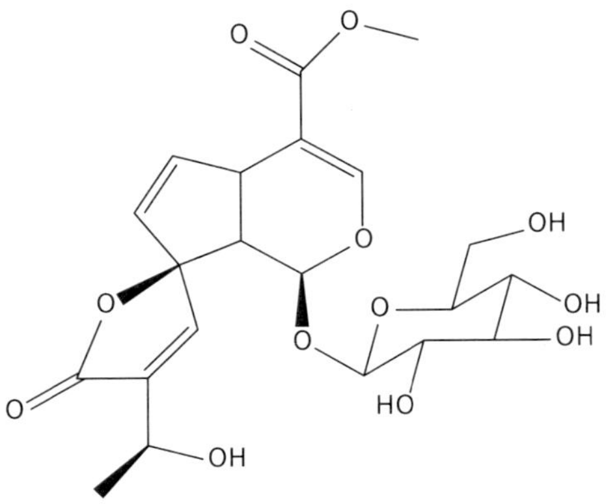

Figura 3.3
ESTRUTURA MOLECULAR DO PLUMIERÍDEO.

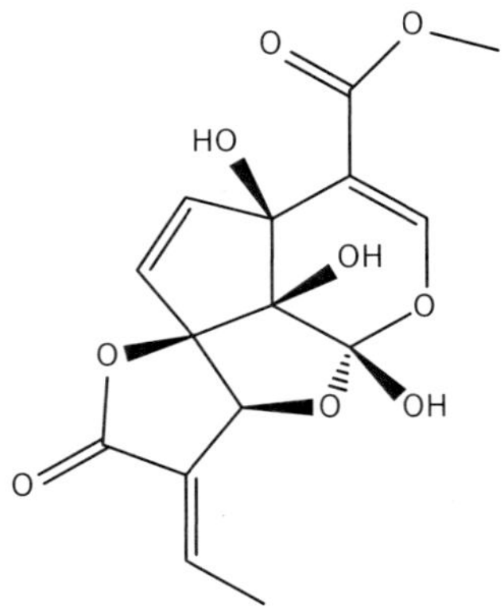

Figura 3.4
ESTRUTURA MOLECULAR
DA PLUMERICINA.

efeitos tóxicos, citotóxicos e mutagênicos em ratos.[8]

Bauhinia forficata Link (Fabaceae)

NOME COMUM
Pata-de-vaca, pata-de-vaca verdadeira, mororó, pé-de-boi, casco-de-vaca, unha-de-boi.

USO NA MEDICINA POPULAR
Tratamento de diabetes, afecções renais e urinárias, colesterol alto, diarreias, problemas estomacais e intestinais.

ESTUDOS QUÍMICOS E BIOLÓGICOS/FARMACOLÓGICOS
Planta considerada a "verdadeira" pata-de-vaca, em virtude de suas comprovadas ações biológicas em distintos modelos experimentais.[9,10] O Niqfar foi o primeiro a publicar o principal princípio ativo e marcador químico da planta, a canferitrina (Figura 3.5). Esta substância não foi evidenciada na maior parte de espécies do gênero.[10] Métodos de controle de qualidade para alguns medicamentos vegetais à base de *B. forficata* comercializados nos municípios de Itajaí e Balneário Camboriú foram realizados, com base na presença da canferitrina – 1/3 das amostras analisadas

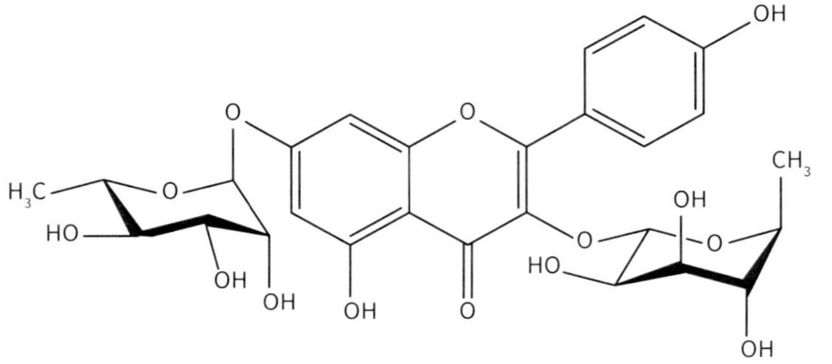

Figura 3.5
ESTRUTURA
MOLECULAR DA
CANFERITRINA.

não continham o marcador, e naquelas que apresentavam resultado positivo, as concentrações eram muito variadas.[11] Estudos posteriores indicaram o potencial das frações ricas em flavonoides e da própria canferitrina para tratamento de mucosite intestinal, bem como efeitos diuréticos e cardiovasculares relevantes e promissores.[12] O extrato e os flavonoides canferol e canferitrina apresentaram significativo efeito vasorrelaxante no anel da aorta de ratos.[13]

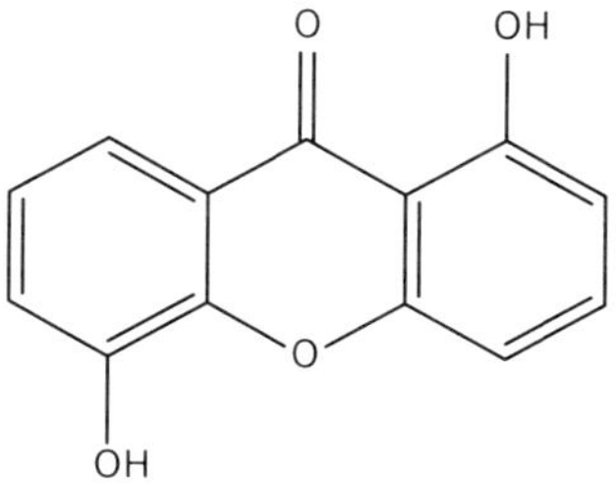

Figura 3.6

ESTRUTURA MOLECULAR DA 1,5-DI-HIDROXI-XANTONA.

Calophyllum brasiliense Cambess. (Calophyllaceae/ Clusiaceae)

NOME COMUM
Guanandi, guarandi, olandi, jacareúba, pindaíva, cedro-do-pântano.

USO NA MEDICINA POPULAR
Reumatismo, varicoses, hemorroidas, úlceras crônicas, diarreias, diabetes.

ESTUDOS QUÍMICOS E BIOLÓGICOS/FARMACOLÓGICOS
Planta que contém princípios ativos de diferentes classes presentes nas diversas partes.[14] Os extratos e os flavonoides das folhas apresentaram efeitos antinociceptivos ou analgésicos.[15] As demais partes da planta confirmaram o efeito medicinal, além do potencial antimicrobiano contra microrganismos patogênicos. A xantona 1,5-di-hidroxi-xantona (Figura 3.6) foi considerada como um dos principais princípios ativos.[16,17] O extrato metanólico das folhas da C. brasiliense apresentou efeito relaxante da musculatura lisa in vitro, sugerindo potencial antiespasmódico.[18] Estudos realizados em parceria com a Universidade Meijo (no Japão) indicaram que algumas xantonas e cumarinas isoladas dos galhos dessa planta foram promissoras como medicamento anticâncer, especialmente a cumarina tricíclica denominada GUT-70 (Figura 3.7).[19-21] As raízes dessa planta também demonstraram

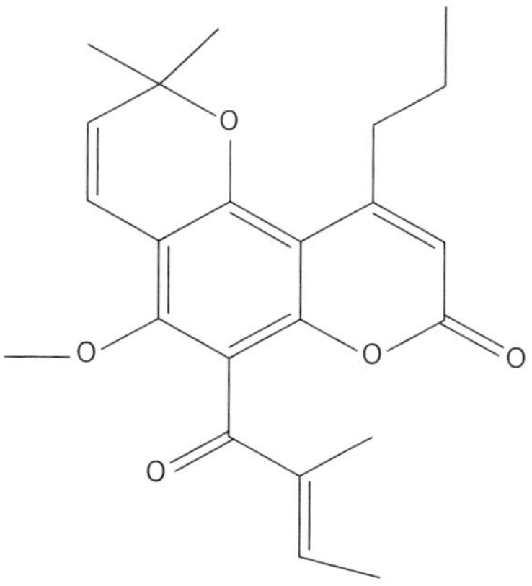

Figura 3.7

ESTRUTURA MOLECULAR DA GUT-70.

efeitos antinociceptivos ou analgésicos em camundongos, em função da presença de ácido brasiliênsico e 1,2-dimetoxi-xantona.[22]

Chrysophyllum cainito L. (Sapotaceae)

NOME COMUM
Abiu-roxo, abiu, abiu-do-pará, caimito, aguaí.

USO NA MEDICINA POPULAR
Tratamento de diabetes, doenças inflamatórias e infecciosas, diarreia, febre.

ESTUDOS QUÍMICOS E BIOLÓGICOS/FARMACOLÓGICOS

O extrato metanólico das folhas e a fração clorofórmio demonstraram potentes efeitos anti-inflamatório e antinociceptivo ou analgésico, relacionados à presença de dois triterpenos derivados do lupeol, o acetato de lupeol (Figura 3.8) e o hexanoato de lupeol (Figura 3.9), uma rara substância natural. Ambos foram considerados responsáveis, pelo menos em parte, pelos promissores efeitos farmacológicos evidenciados para os extratos.[23] Foi ainda demonstrado que os frutos (polpa, semente e casca) e as flores da *C. cainito* apresentaram interessantes efeitos gastroprotetores em camundongos.[24]

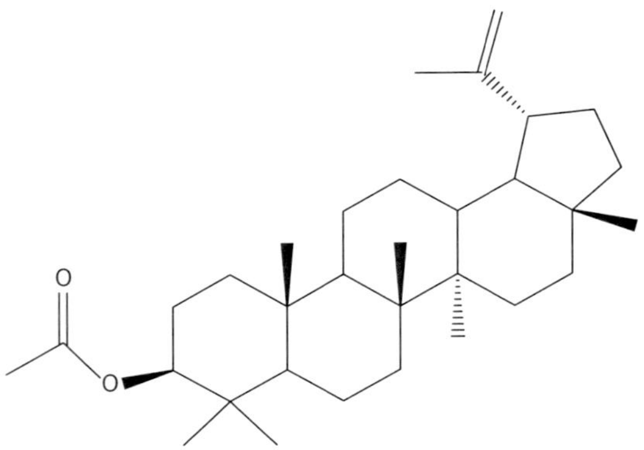

Figura 3.8
ESTRUTURA MOLECULAR DO ACETATO DE LUPEOL.

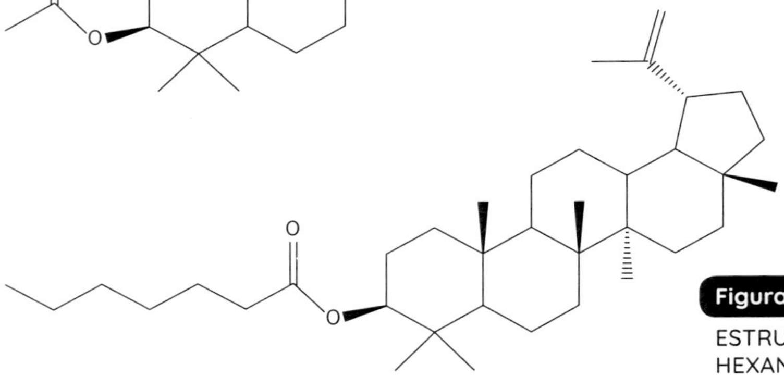

Figura 3.9
ESTRUTURA MOLECULAR DO HEXANOATO DE LUPEOL.

Cipura paludosa Aubl. (Iridaceae)

NOME COMUM
Cebolinha-do-campo, batata-roxa, alho-do-mato.

USO NA MEDICINA POPULAR
Processos inflamatórios, dolorosos e infecciosos, afecções do trato renal.

ESTUDOS QUÍMICOS E BIOLÓGICOS/FARMACOLÓGICOS
Os bulbos de *C. paludosa* demonstram a presença de interessantes princípios ativos, responsáveis pelas ações antinociceptivas ou analgésicas do extrato que foi efeito em diferentes modelos de dor em camundongos: eleuterina (Figura 3.10), isoeleuterina (Figura 3.11) e hongkonina, adicionalmente a uma substância inédita na literatura, a 11-hidroxieleuterina (Figura 3.12).[25] Foi também demonstrado o efeito contra fungos patogênicos aos humanos dessas substâncias, em adição ao eleuterol (Figura 3.13).[26] Os extratos e algumas das substâncias mencionadas foram ativos como antiproliferativo em células humanas cancerígenas, incluindo glioma (U251), mama (MCF7) e leucemia (K-562).[27,28]

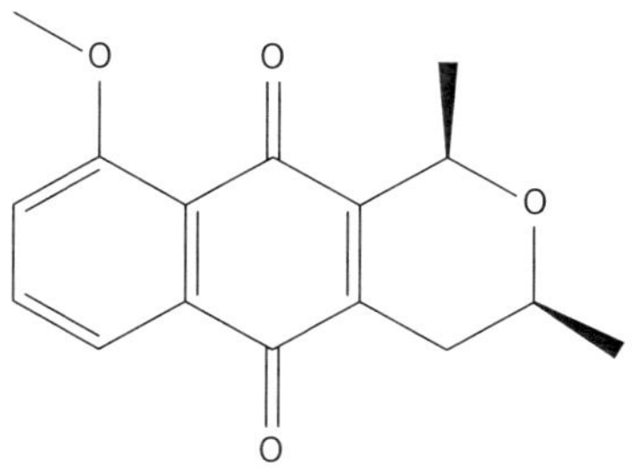

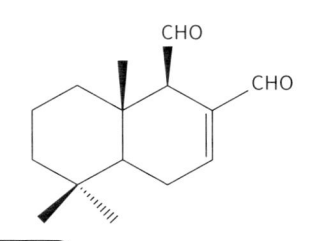

Figura 3.10

ESTRUTURA MOLECULAR DA ELEUTERINA.

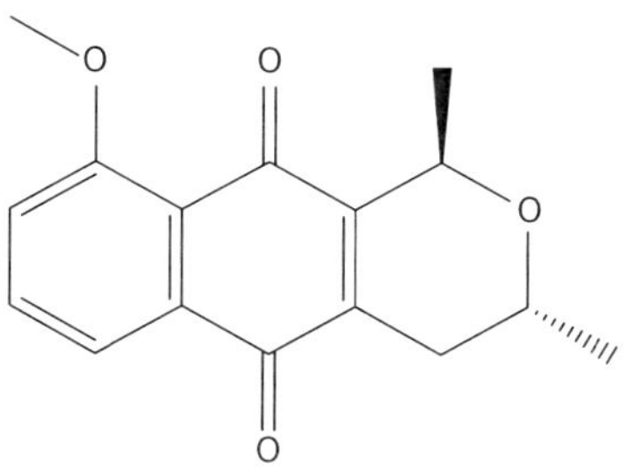

Figura 3.11

ESTRUTURA MOLECULAR
DA ISOELEUTERINA.

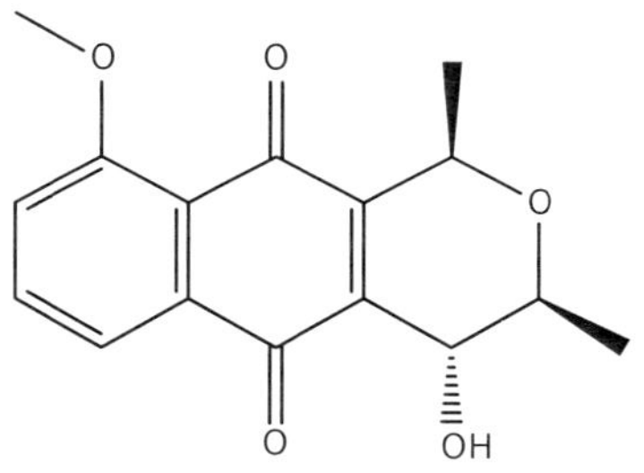

Figura 3.12

ESTRUTURA MOLECULAR DA
11-HIDROXIELEUTERINA.

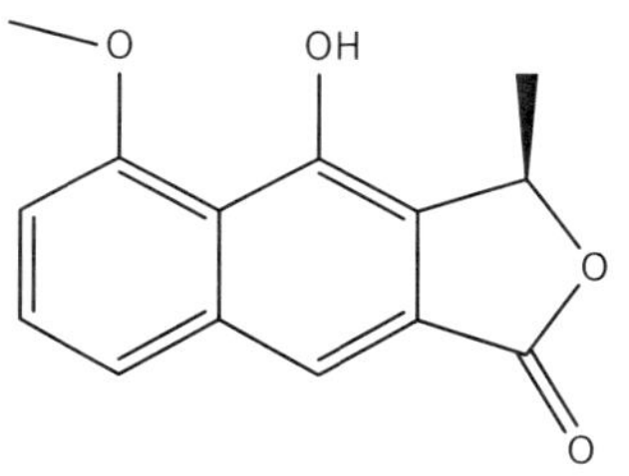

Figura 3.13

ESTRUTURA MOLECULAR DO ELEUTEROL.

Drimys brasiliensis Miers (Winteraceae)

NOME COMUM

Casca-de-anta, cataia, pau-para-tudo, canela-amarga.

USO NA MEDICINA POPULAR

Problemas respiratórios, inflamações, processos dolorosos, infecções.

ESTUDOS QUÍMICOS E BIOLÓGICOS/FARMACOLÓGICOS

As cascas e as folhas dessa planta demonstram pronunciados efeitos medicinais relacionados com a presença de sesquiterpenos do tipo drimano. O poligodial (Figura 3.14), o mais abundante, é considerado um dos prin-

cipais princípios ativos da espécie,[29,30] juntamente com o 1-β-(p-metoxicinamil-poligodial) (Figura 3.15), os quais exerceram, entre outros, efeito contra alguns fungos patogênicos.[31] Os extratos e substâncias puras obtidos de diferentes partes da planta apresentaram efeitos antiparasitários contra *Leishmania amazonensis* e *L. braziliensis*, inibindo, ainda,

Figura 3.14

ESTRUTURA MOLECULAR DO POLIGODIAL.

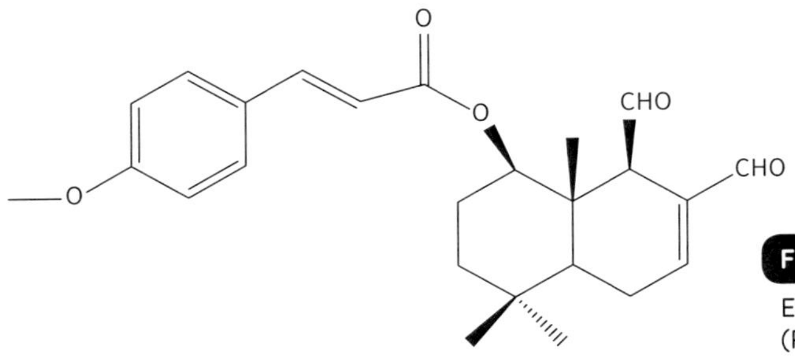

Figura 3.15

ESTRUTURA MOLECULAR DO 1-β-(P-METOXICINAMIL-POLIGODIAL).

o protozoário *Plasmodium falciparum,* transmissor da malária.[32] Foram também detectados vários sesquiterpenos do tipo drimano com potencial citotóxico, especialmente contra células leucêmicas.[33]

Eugenia umbelliflora O.Berg (Myrtaceae)

NOME COMUM
Baguaçu, guapê, guamirim, pitanga-do-inverno.

USO NA MEDICINA POPULAR
Diabetes, diarreia, níveis altos de triglicerídeos e colesterol, infecções.

ESTUDOS QUÍMICOS E BIOLÓGICOS/FARMACOLÓGICOS
Os frutos e folhas dessa planta apresentaram pronunciados efeitos antibacterianos contra bactérias patogênicas aos seres humanos, com potência similar à dos antibióticos usados clinicamente,[34] além de potencial antifúngico, em menor extensão.[35] Foram ainda evidenciados perfil gastroprotetor e a presença de alguns triterpenos nas folhas, incluindo taraxerol, alfa-amirina, beta-amirina, betulina e ácido betulínico. O ácido trimetóxi-elágico foi evidenciado nos frutos,[36] juntamente com terpenos do tipo euglobal, identificados como eugenial A (Figura 3.16) e eugenial B.[37] Os extratos e a fração de hexano, obtidos a partir dos frutos, foram ativos contra *L. amazonensis* e *L. braziliensis*.[38] Outras duas substâncias inéditas foram isoladas dos frutos, denominadas eugenial C (Figura 3.17) e eugenial D, com potencial antibacteriano, particularmente contra microrganismos (*Staphylococcus aureus*) resistentes.[39] Os estudos para otimização do isolamento dessas substâncias usando etanol foram recentemente realizados.[40]

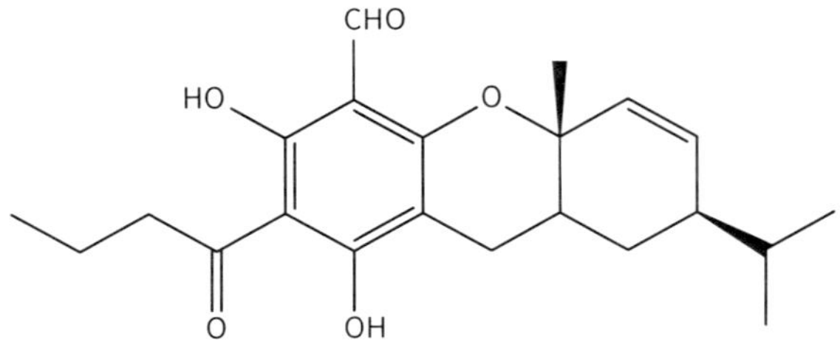

Figura 3.16

ESTRUTURA MOLECULAR DO EUGENIAL A.

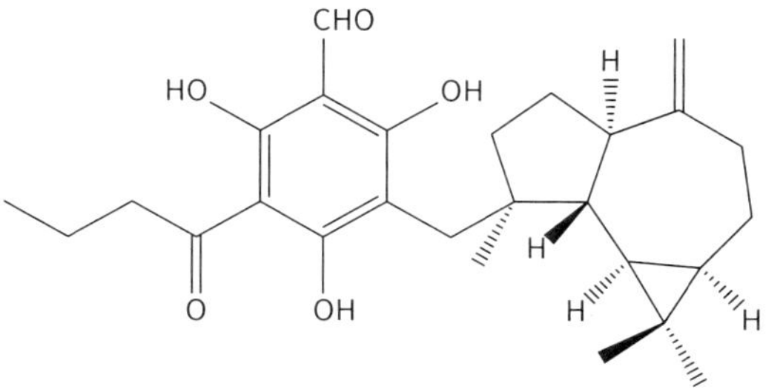

Figura 3.17

ESTRUTURA MOLECULAR
DO EUGENIAL C.

Garcinia achachairu (ou *G. humilis*) Rusby (Clusiaceae/Guttiferae)

NOME COMUM
Bacopari-boliviano, bacupari, bacopari, achachairu.

USO NA MEDICINA POPULAR
Infecções, reumatismo, úlcera, inflamações, problemas gastrintestinais.

ESTUDOS QUÍMICOS E BIOLÓGICOS/FARMACOLÓGICOS
A gutiferona A (Figura 3.18) isolada das sementes dessa planta é a principal substância bioativa evidenciada, que juntamente com extratos e frações demonstraram ações antinociceptivas,[41] inibição de lesões gástricas em modelos experimentais de úlcera,[42] além de potencial antiparasitário contra espécies de leishmânia.[38] Em adição, foram evidenciadas ações antiproliferativas contra algumas linhas celulares cancerígenas *in vitro* para o extrato metanólico dos galhos, relacionadas a duas raras xantonas, identificadas como 3-demetil-2-geranil-4-prenilbelidifolina (Figura 3.19) e 1,5,8-tri-hidroxi-4',5'-dimetil-2H--pirano (2,3:3,2)-4-(3-metilbut-2-enil) xantona (Figura 3.20).[43] O extrato dos frutos foi efetivo contra a linha celular tumoral de melanoma B16F10.[44] As xantonas supracitadas foram ativas em distintos modelos experimen-

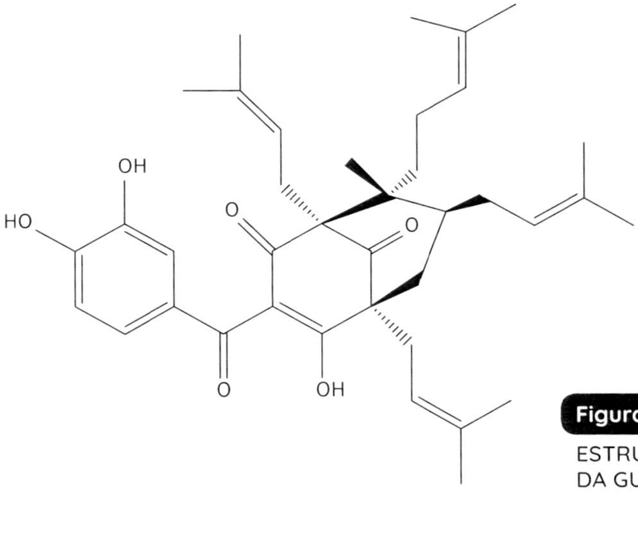

Figura 3.18

ESTRUTURA MOLECULAR
DA GUTIFERONA A.

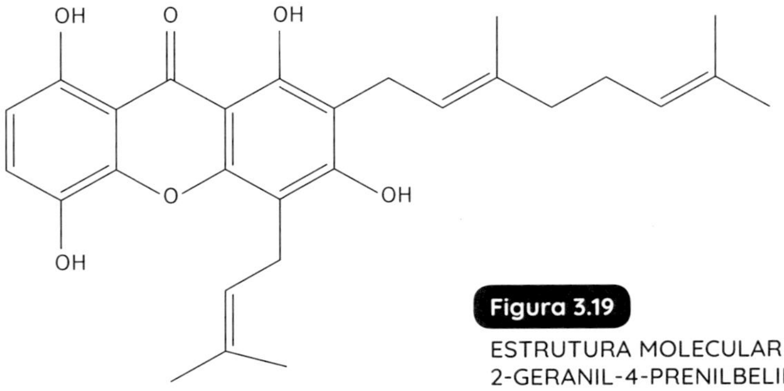

Figura 3.19

ESTRUTURA MOLECULAR DA 3-DEMETIL-2-GERANIL-4-PRENILBELIDIFOLINA.

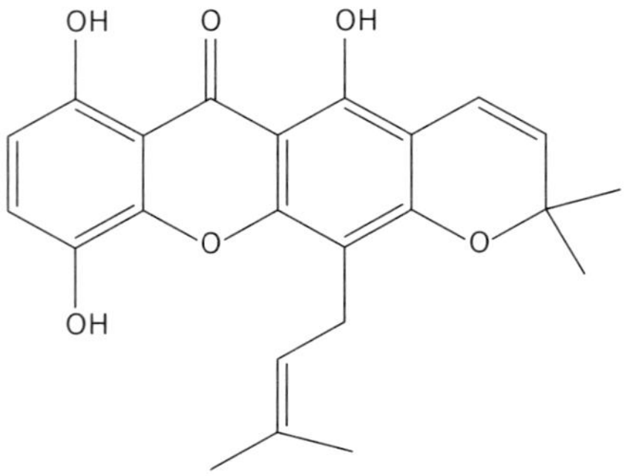

Figura 3.20

ESTRUTURA MOLECULAR DA 1,5,8-TRI-HIDROXI-4',5'-DIMETIL-2H-PIRANO (2,3:3,2)-4-(3-METILBUT-2-ENIL) XANTONA.

tais de úlcera.[45] Estudos mais recentes indicaram que a planta produz consideráveis efeitos anti-inflamatórios,[46] diuréticos e antiurolíticos relacionados a essas substâncias.[47]

Ipomoea pes-caprae (L.) R.Br. Convolvulaceae)

NOME COMUM
Batateira-da-praia, pé-de-cabra, salsa-da-praia, salsa-roxa.

USO NA MEDICINA POPULAR
Alergias, ferimentos, cólicas, inflamações, dores, problemas gastrintestinais.

ESTUDOS QUÍMICOS E BIOLÓGICOS/FARMACOLÓGICOS
O extrato metanólico bruto das partes aéreas de I. pes-caprae causou efeitos antinociceptivos

em diferentes modelos de dor em camundongos em ambas as vias, intraperitoneal e via oral (VO). Tais efeitos estão relacionados com a presença de fitoesteroides, terpenos, alcaloides e flavonoides,[48] especialmente a isoquercitrina (Figura 3.21), presente em maior

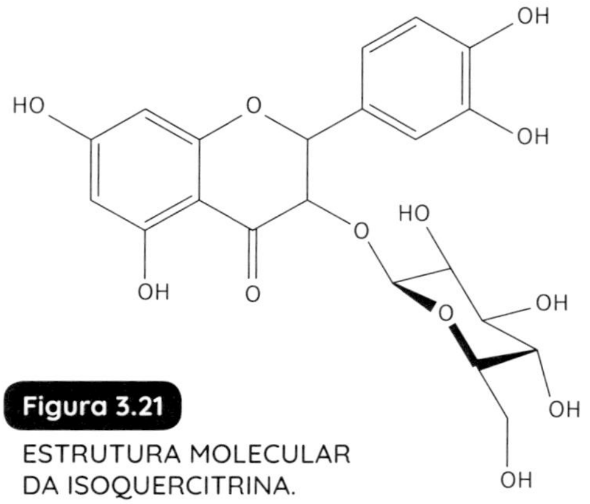

Figura 3.21

ESTRUTURA MOLECULAR DA ISOQUERCITRINA.

abundância nas folhas.[49] O extrato padronizado de etanol 70 GL com raio de solvente 12,5% (peso/volume) e 10 dias de maceração apresentou as melhores condições e o melhor processo tecnológico para se obter um extrato ativo como antinociceptivo e anti-inflamatório.[50] Silva e colaboradores[51] confirmaram esses efeitos do extrato hidroetanólico das folhas dessa planta empregadas topicamente.

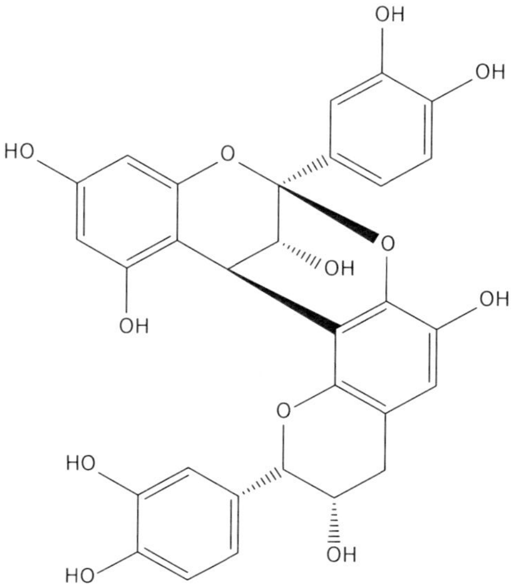

Litchi chinensis Sonn. (Sapindaceae)

NOME COMUM
Lichia, lichi, uruvaia.

USO NA MEDICINA POPULAR
Processos dolorosos e inflamatórios, problemas no fígado e no estômago, febres.

ESTUDOS QUÍMICOS E BIOLÓGICOS/FARMACOLÓGICOS
O extrato e as frações das folhas de *L. chinensis* demonstraram importantes efeitos antioxidante e antinociceptivo/analgésico em distintos modelos experimentais, sendo a procianidina A (Figura 3.22), a procianidina B2 (Figura 3.23) e a epicatequina as principais substâncias responsáveis pelos efeitos bioló-

Figura 3.22

ESTRUTURA MOLECULAR DA PROCIANIDINA A.

gicos mencionados.[52] Foi ainda comprovado o potencial protetor do extrato das folhas dessa planta contra radiação ultravioleta (UV), fornecendo subsídios para o desenvolvimento de um produto fitoterápico para proteção solar.[53,54]

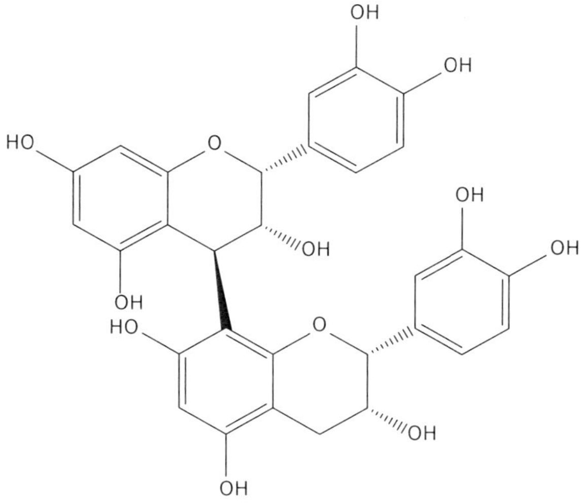

Figura 3.23

ESTRUTURA MOLECULAR DA PROCIANIDINA B2.

Marrubium vulgare L. (Lamiaceae)

NOME COMUM
Marroio, marroio-branco, maromba.

USO NA MEDICINA POPULAR
Redução de colesterol, febre, vírus *influenza*, afecções renais e hepáticas, infecções, diarreia, problemas gastrintestinais.

ESTUDOS QUÍMICOS E BIOLÓGICOS/FARMACOLÓGICOS
O extrato hidroalcoólico das partes aéreas demonstrou promissoras ações antiespasmódicas,[55] antinociceptivas ou analgésicas[56] e antidiabéticas.[57] O diterpeno tipo labdano marrubina (Figura 3.24), mesmo sendo um artefato facilmente formado no extrato é considerado o principal princípio ativo com pronunciadas propriedades farmacológicas, incluindo antinociceptiva ou analgésica,[58] anti-inflamatória ou antiedematogênica,[59] antiúlcera,[60] entre outras.[61] Em razão de seu significativo rendimento,[62] foi usada como protótipo para a obtenção de derivados mais ativos, como o ácido marrubínico (Figura 3.25), o mais potente como antinociceptivo.[63]

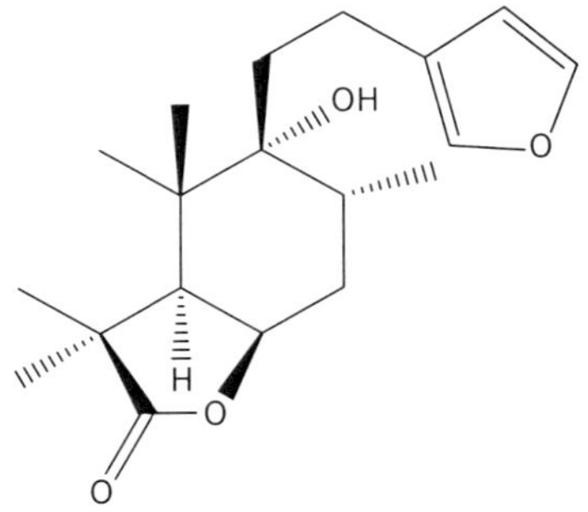

Figura 3.24

ESTRUTURA MOLECULAR DA MARRUBINA.

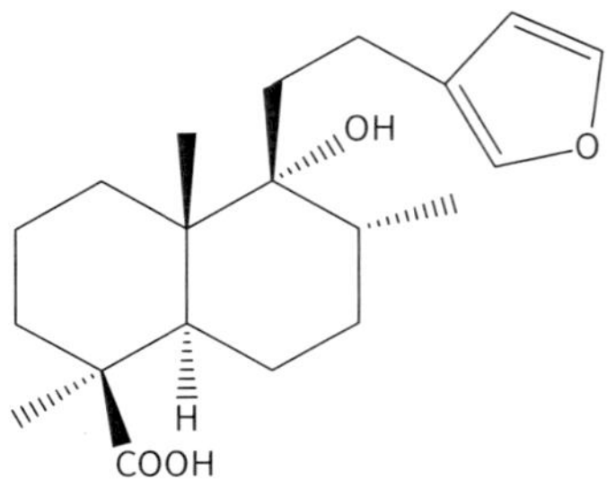

Figura 3.25

ESTRUTURA MOLECULAR DO ÁCIDO MARRUBÍNICO.

Maytenus robusta Reissek (Celastraceae)

NOME COMUM
Cafezinho-do-mato, coração-de-bugre.

USO NA MEDICINA POPULAR
Úlceras estomacais.

ESTUDOS QUÍMICOS E BIOLÓGICOS/FARMACOLÓGICOS
Essa planta apresenta similaridade com a *Maytenus ilicifolia* (conhecida como espinheira-santa e reputada não apenas na medicina popular como também acerca da comprovação experimental de seu potencial antiúlcera) em relação à constituição química.[64] Os extratos das folhas foram ativos em modelos experimentais de dor em camundongos e úlcera, e são relacionados com a presença de triterpenos, incluindo o 3,15-dioxo-21-alfa--hidroxifriedelano (Figura 3.26), substância inédita descrita pela primeira vez na literatura.[65,66] Os extratos, o triterpeno supracitado e outros terpenos foram efetivos contra úlceras quando avaliados em distintos modelos experimentais em camundongos.[67-70] O extrato hidroalcoólico das folhas apresentou fraca ação em modelos de genotoxicidade.[71] Em relação à variação sazonal, um estudo realizado por cromatografia gasosa demonstrou que o 3,15-dioxo-21-alfa-hidroxifriedelano está presente somente nos galhos, e sua concen-

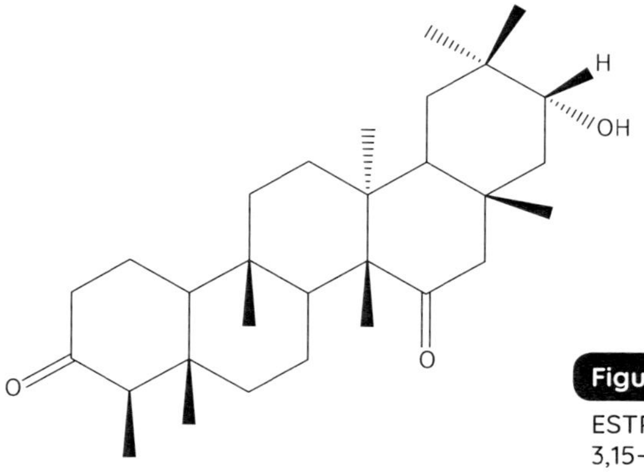

Figura 3.26

ESTRUTURA MOLECULAR DO
3,15-DIOXO-21-ALFA-HIDROXIFRIEDELANO.

tração é maior no outono e no inverno.[72] Adicionalmente, o extrato metanólico obtido das folhas dessa planta demonstrou, em camundongos, efeito hepatoprotetor e efetividade em modelos de colite.[73,74]

Mimusops balata Crueg. ex Griseb. (Sapotaceae)

NOME COMUM
Abricó-da-praia, balata, maracujá-de-árvore, abiu-da-praia, massaranduba.

USO NA MEDICINA POPULAR
Gota reumática, antiespasmódico, calmante, diurético, tônico, vermífugo, espasmos do esôfago e nas perturbações nervosas intensas.

ESTUDOS QUÍMICOS E BIOLÓGICOS/FARMACOLÓGICOS
Os extratos de diferentes partes da planta (frutos, cascas, sementes e polpa) demonstraram potencial gastroprotetor e antinociceptivo/analgésico em camundongos.[75] As sementes foram as mais promissoras em relação ao efeito gastroprotetor, com altas concentrações de substâncias fenólicas, como o flavonoide taxifolina (Figura 3.27), conhecido por suas relevantes ações medicinais, incluindo anti-inflamatórias e analgésicas, sendo também modelo para obtenção de derivados mais

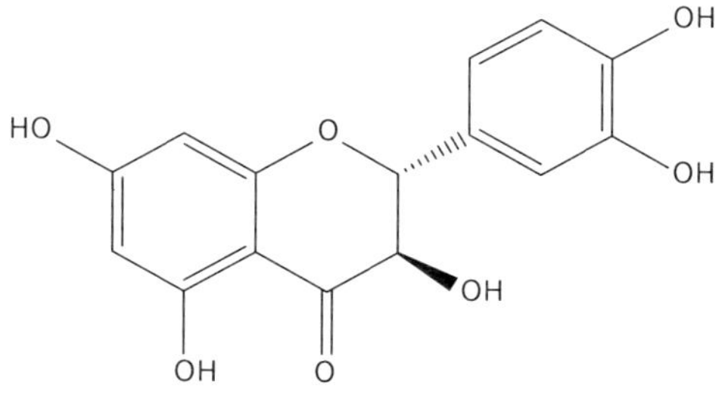

Figura 3.27

ESTRUTURA MOLECULAR DA TAXIFOLINA.

potentes e promissores.[76] O flavonoide supracitado foi bastante potente em modelos de úlcera gástrica, com efeito bem mais pronunciado do que aquele de alguns selecionados medicamentos usados na clínica.[77] Estudos recentes visando à predição de estabilidade indicaram que a taxifolina é estável em algumas situações, porém é instável quando submetida a testes de degradação forçada, como a hidrólise alcalina.[78]

Phyllanthus niruri L. (Euphorbiaceae)

NOME COMUM
Problemas urinários e cálculos renais, afecções da próstata e do fígado, hepatite B, processos dolorosos, infecções, úlceras.

USO NA MEDICINA POPULAR

Quebra-pedra, arrebenta-pedra, erva-pombinha, filanto, arranca-pedras.

ESTUDOS QUÍMICOS E BIOLÓGICOS/FARMACOLÓGICOS

As espécies de *Phyllanthus* são reputadas mundialmente, devido à variedade de efeitos medicinais, muitos deles confirmados experimentalmente.[79] A *P. niruri* é uma das mais abundantes no Brasil, e é muito utilizada e estudada. Foram demonstrados promissores efeitos antinociceptivos ou analgésicos com a corilagina (Figura 3.28), um tanino presente em boa concentração na planta, sendo cerca de vinte vezes mais potente do que a aspirina no modelo de dor induzida pelo ácido acético, além de ser ativo em outros modelos experimentais de dor em camundongos.[80] O extrato metanólico apresentou ação gastroprotetiva/antiúlcera relacionada com a presença de corilagina, com potência similar à do omeprazol.[81]

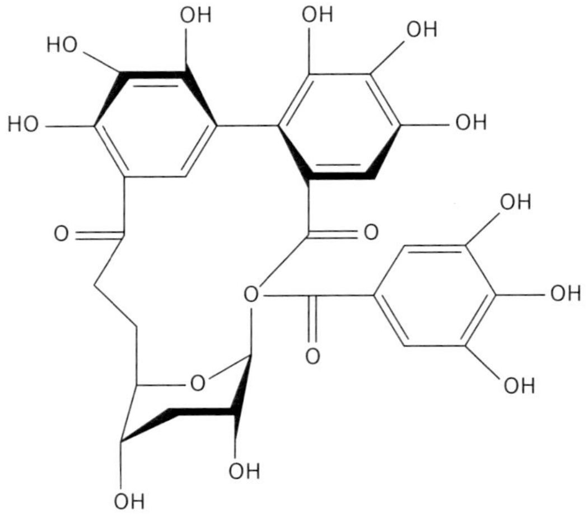

Figura 3.28

ESTRUTURA MOLECULAR DA CORILAGINA.

Plinia glomerata (O. Berg) Amshoff (Myrtaceae)

NOME COMUM

Cabeludinha, cabeluda, jaboticaba-amarela.

USO NA MEDICINA POPULAR

Planta ornamental e frutífera, sem indicação de uso popular.

ESTUDOS QUÍMICOS E BIOLÓGICOS/FARMACOLÓGICOS

Dois extratos, metanólico e acetônico, das partes aéreas foram efetivos como antinoci-ceptivos ou analgésicos. O ácido 3,4,3'-tri-metóxi-flavelágico (Figura 3.29) e o ácido 4'-O-glicosídeo-3,4,3'-trimetóxi-flavelágico (Figura 3.30) são os princípios ativos mais relevantes – o primeiro foi cerca de 15 vezes mais potente do que a dipirona; o segundo foi cerca de 65 vezes mais potente do que a dipirona, no modelo de dor induzido pelo ácido acético em camundongos.[82] Os extratos foram ainda efetivos contra fungos dermatófitos, porém ambas as substâncias foram inativas, indicando que outras moléculas com menores rendimentos na planta podem estar atuando ou pode estar ocorrendo sinergismo.[83] A polpa e as cascas do fruto demonstraram ações antioxidantes.[44]

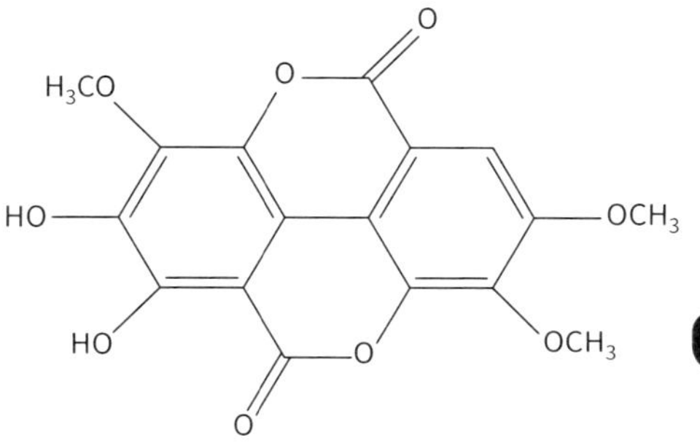

Figura 3.29

ESTRUTURA MOLECULAR DO ÁCIDO
3,4,3'-TRIMETÓXI-FLAVELÁGICO.

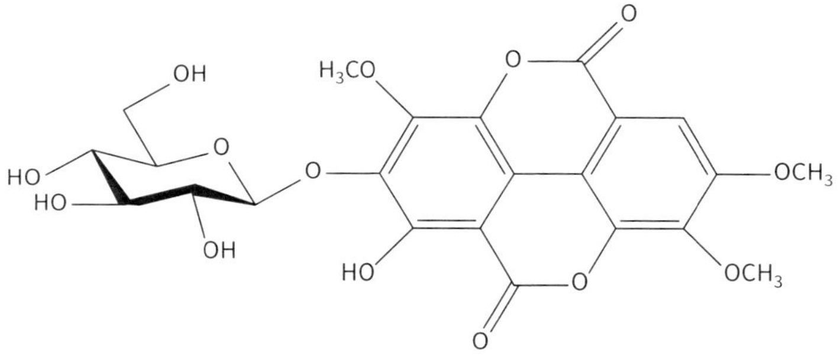

Figura 3.30

ESTRUTURA
MOLECULAR
DO ÁCIDO
4'-O-GLICOSÍDEO-
-3,4,3'-TRIMETÓXI-
FLAVELÁGICO.

Polygala cyparissias Saint-Hilaire & Moquin (Polygalaceae)

NOME COMUM
Gelol, avenca-da-praia, pinheiro-da-praia.

USO NA MEDICINA POPULAR
Problemas renais e intestinais, processos dolorosos tópicos.

ESTUDOS QUÍMICOS E BIOLÓGICOS/FARMACOLÓGICOS
P. cyparissias (extrato acetônico da planta inteira) apresentou efeito farmacológico em ensaios de gastroproteção em camundongos, cujo potencial antiúlcera parece estar relacionado com a presença do alfa-espinasterol e xantonas, como a 1,3-di-hidroxi-7-metoxi-xantona (Figura 3.31) e a 1,7-di-hidroxi-2,3-metilenodioxi-xantona (Figura 3.32).[84] Outros princípios ativos com ação antiúlcera também foram

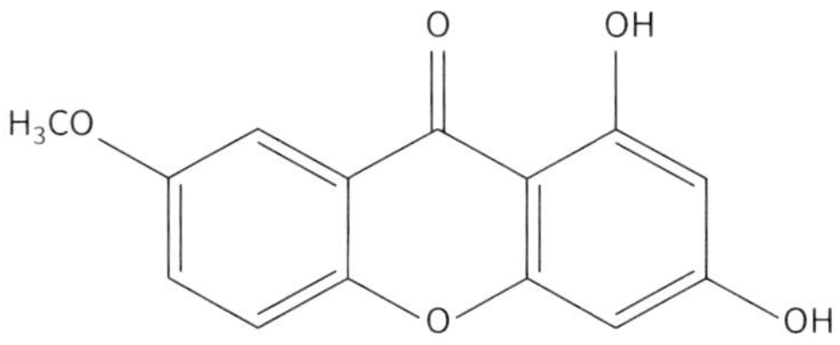

Figura 3.31

ESTRUTURA MOLECULAR DA
1,3-DI-HIDROXI-7-METOXI-XANTONA.

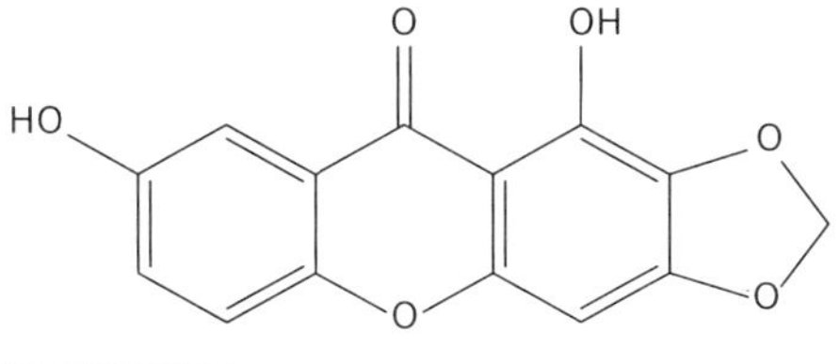

Figura 3.32

ESTRUTURA MOLECULAR DA
1,7-DI-HIDROXI-2,3-METILENODIOXI-
-XANTONA.

detectados, como a 1,3,6,8-tetra-hidroxi-2,7--dimetoxi-xantona (Figura 3.33) e a astragalina, que atuam por diferentes mecanismos de ação, sem inibir a *Helicobacter pylori*.[85] Essa planta demonstrou, ainda, promissores efeitos antinociceptivos em distintos modelos de dor em camundongos,[22] além de outras propriedades medicinais.[86]

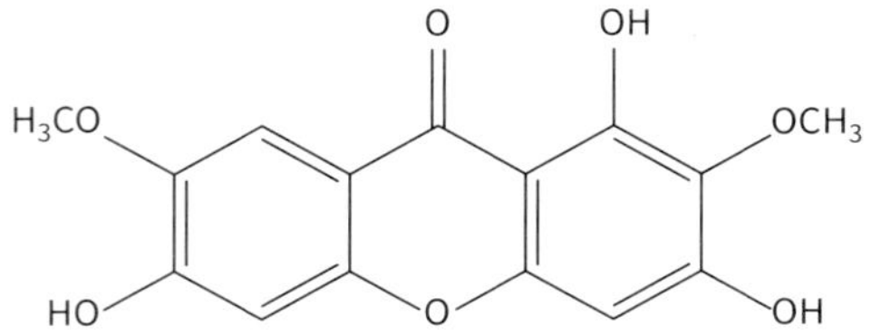

Figura 3.33

ESTRUTURA MOLECULAR DA 1,3,6,8-TETRA-HIDROXI-2,7-DIMETOXI-XANTONA.

Rubus imperialis Cham. & Schltdl. (Rosaceae)

NOME COMUM
Amora-branca, amora-do-mato, nhamburi, framboesa-do-cipó-verde.

USO NA MEDICINA POPULAR
Tratamento de diabetes, colesterol alto, inflamações, infecções, afecções hepáticas.

ESTUDOS QUÍMICOS E BIOLÓGICOS/FARMACOLÓGICOS
O gênero *Rubus* apresenta espécies com relevantes resultados químicos e medicinais, incluindo a *R. imperialis*. O extrato metanólico, a fração acetato de etila e sua principal substância, identificada como Niga-ichigoside F1 (Figura 3.34), causaram potente efeito antinociceptivo em diferentes modelos experimentais em camundongos. Niga-ichigoside F1 foi cerca de 30 vezes mais potente do que alguns medicamentos usados na clínica.[87-90] A planta também apresentou efeitos em modelos de diabetes,[57] contra bactérias Gram-positivas pa-

togênicas aos seres humanos[91] e efeito antiviral contra *Herpes simplex*.[92] Foram observadas ausência de efeito genotóxico para o extrato[93] e ações anti-inflamatória e cicatrizante.[94,95]

Synadenium grantii Hook.f. (Euphorbiaceae)

NOME COMUM
Janaúba, leiteiro, borrachinha, cega-olho.

USO NA MEDICINA POPULAR
Alergia, problemas gástricos, tumores.

ESTUDOS QUÍMICOS E BIOLÓGICOS/FARMACOLÓGICOS
A *S. grantii* (fração clorofórmio, caule) foi efetiva como antiproliferativa contra quatro linhagens de células tumorais humanas: U251 (glioma), MCF-7 (mama), 786-0 (rim), NCI--H460 (pulmão, tipo não pequenas células). Da fração estudada, foi isolado um raro éster de forbol conhecido como 20-fenilacetato de 3,4,12,13-tetra-acetilforbol (Figura 3.35), moderadamente ativo contra as linhagens mencionadas, mas que apresentou atividade antiproliferativa significativa nas concentrações entre 1 e 100 µm contra as linhagens celulares MDA-MB231 e HBL100 (câncer de mama triplo-negativo).[27,96] Estudos mais recentes indicaram que o extrato metanólico dos caules e o éster de forbol citado acima são ativos em modelos de dismenorreia[97] e em outros modelos de inflamação em camundongos, sendo o extrato metanólico destituído de toxicidade aguda e subaguda.[98]

Wedelia paludosa DC. ou *Sphagneticola trilobata* (L.) Pruski (Asteraceae)

NOME COMUM
Vedélia, falsa-arnica, arnica-do-mato, pingo--de-ouro, mal-me-quer, margaridão, cura--tombo.

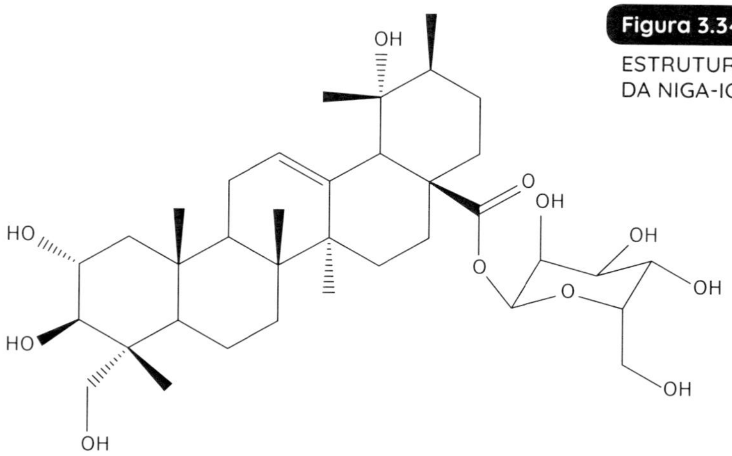

Figura 3.34

ESTRUTURA MOLECULAR
DA NIGA-ICHIGOSIDE F1.

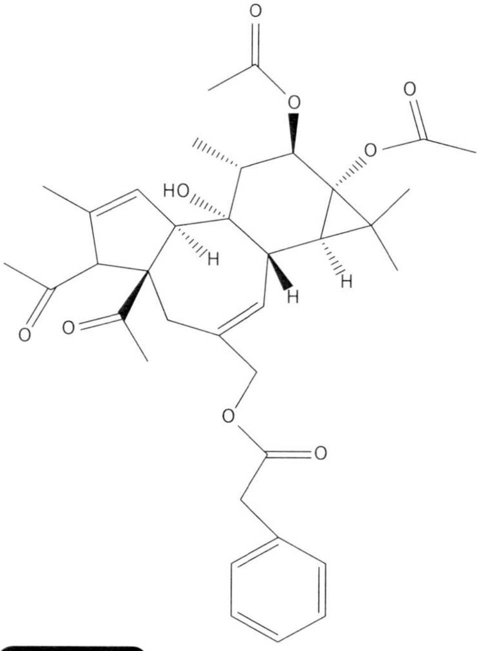

ESTUDOS QUÍMICOS E BIOLÓGICOS/FARMACOLÓGICOS

Relevantes e promissores efeitos medicinais foram evidenciados para essa planta, incluindo efeitos analgésicos,[99] antidiabéticos[57] e anti-inflamatórios.[100] Seu principal marcador químico e biológico, presente em alta concentração, foi identificado como o diterpeno ácido caurenóico (Figura 3.36), e outros diterpenos e flavonoides estão presentes na planta, como a luteolina[99] e uma substância inédita, denominada paludolactona (Figura 3.37).[101] Eventuais efeitos tóxicos em camundongos não foram evidenciados para o extrato, o qual apresentou dose letal mediana (DL50) maior do que a dose de 4 g/kg, não

Figura 3.35

ESTRUTURA MOLECULAR
DO 20-FENILACETATO DE
3,4,12,13-TETRA-ACETILFORBOL.

USO NA MEDICINA POPULAR

Infecções, hematomas, traumatismos, contusões, dores em geral, problemas respiratórios.

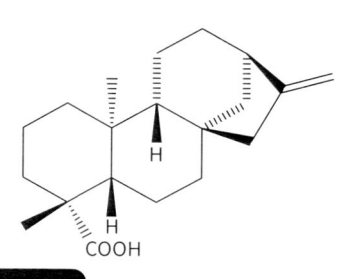

Figura 3.36

ESTRUTURA MOLECULAR
DO ÁCIDO CAURENÓICO.

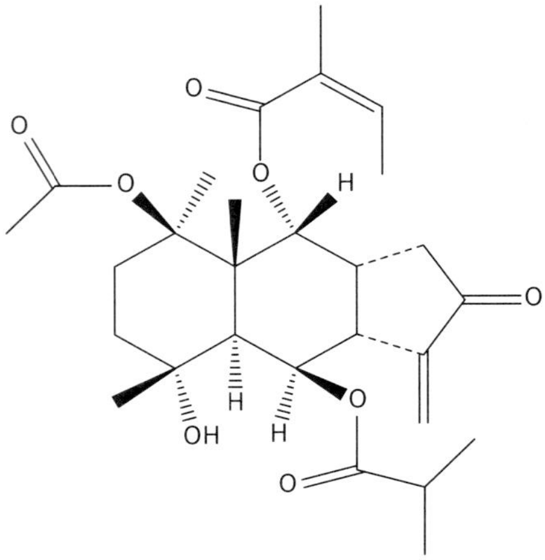

Figura 3.37

ESTRUTURA MOLECULAR
DA PALUDOLACTONA.

causando mudança no peso corporal ou nos parâmetros hematológicos.[102] O extrato obtido das partes aéreas demonstrou pronunciada ação anti-inflamatória tópica.[103] As investigações relacionadas ao controle de qualidade e à estabilidade das substâncias indicaram que o ácido caurenóico apresenta boa estabilidade, enquanto as substâncias fenólicas são mais suscetíveis à degradação.[104]

Eugenia involucrata DC. (Myrtaceae)

NOME COMUM
Cereja-de-joinvile, cerejinha-do-mato, pitanga-preta, cereja-do-rio-grande, cereja, cereja-do-mato.

USO NA MEDICINA POPULAR
Diarreia, má digestão, hemorragias, infecções. Seus frutos são bem apreciados e usados para consumo *in natura*, na forma de sucos e geleias.

ESTUDOS QUÍMICOS E BIOLÓGICOS/FARMACOLÓGICOS
As folhas da planta apresentaram fraco a moderado efeito antimicrobiano, particu-

larmente contra *S. aureus*. Já a fração clorofórmio foi bem ativa em modelos de dor em camundongos, sendo cerca de 10 vezes mais ativa do que a aspirina e o paracetamol no modelo de dor induzida por ácido acético, pela via intraperitoneal. Os extratos das folhas foram eficazes em modelos experimentais de gastroproteção. Foi isolado, além das substâncias conhecidas catequina e fitol, um triterpeno inédito identificado como 24,25-epoxi-28-hidroxicicloartan-3-ona (Figura 3.38), com pronunciado efeito antinociceptivo ou analgésico.[105,106]

Campomanesia reitziana D.Legrand (Myrtaceae)

NOME COMUM
Guabiroba, guavirova, guabiroba-de-reitz, guabiroba-da-grada, gabiroba-de-folha-crespa, gabiroba.

USO NA MEDICINA POPULAR
As folhas são usadas para tratamento de problemas estomacais e hepáticos, diarreia e para redução de colesterol e perda de peso. Os frutos são utilizados para fazer licores, sucos e doces.

ESTUDOS QUÍMICOS E BIOLÓGICOS/FARMACOLÓGICOS
Os frutos (extrato metanólico) apresentaram pronunciadas ações antinociceptiva e gastroprotetora relacionadas principalmente a 4',6'-di-hidroxi-3',5'-dimetil-2'-metoxi-chalcona (Figura 3.39), conhecida como dimetil-cardamonin. Essa substância foi 16 vezes mais ativa do que a aspirina e o paracetamol como antinociceptiva no modelo de dor induzida pelo ácido acético (via intraperitoneal), reduzindo a úlcera gástrica em 54% com dose de apenas 1 mg/kg em camundongos.[107-109] A substância dimetil-cardamonin foi recentemente analisada em outros modelos de úlcera em camundongos, apresentando potencial para curar e prevenir processos ulce-

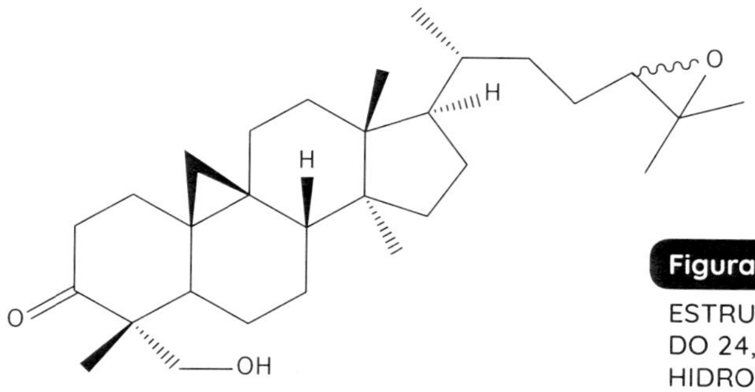

Figura 3.38

ESTRUTURA MOLECULAR
DO 24,25-EPOXI-28-
HIDROXICICLOARTAN-3-ONA.

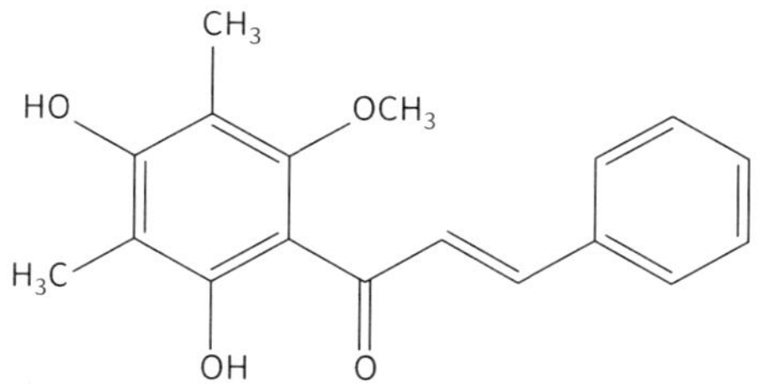

Figura 3.39

ESTRUTURA MOLECULAR DA
4',6'-DI-HIDROXI-3',5'-DIMETIL-
2'-METOXI-CHALCONA.

rosos.[110] Os extratos obtidos a partir das suas folhas confirmaram o uso medicinal popular, demonstrando potencial antidiarreico em camundongos, não relacionado com a presença do flavonoide majoritário nessa parte da planta, a miricitrina.[111]

Leandra dasytricha (A. Gray) Cogn. (Melastomataceae)

NOME COMUM
Pixirica.

USO NA MEDICINA POPULAR
Utilizada topicamente para o tratamento de dor e inflamações (gota, artrite) e para combater infecções (feridas).

ESTUDOS QUÍMICOS E BIOLÓGICOS/FARMACOLÓGICOS
Dessa planta, tanto os extratos quanto as frações e a substância predominante, identifica-

da como uma di-hidrochalcona, a notofagina (Figura 3.40), demonstram efeitos farmacológicos sobre o trato renal, com promissor potencial diurético em ratos hipertensos. Na dose de 1 mg/kg, a substância causou efeito similar àquele do medicamento diurético usado clinicamente, a hidroclorotiazida, na dose de 25 mg/kg.[112,113] A fração acetato de etila, rica em notofagina, demonstrou relevantes efeitos vasorrelaxante e hipotensivo.[114]

Myrcianthes pungens (O.Berg) D. Legrand (Myrtacea)

NOME COMUM
Guabiju, guabira, gutiguli, mato-branco e guabiraguaçu.

USO NA MEDICINA POPULAR
Usada para o tratamento de problemas disentéricos.

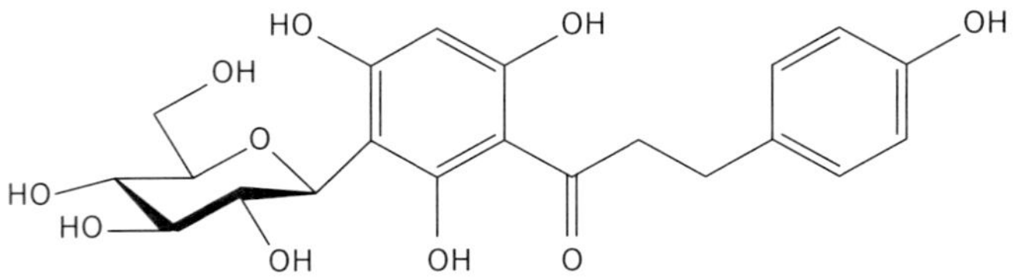

Figura 3.40

ESTRUTURA MOLECULAR
DA NOTOFAGINA.

ESTUDOS QUÍMICOS E BIOLÓGICOS/FARMACOLÓGICOS

Distintas partes da planta (extrato metanólico) foram avaliadas em modelos de dor em camundongos, sendo as folhas a parte mais promissora, cujos efeitos antinociceptivos estão relacionados com os triterpenos alfa e beta-amirina e os flavonoides rutina e quercitrina.[107,115] Os frutos demonstraram potencial gastroprotetor em diferentes modelos de úlcera em camundongos.[116]

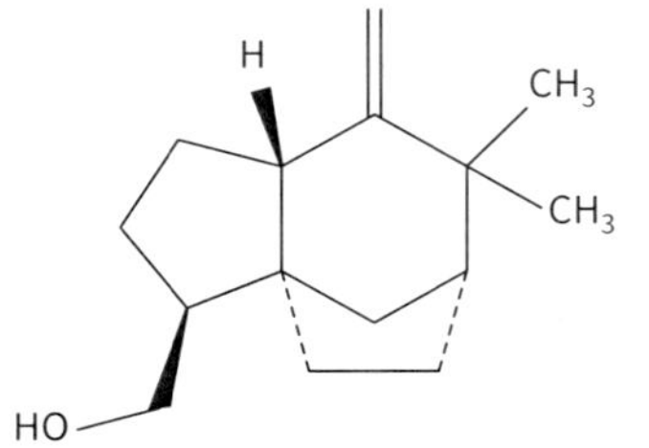

Figura 3.41

ESTRUTURA MOLECULAR DA
SUBSTÂNCIA KHUSIMOL.

Vetiveria zizanioides L. Nash. (Poaceae)

NOME COMUM

Capim-vetiver, vetiver, capim-de-cheiro, grama-das-índias, falso-patchouli (ou patchouli) e raiz-de-cheiro.

USO NA MEDICINA POPULAR

Indicada para tratar várias doenças relacionadas a processos dolorosos, inflamatórios e infecciosos além de problemas associados ao trato gastrintestinal.

ESTUDOS QUÍMICOS E BIOLÓGICOS/FARMACOLÓGICOS

Foi evidenciado potencial antimicrobiano das raízes contra distintos microrganismos patogênicos, e seus efeitos estão localizados na fração apolar, constituída principalmente de sesquiterpenos. As plantas coletadas na primavera e no outono demonstraram maiores rendimentos de substâncias; dessas, a predominante foi identificada como khusimol (Figura 3.41).[117]

Citharexylum myrianthum Cham. (Verbenaceae)

NOME COMUM

Tucaneira, jacareúba, pombeiro, tarumã, tarumã-branco, pau-de-viola.

USO NA MEDICINA POPULAR

Não foram encontrados usos medicinais para essa espécie. Seus frutos são muito apreciados e disseminados pela avifauna, especialmente por pombas e tucanos.

ESTUDOS QUÍMICOS E BIOLÓGICOS/FARMACOLÓGICOS

Planta com relevante potencial diurético (folhas), conforme demonstrado em alguns experimentos após administração por via oral em ratos, efeito relacionado com a presença de um flavonoide glicosilado raro, identificado como 6-O-glicosil-4,5-di-hidroxi-3,7-dimetoxiflavona (Figura 3.42).[118] Foi recentemente verificado que o conhecido triterpeno ácido betulínico, obtido dos galhos dessa

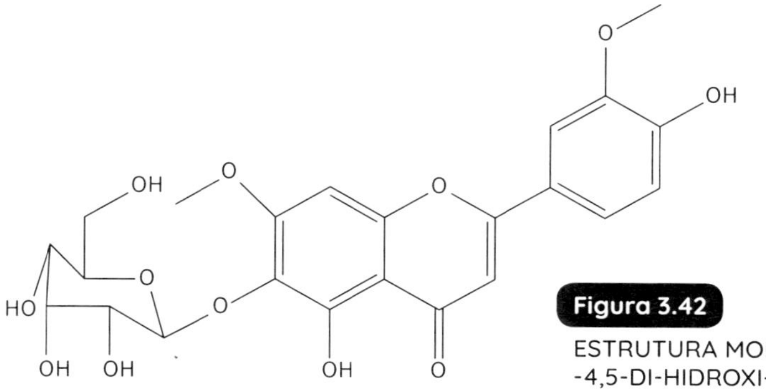

Figura 3.42

ESTRUTURA MOLECULAR DO 6-O-GLICOSIL-
-4,5-DI-HIDROXI-3,7-DIMETOXIFLAVONA.

planta, também possui marcante ação diurética em ratos.[119]

Eugenia mattosii
D. Legrand (Myrtaceae)

NOME COMUM
Cambuí, cerejinha, cerejinha-de-mattos, pi-
tanguinha-de-mattos, minipitanga.

USO NA MEDICINA POPULAR
Planta ornamental, sem evidências, na literatura, de uso medicinal. Seus frutos são bastante apreciados pelos pássaros.

ESTUDOS QUÍMICOS E BIOLÓGICOS/FARMACOLÓGICOS
O extrato metanólico dos frutos foi eficaz em
modelos de úlcera em camundongos, indicando potencial gastroprotetor.[120] O extrato,
as frações e as substâncias fenólicas, sobretudo criptostrobina (Figura 3.43) e catequina,
apresentaram promissores efeitos vasorre-
laxantes em ratos hipertensos.[121] Mais recentemente foi evidenciado significativo efeito
antiparasitário para a fração clorofórmio e
para a pinostrobina (Figura 3.44) obtidas das
folhas dessa planta, particularmente contra
Leishmania amazonensis e *Leishmania braziliensis*.[122]

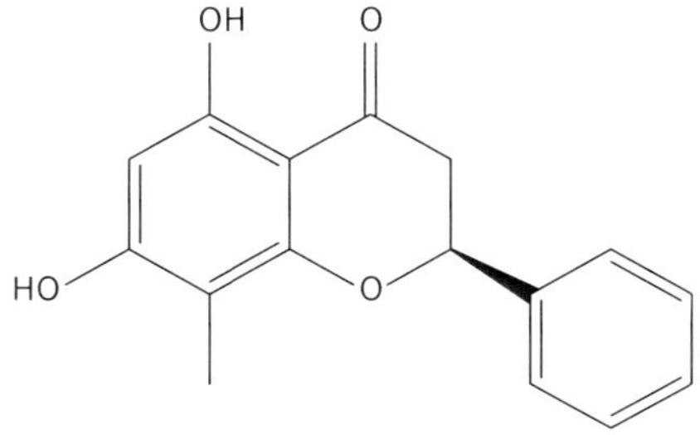

Figura 3.43

ESTRUTURA MOLECULAR
DA CRIPTOSTROBINA.

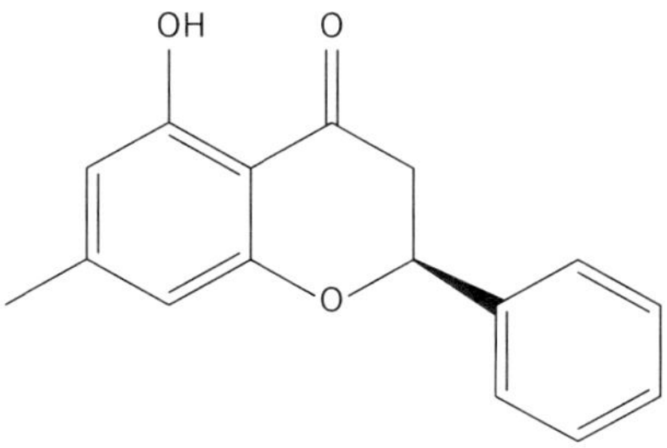

Figura 3.44

ESTRUTURA MOLECULAR
DA PINOSTROBINA.

Mimosa bimucronata (DC.) Kuntze (Fabaceae)

NOME COMUM
Maricá, espinho-de-maricá, pé-de-silva.

USO NA MEDICINA POPULAR
Tratamento de febre, bronquite e asma.

ESTUDOS QUÍMICOS E BIOLÓGICOS/FARMACOLÓGICOS
O extrato e a fração acetato de etila obtidos a partir das folhas dessa planta induziram diurese em modelos animais, e tal efeito está relacionado com a presença da substância predominante identificada como galato de metila (Figura 3.45).[123,124] Os referidos extrato e fração foram moderadamente ativos contra as molicutes (bactérias sem parede celular) e contra o fungo *Candida albicans*.[125]

Solanum capsicoides All. (Solanaceae)

NOME COMUM
Melancia-da-praia, joá-vermelho, arrebenta-boi, arrebenta-cavalo, baga-de-espinho, mata-cavalo.

USO NA MEDICINA POPULAR
Embora as sementes da planta sejam tóxicas, causando inclusive a morte de animais (va-

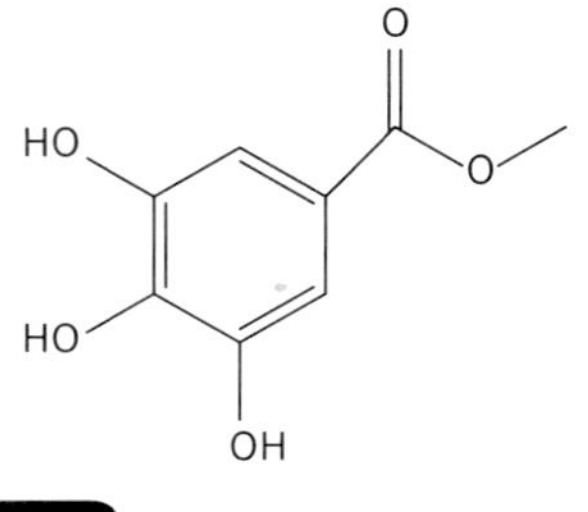

Figura 3.45

ESTRUTURA MOLECULAR DO GALATO DE METILA.

cas, cavalos etc.), os frutos são usados para tratar manchas de pele (pitiríase versicolor), urticária, tuberculose mesentérica e edema nos membros inferiores.

ESTUDOS QUÍMICOS E BIOLÓGICOS/FARMACOLÓGICOS
O extrato metanólico obtido a partir das partes aéreas da planta demonstrou potencial anti-hipertensivo em modelos animais (ratos).[126] Em relação às sementes, não foram evidenciados efeitos tóxicos nos modelos testados, ao contrário do que apregoa a medicina popular, porém o extrato e seu principal princípio ativo evidenciado, o carpesterol (Figura 3.46), foram efetivos contra algumas linhas celulares cancerígenas, especialmente a leucêmica K562.[127] O extrato metanólico apresentou potencial antidepressivo em modelos específicos, relacionado com a presença dos vitanolidos identificados como cilistadiol (Figura 3.47) e cilistol A (Figura 3.48).[128]

Matayba elaeagnoides Radlk. (Asteraceae)

NOME COMUM
Camboatá, camboatá-branco, caqui-do-mato, pau-crioulo, miguel-pintado, pau-pomba, pau-pombo.

USO NA MEDICINA POPULAR
Cascas e raízes usadas para tratar azias e problemas de fígado, além de dores, tumores e reumatismo. Apregoa-se, ainda, efeitos tônico, digestivo e antitérmico.

ESTUDOS QUÍMICOS E BIOLÓGICOS/FARMACOLÓGICOS
Os extratos, frações e triterpenos obtidos a partir das cascas dessa planta foram efetivos em distintos modelos de dor em camundongos, sugerindo pronunciados e promissores antinociceptivos ou analgésicos.[129] O extrato metanólico (cascas) também apresentou atividade imunoestimulatória.[130]

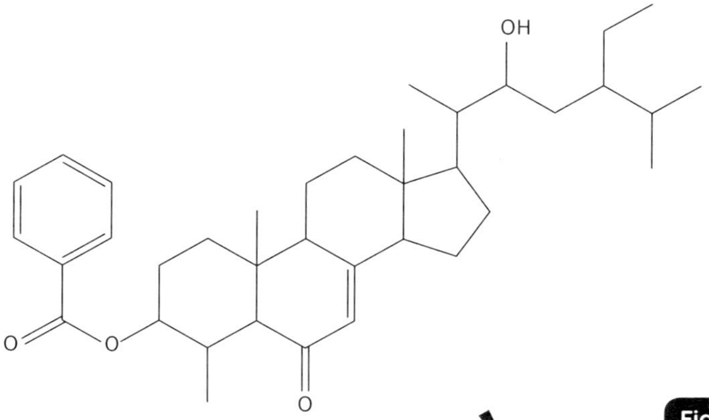

Figura 3.46

ESTRUTURA MOLECULAR DO CARPESTEROL.

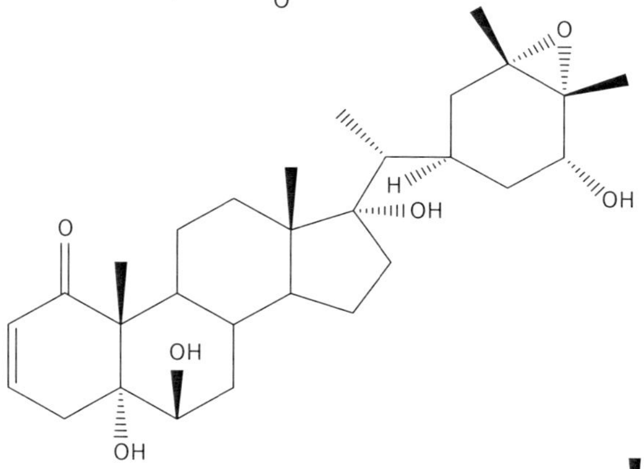

Figura 3.47

ESTRUTURA MOLECULAR DO CILISTADIOL.

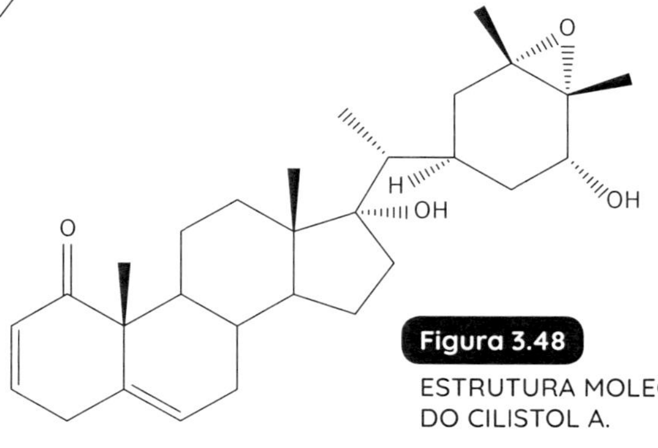

Figura 3.48

ESTRUTURA MOLECULAR DO CILISTOL A.

CONSIDERAÇÕES FINAIS

A biodiversidade brasileira, especialmente a flora catarinense, é reconhecidamente repleta de espécies vegetais que dão origem a princípios ativos de grande relevância. Foi demonstrado, mesmo que de forma resumida, que inúmeras moléculas isoladas e identificadas presentes nas 30 plantas selecionadas e estudadas na Univali e/ou em parcerias nacionais e internacionais são dotadas de relevantes propriedades medicinais evidenciadas em diferentes estudos experimentais pré-clínicos.

As descobertas apresentadas demonstram claramente a importância da flora brasileira como fonte de novos e eficazes medicamentos terapêuticos e incentivam a continuidade de muitos dos estudos apresentados que utilizam outros modelos biológicos e/ou farmacológicos específicos e de outras áreas relacionadas. Nesse contexto, destaca-se a síntese de derivados/análogos, estudos de controle de qualidade, de desenvolvimento tecnológico, agronômicos etc., visando à geração de subsídios científicos que permitam uma maior aproximação e interação junto às indústrias farmacêuticas para a pesquisa e ao desenvolvimento de novos, eficazes e inovadores agentes medicinais de origem natural (vegetal).

Os promissores resultados indicados possibilitaram também uma significativa contribuição em relação à produção científica e ao envolvimento de alunos de iniciação científica (graduação) e de pós-graduação (mestrado e doutorado), o que foi fundamental para a produção dos resultados descritos, possibilitando a formação de recursos humanos especializados em áreas carentes e relevantes para o desenvolvimento do país.

REFERÊNCIAS

1. Cechinel Filho V. Medicamentos de origem vegetal: atualidades, desafios, perspectivas. Itajaí: Univali; 2015.
2. Cechinel Filho V. Medicamentos de origem vegetal: atualidades, desafios, perspectivas. 2. ed. Itajaí: Univali; 2017.
3. Cechinel Filho V, Cechinel-Zanchett CC. Fitoterapia avançada: uma abordagem química, biológica e nutricional. Porto Alegre: Artmed; 2020.
4. Bresolin TMB, Silva RML, Meyre-Silva C, Quintão NLM, Cechinel Filho V. Desenvolvimento de fitoterápicos a partir das folhas da nogueira-da--índia (Aleurites moluccanus): relato de experiência de parceria entre uma Universidade Comunitária e indústrias farmacêuticas nacionais. Rev Fitos. 2020;14(4):538-46.
5. Schmidt DFN, Yunes RA, Schaab EH, Malheiros A, Cechinel Filho V, Franchi GC, Jr., et al. Evaluation of the antiproliferative effect the extracts of Allamanda blanchetti and A. schottii on the growth of leukemic and endothelial cells. J Pharm Pharm Sci. 2006;9(2):200-8.
6. Faqueti A. Avaliação fitoquímica de Allamanda catártica e Allamanda schottii e teste de citotoxicidade em células tumorogênicas e não tumorogênicas de extratos frações e compostos isolados [monografia]. Itajai: Universidade do Vale do Itajaí; 2008.
7. Berri A, Scariot M. Estudo da atividade anti-neoplásica do extrato da planta Allamanda catártica L. e do ácido ursólico em camundongos [monografia]. Itajaí: Universidade do Vale do Itajaí; 2004.
8. Bonomini TJ, Holzmann I, Thiesen LC, Fratoni E, Muller AFF, Silva L, et al. Neuropharmacological and acute toxicological evaluation of ethanolic extract of Allamanda cathartica L. flowers and plumieride. Regul Toxicol Pharmacol. 2017;91:9-19.
9. Silva KL, Cechinel Filho V. Plantas do gênero Bauhinia: composição química e potencial farmacológico. Quím Nova. 2002;25(3):449-54.
10. Cechinel Filho V. Chemical composition and biological potential of plants from the Genus Bauhinia. Phytother Res. 2009;23(10):1347-54.
11. Engel IC, Ferreira RA, Cechinel Filho V, Meyre-Silva C. Controle de qualidade de drogas vegetais a base de Bauhinia forficata Link (Fabaceae). Rev Bras Farmacog. 2008;18(2):258-64.
12. Cechinel-Zanchett CC. Avaliação dos efeitos das frações ricas em flavonoides das folhas das espécies Bauhinia forficata e Campomanesia reitziana na mucosite intestinal induzida pelo quimioterápico Irinotecano em camundongos [dissertação]. Itajaí: Universidade do Vale do Itajaí; 2017.
13. Cechinel-Zanchett CC, Silva RCMVAF, Tenfen A, Siebert DA, Micke G, Vitali L, et al. Bauhinia forficata Link, a Brazilian medicinal plant traditionally used to treat cardiovascular disorders, exerts endothelium-dependent and independent vasorelaxation in thoracic aorta of normotensive and hypertensive rats. J Ethnopharmacol. 2019;243:112118.
14. Cechinel Filho V, Meyre-Silva C, Niero R. Chemical and pharmacological aspects of the Genus Calophyllum. Chem Biodiv. 2009;6(3):313-7.
15. Silva KL, Biavatti MW, Leite SN, Yunes RA, Delle Monache F, Cechinel Filho V. Phytochemical and pharmacognostic investigation of Bauhinia forficata L. Z Naturforsch C J Biosci J Biosci. 2001;56(5-6):939-42.
16. Isaias DEB, Niero R, Noldin VF, Campos F, Yunes RA, Delle Monache FD, et al. Pharmacological and phytochemical investigations of different

parts of Calophyllum brasiliense (Clusiaceae). Die Pharmazie. 2004;59(11):879-81.

17. Pretto JB, Cechinel Filho V, Noldin VF, Sartori M, Isaias DEB, Bella Cruz A. Antimicrobial activity of fractions and compounds from Calophyllum brasiliense (Clusiaceae/Guttiferare). Z Naturforsch C J Biosci. 2004;59(9-10):657-62.

18. Emendörfer F, Emendörfer F, Bellato F, Noldin VF, Niero R, Cechinel-Filho V, et al. Evaluation of the relaxant action of some Brazilian medicinal plants in isolated guinea-pig ileum and rat duodenum. J Pharm Pharm Sci. 2005;8(1):63-8.

19. Ito C, Itoigawa M, Mishina Y, Cechinel Filho V, Mukainaka Y, Tokuda H, et al. Chemical constituents of Calophyllum brasiliense: structure elucidation of seven new xanthones and their cancer chemopreventive activity. J Nat Prod. 2002;65(3):267-72.

20. Ito C, Itoigawa M, Mishina Y, Cechinel Filho V, Enjo F, Tokuda H, et al. Chemical constituents of Calophyllum brasiliense: structure of three new coumarins and cancer chemopreventive activity of 4-substituted coumarins. J Nat Prod. 2003;66(3):368-71.

21. Kimura S, Ito C, Jyoko N, Segawa H, Kuroda J, Okada M, et al. Inhibition of leukemic cell growth by a novel anti-cancer drug (GUT-70) from Calophyllum brasiliense that acts by induction of apoptosis. Int J Cancer. 2005;113(1):158-65.

22. Klein LC, Jr., Meira NA, Bresolin TMB, Quintão NLM, Cechinel Filho V. Antihyperalgesic activity of the methanol extract and some constituents obtained from Polygala cyparissias (Polygalaceae). Basic Clin Pharmacol Toxicol. 2012;111(3):145-53.

23. Meira NA, Klein LC, Jr., Rocha LW, Quintal ZM, Delle Monache F, Cechinel Filho V, et al. Anti-inflammatory and anti-hypersensitive effects of the crude extract, fractions and triterpenes obtained from Chrysophyllum cainito leaves in mice. J Ethnopharmacol. 2014;151(2):975-83.

24. Rosa RL, Almeida CL, Somensi LB, Boeing T, Mariano LNB, Krueger CMA, et al. Chrysophyllum cainito (apple-star): a fruit with gastroprotective activity in experimental ulcer models. Inflammopharmacol. 2019;27(5):985-96.

25. Tessele PB, Delle Monache F, Quintão NLM, Silva GF, Rocha LW, Lucena GM, et al. A new naphthoquinone isolated from the bulbs of Cipura paludosa and pharmacological activity of two main constituents. Planta Med. 2011;77(10):1035-43.

26. Campos A, Souza GMR, Monache FD, Butassi E, Zacchino S, Cechinel Filho V. Antifungal activity of pyranonaphthoquinones obtained from Cipura paludosa bulbs. Nat Prod Comm. 2015;10(9):1589-92.

27. Campos A. Análise fitoquímica e avaliação da atividade antiproliferativa de espécies adaptadas na flora catarinense: Synadenium grantii, Cipura paludosa, Epidendrum mosenii e Maytenus robusta [tese]. Itajaí: Universidade do Vale do Itajaí; 2015.

28. Campos A, Vendramini-Costa DB, Fiorito GF, Gois LT, Ruiz AL, Carvalho JE, et al. Antiproliferative effect of extracts and pyranonaphthoquinones obtained from Cipura paludosa bulbs. Pharm Biol. 2016;54(6):1022-6.

29. Malheiros A, Cechinel Filho V, Schmitt CB, Santos AR, Scheidt C, Calixto JB, et al. A sesquiterpene drimane with antinociceptive activity from Drimys winteri bark. Phytochemistry. 2001;57(1):103-7.

30. Bella Cruz A, Malheiros A, Garcia AC, Bittencourt CMS, Quintão NL, Niero R, et al. Potencial terapêutico de algumas plantas medicinais da flora catarinense. In: Souza GHB, Mello JCP, Lopes NP, editors. Farmacognosia: coletânea científica. Outro Preto: Ed. UFOP; 2011. p. 117-55.

31. Malheiros A, Cechinel Filho V, Schmitt CB, Yunes RA, Escalante A, Zacchino S, et al. Antifungal activity of drimane sesquiterpenes from Drimys brasiliensis using bioassay-guided fractionation. J Pharm Pharm Sci. 2005;8(2):335-9.

32. Claudino V, Silva KC, Cechinel Filho V, Yunes RA, Monache FD, Gimenez A, et al. Drimanes from Drimys brasiliensis with leischmanicidal and antimalarial activity. Mem Inst Oswaldo Cruz. 2013;108(2):140-4.

33. Fratoni E, Claudino VD, Yunes RA, Franchi GC, Jr., Nowill AE, Cechinel Filho V, et al. Further drimane sesquiterpenes from Drimys brasiliensis stem barks with cytotoxic potential. Naunyn Schmiedebergs Arch Pharmacol. 2016;389(7):791-7.

34. Machado K, Cechinel Filho V, Tessarolo M, Mallmann R, Meyre-Silva C, Bella Cruz A. Potent antibacterial activity of Eugenia umbelliflora. Pharm Biol. 2005;43(7):636-9.

35. Machado KE, Cechinel Filho V, Cruz RC, Meyre-Silva C, Cruz AB. Antifungal activity of Eugenia umbelliflora against dermatophytes. Nat Prod Comm. 2009;4(9):1181-4.

36. Meyre-Silva CM, Petry CM, Berté TE, Gandolf RB, Zanatta F, Delle Monache FD, et al. Phytochemical analyses and gastroprotective effects of Eugenia umbelliflora (Myrtaceae) on expe-

rimental gastric ulcers in rats. Nat Prod Comm. 2009;4(7):911-6.

37. Faqueti LG, Petry CM, Meyre-Silva C, Machado K, Bella Cruz A, Garcia PA, et al. Euglobal-like compounds from the genus Eugenia. Nat Prod Res. 2013;27(1):28-31.

38. Cechinel Filho V, Meyre-Silva C, Niero R, Bolda, L, Nascimento FG, Farias I, Gazzoni V, et al. Evaluation of antileishmanial activity of selected Brazilian plants and identification of the active principles. Evid Based Complement Alternat Med. 2013;2013:265025.

39. Faqueti LG, Farias I, Delle Monache F, San Feliciano A, Schuquel I, Cechinel Filho V, et al. Macrocarpal-like compounds from Eugenia umbelliflora fruits and their antibacterial activity. J Agric Food Chem. 2015;63(37):8151-5.

40. Farias IV, Amorim CM, Graff E, Breia I, Santos MC, Norberto S, et al. Improvement in phloroglucinol compound extracted from different parts of Eugenia umbelliflora monitored by LC-UV and antimicrobial activity. Nat Prod Res. 2022;36(14):3713-6.

41. Dal Molin MM, Silva S, Alves DR, Quintão NLM, Monache FD, Cechinel Filho V, et al. Phytochemical analysis and antinociceptive properties of Garcinia achachairu Rusby (Clusiaceae) seeds. Arch Pharm Res. 2012;35(4):623-31.

42. Niero R, Molin MMD, Silva S, Damian NS, Maia LO, Delle Monache FD, et al. Gastroprotective effects of extracts and Guttiferone A isolated from Garcinia achachairu Rusby (Clusiaceae) against experimentally-induced gastric lesions in mice. Naunyn-Schmiedeberg's Arch Pharmacol. 2012;385(11):1103-9.

43. Mariano LNB, Delle Monache F, Cechinel Filho V, Carvalho JE, Ruiz A, Niero R. In vitro antiproliferative activity of uncommon xanthones from branches of Garcinia achachairu. Pharm Biol. 2016;54(9):1697-704.

44. Bagattoli PC, Cipriani DC, Mariano LN, Correa M, Wagner TM, Noldin VF, et al. Phytochemical, antioxidant and anticancer activities of extracts of seven fruits found in the Southern Brazilian flora. Indian J Pharm Sci. 2016;78(1):34-40.

45. Mariano LNB, Silva LM, Souza P, Boeing T, Somensi LB, Bonomini TJ, et al. Gastroprotective xanthones isolated from Garcinia achachairu: study on mucosal defensive factors and H(+), K(+)-ATPase activity. Chem Biol Interact. 2016;258:30-9.

46. Nunes R, Broering MF, De Faveri R, Goldoni FC, Mariano LNB, Mafessoli PCM, et al. Effect of the metanolic extract from the leaves of Garcinia humilis Vahl (Clusiaceae) on acute inflammation. Inflammopharmacol. 2021;29(2):423-38.

47. Mariano LNB, Pontioli DA, Silva AA, Niero R, Cechinel Filho V, Souza P. Diuretic and antiurolithic effect of Garcinia humilis (Vahl) C.D. Adams leaves, a medicinal plant native to South American countries. Chem Biodivers. 2022;19(10):e202200022.

48. Souza MM, Cechinel Filho V, Madeira A, Berti C, Krogh R, Yunes RA. Antinociceptive properties of the methanolic extract obtained from Ipomoea pes-caprae (L.) R Br J Ethnopharmacol. 2000;69(1):85-90.

49. Barni ST, Cechinel Filho V, Couto AG. Caracterização química e tecnológica das folhas, caules e planta inteira da Ipomoea pes-caprae (L.) R. Br., Convolvulaceae, como matéria-prima farmacêutica. Rev Bras Farmacog. 2009;19(4):865-70.

50. Vieira D, Padoani C, Soares JS, Adriano J, Cechinel Filho V, Souza MM, et al. Development of hydroethanolic extract of Ipomoea pes-caprae (L.) R. Brown (Convolvulaceae) using factorial design followed by antinociceptive and anti-inflammatory evaluation. Rev Bras Farmacog. 2013;23(1):72-8.

51. Silva Barth C, Souza HGT, Rocha LW, Silva GF, Anjos MF, Pastor VD, et al. Ipomoea pes-caprae (L.) R. Br (Convolvulaceae) relieved nociception and inflammation in mice: a topical herbal medicine against effects due to cnidarian venom-skin contact. J Ethnopharmacol. 2017;200:156-64.

52. Castellain R, Gesser M, Tonini F, Schulte RV, Demessiano KZ, Wolff FR, et al. Chemical composition, antioxidant and antinociceptive properties of Litchi chinensis leaves. J Pharm Pharmacol. 2014;66(12):1796-807.

53. Thiesen LC, Baccarin T, Fischer-Muller AF, Meyre-Silva C, Couto AG, Bresolin TM, et al. Photochemoprotective effects against UVA and UVB irradiation and photosafety assessment of Litchi chinensis leaves extract. J Photochem Photobiol B. 2017;167:200-7.

54. Thiesen LC, Bretzke PE, Bittencourt CMDS, Silva RML, Bresolin TMB, Santin JR, et al. Litchi chinensis leaf extract provides high in vitro photoprotection associated to a natural mineral clay. Photodermatol Photoimmunol Photomed. 2020;36(1):61-2.

55. Schlemper V, Ribas A, Nicolau M, Cechinel Filho V. Antispasmodic effects of hydroalcoholic extract of Marrubium vulgare on isolated tissues. Phytomedicine. 1996;3(2):211-6.

56. Souza MM, Jesus RA, Cechinel Filho V, Schlemper V. Analgesic profile of hydroalcoholic extract obtained from Marrubium vulgare. Phytomedicine. 1998;5(2):103-7.

57. Novaes AP, Rossi C, Poffo C, Pretti E, Jr., Oliveira AE, Schlemper V, et al. Preliminary evaluation of the hypoglicemic effect of some Brazilian medicinal plants. Thérapie. 2001;56(4):427-30.

58. Jesus RAP, Cechinel Filho V, Oliveira AE, Schlemper V. Analysis of the antinociceptive properties of marrubiin isolated from Marrubium vulgare. Phytomedicine. 2000;7(2):111-5.

59. Stulzer H, Tagliari M, Zampirolo J, Schlemper V, Cechinel Filho V. Antioedematogenic effect of marrubiin obtained from Marrubium vulgare. J Ethnopharmacol. 2006;108(3):379-84.

60. Oliveira AP, Santin JR, Lemos M, Klein LC, Jr., Couto AG, Bittencourt CMS, et al. Gastroprotective activity of methanol extract and marrubiin obtained from leaves of Marrubium vulgare L. (Lamiaceae). J Pharm Pharmacol. 2011;63(9):1230-7.

61. Meyre-Silva CM, Cechinel Filho V. A review of chemical and pharmacological aspects of the Genus Marrubium. Curr Pharm Des. 2010;16(31):3503-18.

62. Rodrigues CA, Savi AOS, Schlemper V, Reynaud F, Cechinel Filho V. An improved extraction of marrubiim from Marrubium vulgare. Chromatographia. 1998;47(7/8):449-50.

63. Meyre-Silva CM, Yunes RA, Schlemper V, Buzzi FC, Cechinel Filho V. Analgesic potencial of marrubiin derivatives, a bioactive diterpene present in Marrubium vulgare. Il Farmaco. 2005;60(4):321-6.

64. Niero R, Moser R, Busato ACB, Yunes RA, Reis A, Cechinel Filho V. A comparative chemical study of Maytenus ilicifolia Mart. Reiss and Maytenus robusta Reiss (Celastraceae). Z Naturforsch C J Biosci. 2001;56(1-2):158-61.

65. Niero R, Mafra A, Lenzi A, Cechinel Filho V, Tischer C, Malheiros A, et al. A new triterpene with antinociceptive activity from Maytenus robusta. Nat Prod Res. 2006;20(14):1315-20.

66. Niero R, Andrade SF, Cechinel Filho V. A review of the ethnopharmacology, phytochemistry and pharmacology of plants of the Maytenus Genus. Curr Pharm Des. 2011;17(18):1851-71.

67. Andrade SF, Lemos M, Comunello E, Noldin V, Niero R, Cechinel Filho V. Evaluation of the antiulcerogenic activity of Maytenus robusta (Celastraceae) in different experimental ulcer models. J Ethnopharmacol. 2007;113(2):252-7.

68. Andrade SF, Comunello E, Noldin VF, Monache F, Cechinel Filho V, Niero R. Antiulcerogenic activity of fractions and 3,15-Dioxo-21⏃-hydroxy friedelane isolated from Maytenus robusta (Celastraceae). Arch Pharm Res. 2008;31(1):41-6.

69. Silva LM, Boeing T, Somensi LB, Cury BJ, Steinbach VM, Silveria AC, et al. Evidence of gastric ulcer healing activity of Maytenus robusta Reissek: in vitro and in vivo studies. J Ethnopharmacol. 2015;175:75-85.

70. Benvenutti DF, Delle Monache F, Cechinel Filho V, Andrade SF, Niero R. Phytochemical analysis and gastroprotective activity of the root bark from Maytenus robusta. Nat Prod Comm. 2016;11(5):597-9.

71. Raymundo TM, Favilla M, Niero R, Andrade SF, Maistro EL. Genotoxicity of the medicinal plant Maytenus robusta in mammalian cells in vivo. Genet Mol Res. 2012;11(3):2847-54.

72. Zermiani T, Antonio AS, Jr., Ferreira RA, Wagner TM, Machado MS, Cechinel Filho V, Niero R. Seasonal variation of gastroprotective terpenoids in Maytenus robusta (Celastraceae) quantified by gas chromatography-flame ionization detection (GC-FID). Z Naturforsch C J Biosci. 2016;71(11-12):369-73.

73. Thiesen LC, Silva LM, Santin JR, Bresolin TM, Andrade SF, Amorim CM, et al. Hepatoprotective effect of Maytenus robusta Reiss extract on CCl4-induced hepatotoxicity in mice and HepG2 cells. Regul Toxicol Pharmacol. 2017;86:93- 100.

74. Mees M, Meurer MC, Mariano LMB, Boeing T, Somensi LB, Mariott M, et al. Maytenus robusta Reissek, a medicinal plant popularly used to treat digestive diseases, promotes ameliorative effects in colon and liver of mice exposed to dextran sulfate sodium. J Ethnopharmacol. 2020;261:113180.

75. Schlickmann F. Estudo químico e avaliação do potencial gastroprotetor, antinociceptivo e antiproliferativo de Mimusops balata (abricó-da--praia) [dissertação]. Itajaí: Universidade do Vale do Itajaí; 2015.

76. Cechinel Filho V, Vaz ZR, Zunino L, Calixto JB, Yunes RA. Antinociceptive and anti-oedematogenic properties of astilbin, taxifolin and some related compounds. Arzneimittelforschung. 2000;50(3):281-5.

77. Schlickmann F, Silva LM, Boeing T, Somensi LB, Burci LM, Santin JR, et al. Gastroprotective

bio-guiding study of fruits from Mimusops balata. Naunyn-Schmiedeberg's Arch Pharmacol. 2015;388(11):1187-200.

78. Moura FCS, Machado CLS, Paula FR, Couto AG, Ricci M, Cechinel Filho V, et al. Taxifolin stability: in silico prediction and in vitro degradation with HPLC-UV/UPLC-ESI-MS monitoring. J Pharm Anal. 2021;11(2):232-40.

79. Calixto JB, Santos ARS, Cechinel Filho V, Yunes RA. A review of the plants of the genus Phyllanthus: their chemistry, pharmacology, and therapeutic potential. Med Res Rev. 1998;18(4):225-58.

80. Moreira J, Klein LC, Jr., Cechinel Filho V, Buzzi FC. Anti-hyperalgesic activity of corilagin, a tannin isolated from Phyllanthus niruri L. (Euphorbiaceae). J Ethnopharmacol. 2013;146(1):318-23.

81. Klein LC, Jr., Silva, L.M, Boeing, T, Somensi, L.B, Beber, A.P, Rocha, J.A, Henriques, A.T, De Andrade, S.F, Cechinel Filho, V. The protective potential of Phyllanthus niruri and corilagin on gastric lesions induced in rodents by different harmful agents. Planta Med. 2017;83(1-02):30-9.

82. Serafin C, Nart V, Malheiros A, Souza MM, Fischer LGO, Delle Monache G, et al. Bioactive phenolic compounds from aerial parts of Plinia glomerata. Z Naturforsch C J Biosci J Biosci. 2007;62(3-4):196-200.

83. Serafin C, Nart V, Malheiros A, Bella Cruz A, Delle Monache F, Gette MA, et al. Avaliação do potencial antimicrobiano de Plinia glomerata (Myrtaceae). Rev Bras Pharmacog. 2007;17(4):578-82.

84. Klein LC, Jr., Gandolfi RB, Santin JR, Lemos M, Cechinel Filho V, Andrade SF. Antiulcerogenic activity of extract, fractions, and some compounds obtained from Polygala cyparissias St. Hillaire & Moquin (Polygalaceae). Naunyn-Schmiedeberg's Arch Pharmacol. 2010;381(2):121-6.

85. Klein LC, Jr., Santin JR, Lemos M, Silveira ACO, Rocha JAR, Beber AP, et al. Role of gastric mucus secretion, oxinitrergic system and sulfhydryl groups on the gastroprotection elicited by Polygala cyparissias (Polygalaceae) in mice. J Pharm Pharmacol. 2013;65(5):767-76.

86. Klein LC, Jr., Andrade SF, Cechinel Filho V. A pharmacognostic approach of the Polygala Genus: phytochemical and pharmacological aspects. Chem Biodivers. 2012;9(2):181-209.

87. Niero R, Cechinel Filho V, Souza MM, Montanari JL, Yunes RA, Delle Monache F. Antinociceptive activity of niga-ichigoside F1 from Rubus imperialis. J Nat Prod. 1999;62(8):1145-6.

88. Niero R, Souza MM, Yunes RA, Cechinel Filho V, Kanegusuku M. Antinociceptive action of extracts and fractions from Rubus imperialis (Rosaceae). Thérapie. 2002;57(3):242-5.

89. Kanegusuku M, Benassi JC, Pedrosa RC, Yunes RA, Cechinel Filho V, Maia AA, et al. Cytotoxic, hypoglycemic activity and phytochemical analysis of Rubus imperialis (Rosaceae). Z Naturforsch C J Biosci. 2002;57(3-4):272-6.

90. Ardenghi JV, Kanegusuku M, Niero R, Cechinel Filho V, Delle Monache F, Yunes RA, et al. Analysis of the mechanism of antinociceptive action of niga-ichigoside F1 obtained from Rubus imperialis (Rosaceae). J Pharm Pharmacol. 2006;58(12):1669-75.

91. Bella Cruz A, Bella Cruz RC, Kanegusuku M, Cechinel Filho V, Yunes RA, Monache FD, et al. Antimicrobial activity of Rubus imperialis (Rosaceae). Acta Farm Bon. 2006;25(2):256-9.

92. Müller V, Chávez JH, Reginatto FH, Zucolotto SM, Niero R, Navarro D, et al. Evaluation of antiviral activity of South American plant extracts against herpes simplex vírus type 1 and rabies virus. Phytother Res. 2007;21(10):970-4.

93. Alves ABCR, Santos RS, Calil SS, Niero R, Lopes JS, Andrade SF, et al. Genotoxic assessment of Rubus imperialis (Rosaceae) extract in vivo and its potential chemoprevention against cyclophosphamide-induced DNA damage. J Ethnopharmacol. 2014;153(3):694-700.

94. Silva LM, Somensi LB, Boeing T, Barp C, Cechinel Filho V, Niero R, et al. Effects of methanolic extract from leaves of Rubus imperialis in DSS--induced colitis in mice. Inflammopharmacol. 2016;24(6):403-9.

95. Tonin TD, Thiesen LC, Nunes MLO, Broering MF, Donato MP, Goss MJ, et al. Rubus imperialis (Rosaceae) extract and pure compound niga-ichigoside F1: wound healing and anti-inflammatory effects. Naunyn Schmiedebergs Arch Pharmacol. 2016;389(11):1235-44.

96. Campos A, Vendramini-Costa DB, Longato GB, Zermiani T, Ruiz AL, Carvalho JE, et al. Antiproliferative effect of Synadenium granti-i Hook f. stems (Euphorbiaceae) and a rare phorbol diterpene ester. Int J Toxicol. 2016;35(6):666-71.

97. Jesuíno FWR, Reis JP, Whitaker JCP, Campos A, Pastor MVD, Cechinel Filho V, et al. Effect of Synadenium granti-i and its isolated compound on dysmenorrhea behavior model in mice. Inflammopharmacol. 2019;27(3):613- 20.

98. Souza JA, Patel YBK, Grockoski HA, Nunes R, Ramos SA, Pastor MVD, et al. Toxicological and anti-inflammatory profile of Synadenium granti-i Hook. f. in mice. J Ethnopharmacol. 2021;267:113487.

99. Block LC, Santos ARS, Souza MM, Scheidt C, Yunes RA, Santos MA, et al. Chemical and pharmacological examination of antinociceptive constituents of Wedelia paludosa. J Ethnopharmacol. 1998;61(1):85-89.

100. Di Carli RBG, Siqueira PRA, Kaiser ML, Freitas RA, Souza MM, Cechinel Filho V, et al. Topical anti-inflammatory effect of creams containing kaurenoic acid isolated from Wedelia paludosa. Acta Farm Bon. 2009;28(4):594-8.

101. Cechinel Filho V, Block LC, Yunes RA, Monache FD. Paludolactone: a new eudesmanolide lactone from Wedelia paludosa DC. (Acmela brasiliensis). Nat Prod Res. 2004;18(5):447-51.

102. Bürger C, Fischer DR, Cordenunzzi D.A, Batschauer AP, Cechinel Filho V, Soares AR. Acute and subacute toxicity of the hydroalcoholic extract from Wedelia paludosa (Acmela brasiliensis) (Asteraceae) in mice. J Pharm Pharm Sci. 2005;8(2):370-3.

103. Fucina G, Rocha LW, Silva GF, Hoepers SM, Ferreira FP, Guaratini T, et al. Topical anti-inflammatory phytomedicine based on Sphagneticola trilobata dried extracts. Pharm Biol. 2016;54(11):2465-74.

104. Lang K, Corrêa J, Wolff F, Silva GF, Malheiros A, Cechinel Filho V, et al. Biomonitored UHPLC-ESI--QTOF-MS2 and HPLC-UV thermostability study of the aerial parts of Sphagneticola trilobata (L.) Pruski, Asteraceae. Talanta. 2017;167:302-9.

105. Vechi G. Potencial biológico e composição química das folhas de Eugenia involucrata DC. (cerejinha do mato) [dissertação]. Itajaí: Universidade do Vale do Itajaí; 2015.

106. Vechi G, Campos A, Rosa RL, Capistrano K, Zermiani T, Buzzi FC, et al. Chemical composition and biological potential of Eugenia involucrata DC. leaves. J Appl Pharmaceut Sci. 2018;8(4):79-83.

107. Nesello LA. Avaliação fitoquímica e farmacológica de plantas frutíferas silvestres selecionadas da flora catarinense [tese]. Itajaí: universidade do Vale do Itajaí; 2015.

108. Nesello LA, Campos A, Wagner T, San Feliciano A, Buzzi FC, Cechinel Filho V. Chemical composition and antinociceptive potential of Campomanesia reitziana fruits. J Med Food. 2016;19(5):518-20.

109. Cabral CO, Campos A, Silva LM, Boeing, T, Andrade SF, Cechinel Filho V, et al. Gastroprotective potential of methanolic extract and dimethyl cardamonin from Campomanesia reitziana fruits in mice. Naunyn Schmiedebergs Arch Pharmacol. 2017;390(6):661-6.

110. Cury BJ, Boeing T, Somensi LB, Campos A, Cechinel Filho V, Souza P, et al. Dimethyl cardamonin from fruits of Campomanesia reitziana D. Legrand promotes gastroprotection and gastric healing effects in rodents. Chem Biodivers. 2022;19(12):e2022007727.

111. Mariott M, Mariano LNB, Boeing T, Cechinel--Zanchett CC, Salamanca E, Bella Cruz A, et al. Preparations from Campomanesia reitziana reduce the gastrointestinal motility and castor oil--induced diarrhea in a non-opioid and non-dopaminergic pathway in mice and display antimicrobial activity in vitro. Neurogastroenterol Motil. 2022;34(2):e14277.

112. Almeida CLB, Boeing T, Somensi LB, Steimbach VMB, Silva LM, Andrade SF, et al. Diuretic, natriuretic and potassium-sparing effect of nothofagin isolated from Leandra dasytricha (A. Gray) Cogn. leaves in normotense and hypertensive rats. Chem Biol Interact. 2017;268:103-10.

113. Sousa P, Mariano LNB, Cechinel-Zanchett CC, Cechinel Filho V. Promising medicinal plants with diuretic potential used in Brazil: state of the art, challenges, and prospects. Planta Med. 2021;87(1-2):24-37.

114. Silva RCV, Marianoi LNB, Bidinha ER, Almeida CLB, Cechinel Filho V, Zanuncio VSS, et al. Ethyl acetate fraction from Leandra dasytricha (A. Gray) Cong. leaves promotes vasodilatation and reduces blood pressure in normotensive and hypertensive rats. Evid Based Complement Alternat Med. 2021;2021:7203934.

115. Nesello LA, Campos A, Capistrano K, Buzzi FC, Cechinel Filho V. Chemical composition and antinociceptive activity of Myrcianthes pungens leaves. Int J Appl Res Nat Prod. 2016;9(1):14-9.

116. Nesello LN, Rosa RL, Andrade SF, Cechinel FilhoV. Triagem de plantas frutíferas silvestres com ação gastroprotetora em modelos in vivo. Arq Gastroenterol. 2017;54(2):135-8.

117. Santos DS, Oberger JV, Niero R, Wagner T, Delle Monache F, Bella Cruz A, et al. Seasonal phytochemical study and antimicrobial potential of Vetiveria zizanioides roots. Acta Pharm. 2014;64(4):495-501.

118. Pereira CRP, Silva YS, Cechinel-Zanchett CC, Mariano LNB. Boeing T, Cechinel Filho V, et al. A rare 6-O-glucoside flavonoid from Citharexylum myrianthum Cham. exhibit diuretic and potassium-sparing effect in rats. J Mol Struct. 2021;1239:130483.

119. Pereira CRP, Hardt ME, Cechinel-Zanchett CC, Mariano LNB, Boeing T, Cechinel Filho V, et al. Diuretic effect in rats of betulinic acid, a pentacyclic triterpene from Citharexylum myrianthum. Rev Bras Farmacog. 2023;33:208-13.

120. Santos L, Campos A, Cechinel Filho V, Nesello LN. Phytochemical profile and gastroprotective activity of Eugenia mattosii fruits. Arq Gastroenterol. 2018;55(2):138-41.

121. Vechi G, Souza P, Silva LM, Andrade SF, Cechinel Filho V, Silva RCMVAF. Mechanisms underlying Eugenia mattosii D. Legrand leaves extract, fractions and compounds induce relaxation of the aorta from normotensive and hypertensive rats. 3 Biotech. 2019;9(12):445.

122. Vechi G, Tenfen A, Capusiri ES, Gimenez A, Cechinel Filho V. Antiparasitic activity of two Brazilian plants: Eugenia mattosii and Marlierea eugeniopsoides. Nat Prod Res. 2021;35(22):4876-80.

123. Schlickmann F, Souza P, Boeing T, Mariano LNB, Steimbach VMB, Krueger CMA, et al. Chemical composition and diuretic, natriuretic and kaliuretic effects of extracts of Mimosa bimucronata (DC.) Kuntze leaves and its majority constituent methyl gallate in rats. J Pharm Pharmacol. 2017;69(11):1615-24.

124. Schlickmann F, Boeing T, Mariano LNB, Silva RCMVAF, Silva LM, Andrade SF, et al. Gallic acid, a phenolic compound isolated from Mimosa bimucronata (DC.) Kuntze leaves, induces diuresis and saluresis in rats. Naunyn Schmiedebergs Arch Pharmacol. 2018;391(6):649-55.

125. Schlickmann F. Estudos químicos e avaliação das atividades antimicrobiana e diurética das folhas de Mimosa Bimucronata (Maricá) e antimicrobiana das cascas do fruto de Mimusops Balata (Abricó-da-praia) [tese Itajaí: Universidade do Vale do Itajaí; 2018.

126. Simões LO, Conceição Filho G, Ribeiro TS, Jesus AM, Fregoneze JB, Silva AQG, et al. Evidences of antihypertensive potential of extract from Solanum capsicoides All. in spontaneously hypertensive rats. Phytomedicine. 2016;23(5):498-508.

127. Petreanu M, Guimarães AAA, Broering MF, Ferreira EK, Machado ID, Gois ALT, et al. Antiproliferative and toxicological properties of methanolic extract obtained from Solanum capsicoides All. seeds and carpesterol. Naunyn Schmiedebergs Arch Pharmacol. 2016;389(10):1123-31.

128. Petreanu M, Maia P, Pittarello JLR, Loch LC, Delle Monache F, Perez AL, et al. Antidepressant-like effect and toxicological parameters of extract and withanolides isolated from aerial parts of Solanum capsicoides All. (Solanaceae). Naunyn Schmiedebergs Arch Pharmacol. 2019;392(8):979-90.

129. Souza MT, Buzzi FC, Cechinel Filho V, Hess S, Delle Monache F, Niero R. Phytochemical and antinociceptive properties of Matayba elaeagnoides Radlk. barks. Z Naturfosch C J Biosci. 2007;62(7-8):550-4.

130. Philippi ME, Duarte BM, Silva CV, Souza MT, Niero R, Cechinel Filho V, et al. Immunostimulatory acivity of Calophyllum brasiliense, Ipomoea pes-caprae and Matayba elaeagnoides demonstrated by human peripheral blood mononuclear cells proliferation. Acta Pol Pharm. 2010;67(1):69-73.

LEITURAS RECOMENDADAS

Bresolin TMB, Cechinel Filho V. Plantas medicinais e fitoterápicos: 12 anos de estudos realizados no NIQFAR/UNIVALI. Rev Elofar. 2007;2:13-6.

Cechinel Filho V, Niero R. Therapeutic potential and chemical composition of plants from the Rubus Genus: a mini review of the last 10 years. Nat Prod Comm. 2000;83:437-44.

Cechinel Filho V. Principais avanços e perspectivas na área de produtos naturais ativos: estudos desenvolvidos no NIQFAR/UNIVALI. Quim Nova. 2000;23(5):680-5.

Cechinel Filho V. Produtos naturais e sintéticos com potencial terapêutico: 15 anos de estudos realizados no Núcleo de Investigações Químico-Farmacêuticas (NIQFAR)/Univali. Rev Fitos. 2009;4(2):6-23.

Cesca TG, Block LC, Machado MS, Wittkowski C, Meyre-Silva C, Quintão NLM, et al. Validation of stability indicating HPLC method for the major flavonoids in the of spray dryer leaf extract of Aleurites moluccana L. Willd Curr Pharm Anal. 2012;8(4):349-59.

Couto AG, Cechinel Filho V, Barni ST. Caracterização química e tecnológica das folhas, caule e planta inteira da Ipomoea pes-caprae como matéria prima farmacêutica. Rev Bras Farmacog. 2010;19(4):865-70.

Hoepers S, Souza, HGT, Quintão NLM, Santin RJ, Cechinel Filho V, Silva RM, et al. Topical anti--inflammatory activity of semisolid containing standardized Aleurites moluccana L. Willd (Euphorbiaceae) leaves extract. J Ethnopharmacol. 2015;173:251-5.

Klein LC, Jr., Zambiasi D, Salgado GR, Delle Monache F, Cechinel Filho V, Buzzi FC. The validation of Calophyllum brasiliense ("guanandi") uses in Brazilian traditional medicine as analgesic by in vivo antinociceptive evaluation and its chemical analysis. Naunyn Schmiedebergs Arch Pharmacol. 2017;390(7):733-9.

Matos DCS, Meyre-Silva C, Silva RML, Cechinel Filho V, Bresolin TMB. Assay of total flavonoids in dried extract of Aleurites moluccana. Lat Am J Pharm. 2011;30(2):213-9.

Meyre-Silva C, Yunes R, Santos A, Dal Magro J, Delle Monache F, Cechinel Filho V. Isolation of a C-Glycoside flavonoid with antinociceptive action from Aleurites moluccana leaves. Planta Med. 1999;65(3):293-4.

Meyre-Silva CM, Mora TC, Biavatti MW, Santos ARS, Magro JD, Yunes RA, Cechinel Filho V. Preliminary phytochemical and pharmacological studies of Aleurites moluccana leaves. Phytomedicine. 1998;5(1):109-13.

Meyre-Silva CM, Mora TC, Santos ARS, Magro JD, Yunes RA, Delle Monache F, et al. A Triterpene and a flavonoid C-Glycoside from Aleurites moluccana L. Willd. (Euphorbiaceae). Acta Farm Bon. 1997;16(3):169-72.

Quintão NLM, Meyre-Silva M, Silva GF, Antonniali CS, Rocha LW, Silva RML, et al. Willd leaves: mechanical antinociceptive properties of a standardized dried extract and its chemical markers. Evid Based Complement Alternat Med. 2011;2011:179890.

Quintão NLM, Rocha LW, Silva GF, Reichert S, Claudino V, Silva RML, et al. Contribution of α,β-amyrenone to the anti-inflammatory and anti-hypersensitivity effects of Aleurites moluccana (L.) Willd. Biomed Res Int. 2014;2014:636839.

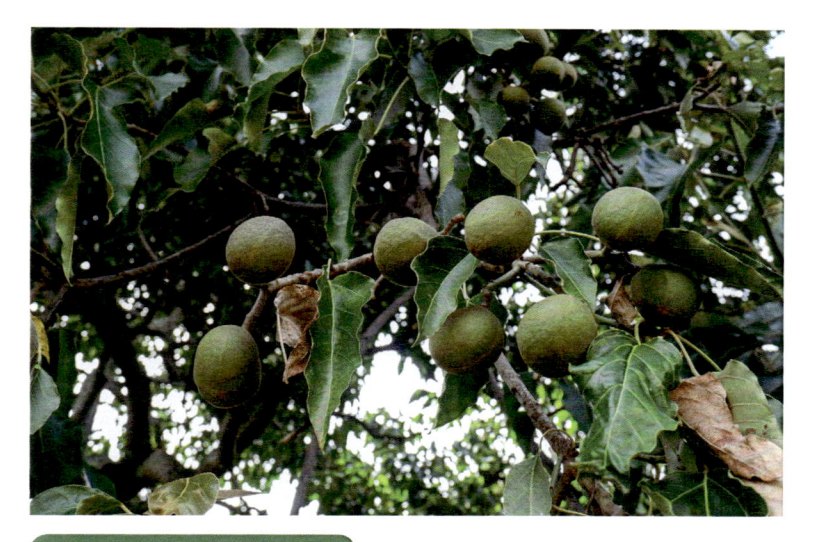

1 *Aleurites moluccanus*

Fonte: Shutterstock.

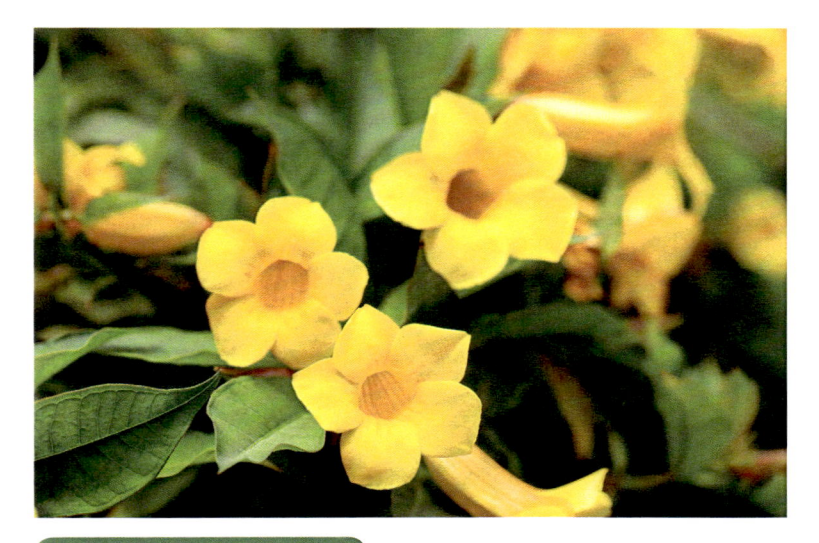

2 *Allamanda cathartica*

Fonte: Shutterstock.

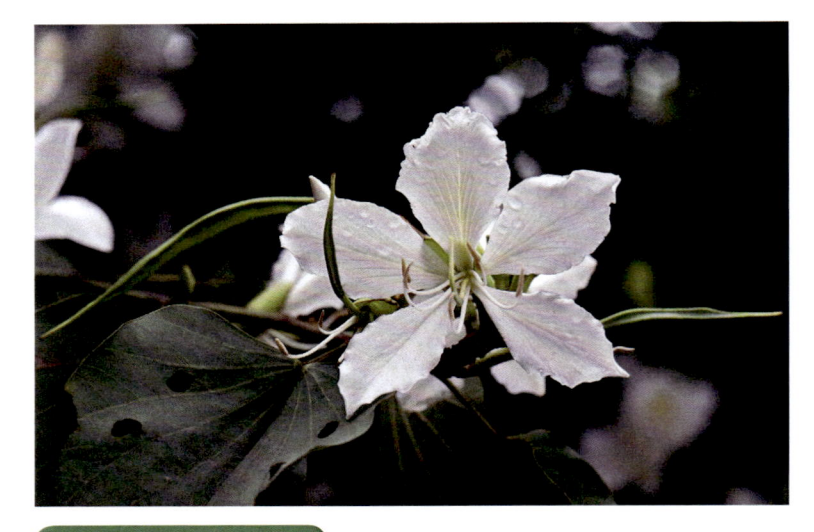

3   *Bauhinia forficata*

Fonte: Shutterstock.

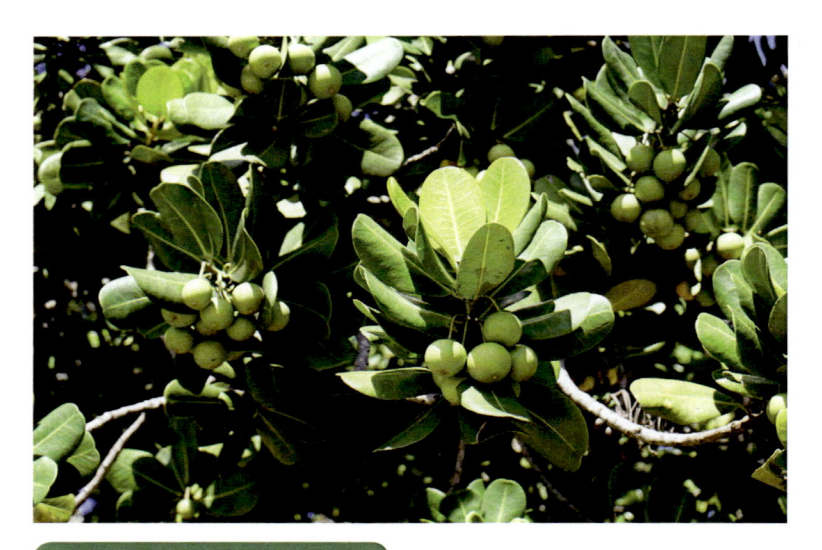

4   *Calophyllum brasiliense*

Fonte: Shutterstock.

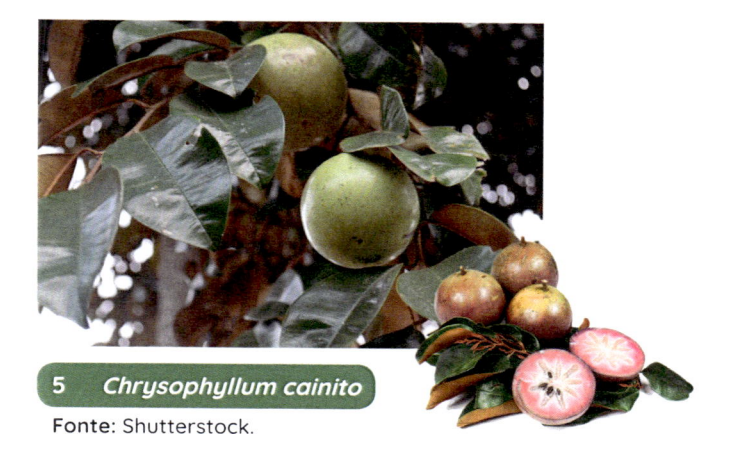

5 *Chrysophyllum cainito*

Fonte: Shutterstock.

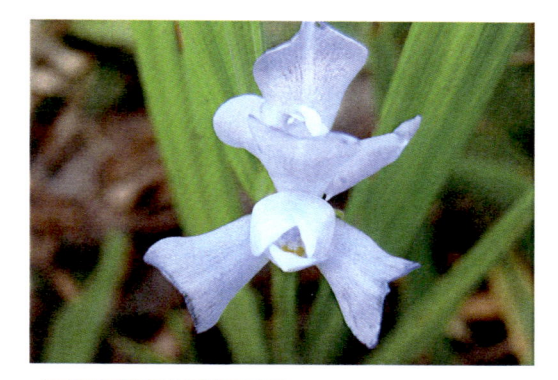

6 *Cipura paludosa*

Fonte: Medeiros.[1]

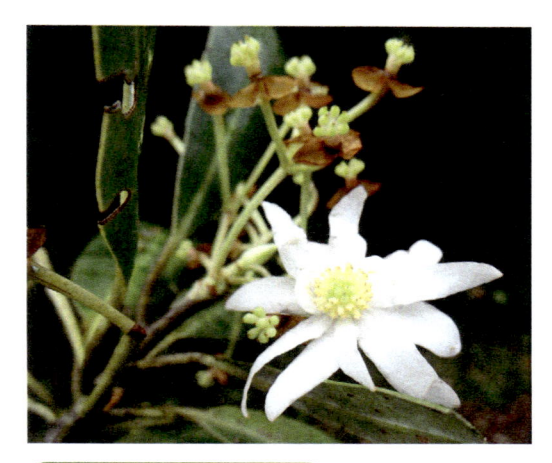

7 *Drimys brasiliensis*

Fonte: Cabral.[2]

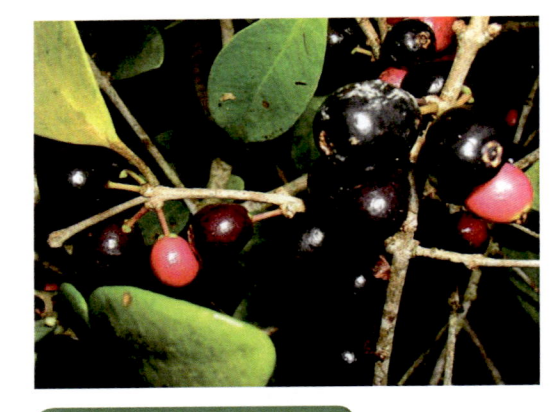

8   *Eugenia umbelliflora*

Fonte: Cazetta e Galetti.[3]

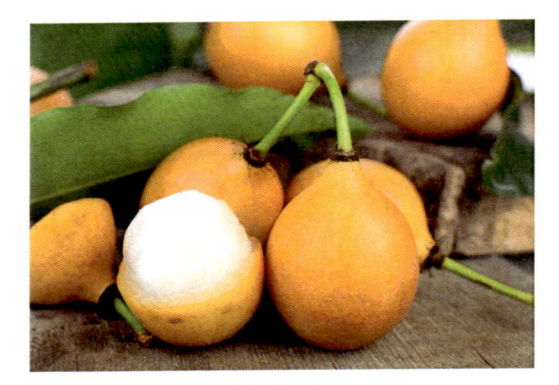

9   *Garcinia achachairu*

Fonte: Shutterstock.

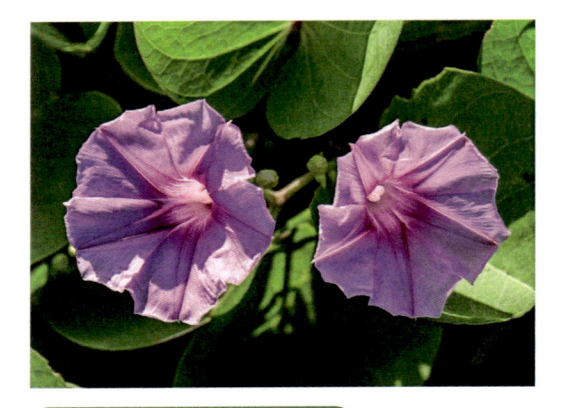

10   *Ipomoea pes-caprae*

Fonte: Shutterstock.

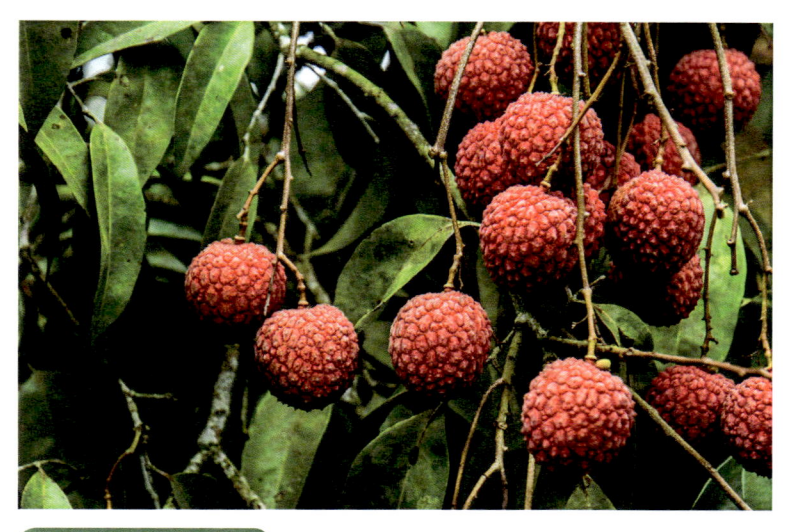

11 *Litchi chinensis*

Fonte: Shutterstock.

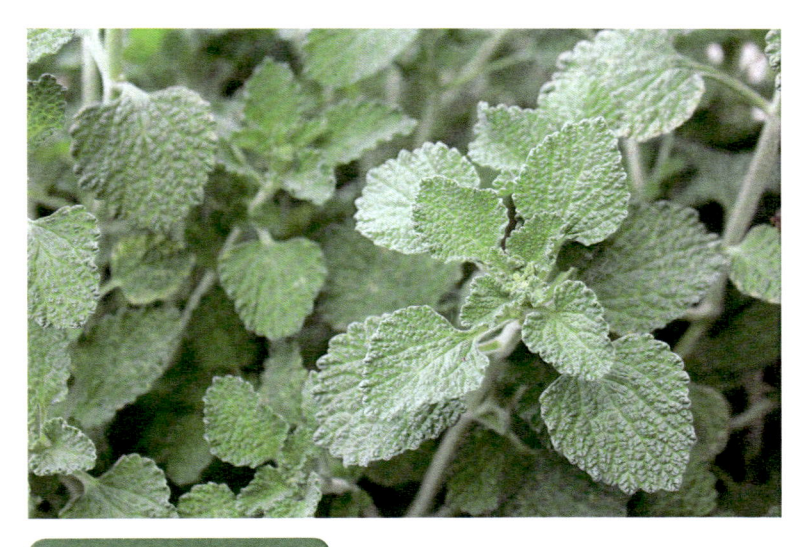

12 *Marrubium vulgare*

Fonte: Shutterstock.

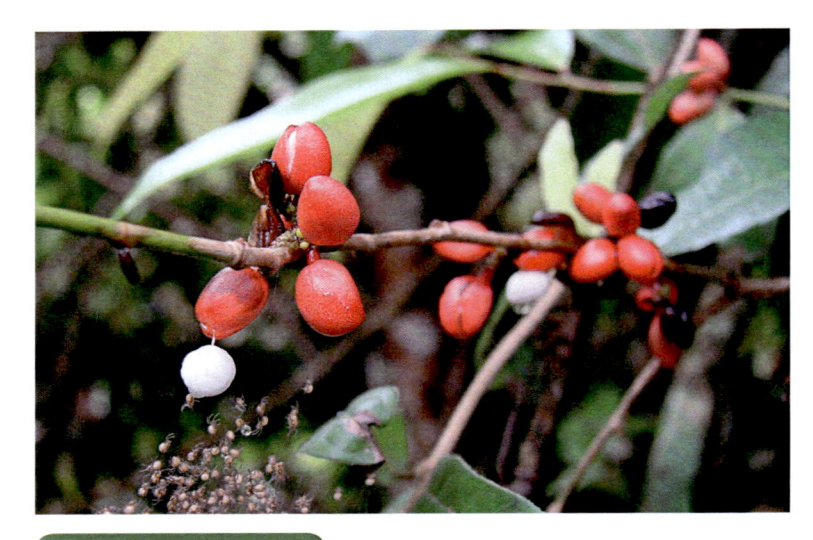

13 *Maytenus robusta*

Fonte: Medeiros.[4]

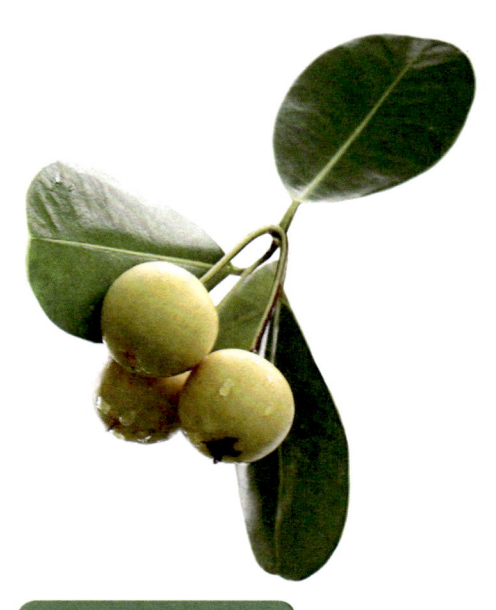

14 *Mimusops balata*

Fonte: Shutterstock.

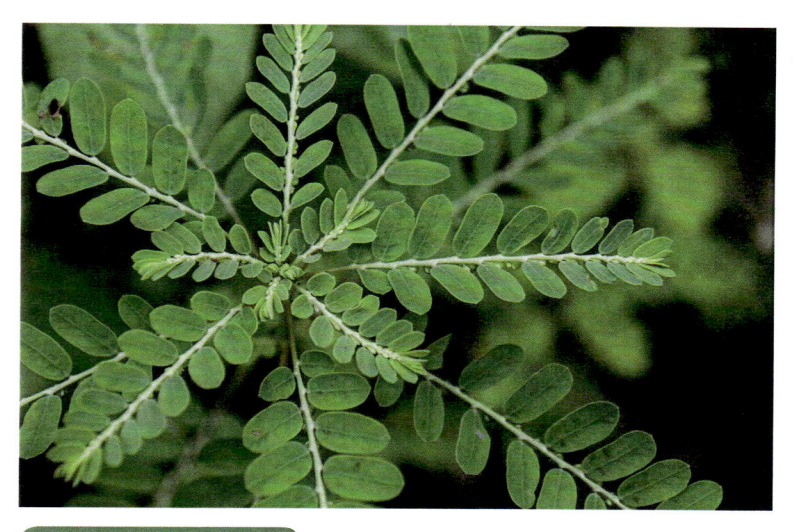

15 *Phyllanthus niruri*

Fonte: Shutterstock.

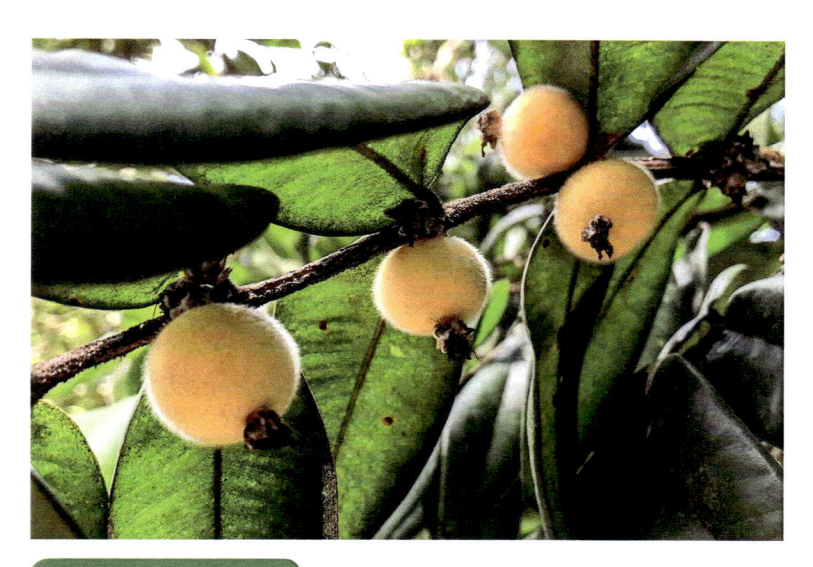

16 *Plinia glomerata*

Fonte: Flora Londrina.[5]

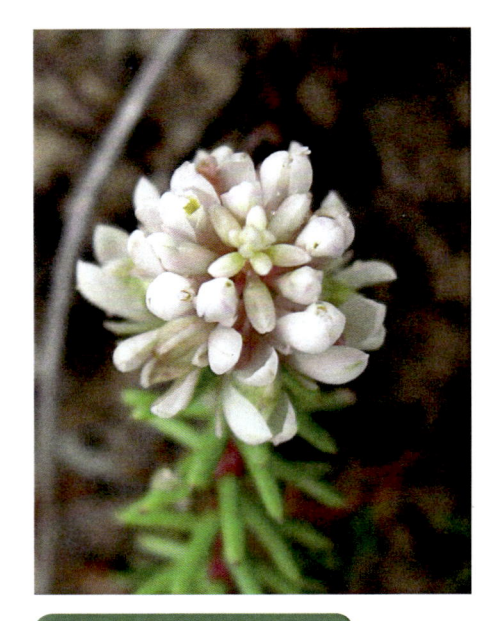

17 *Polygala cyparissias*

Fonte: Stefani.[6]

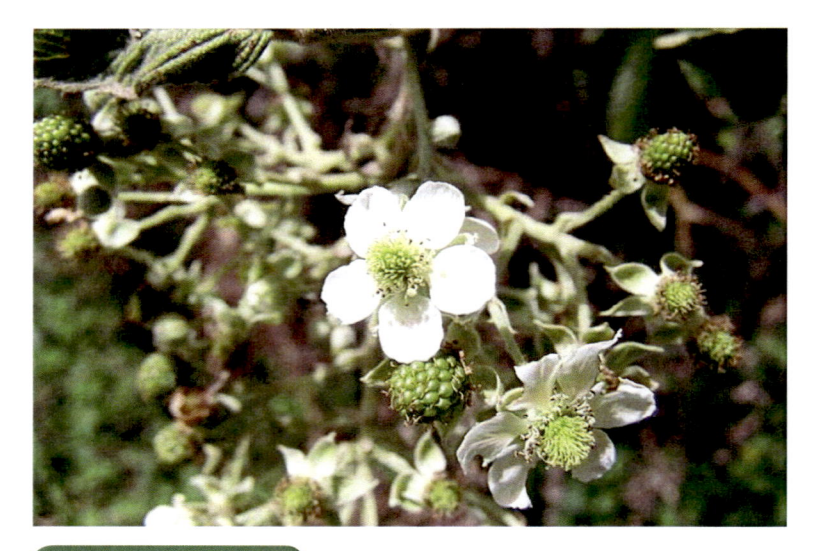

18 *Rubus imperialis*

Fonte: Foto de Juan Santillán – Cham. & Schltdl.[7]

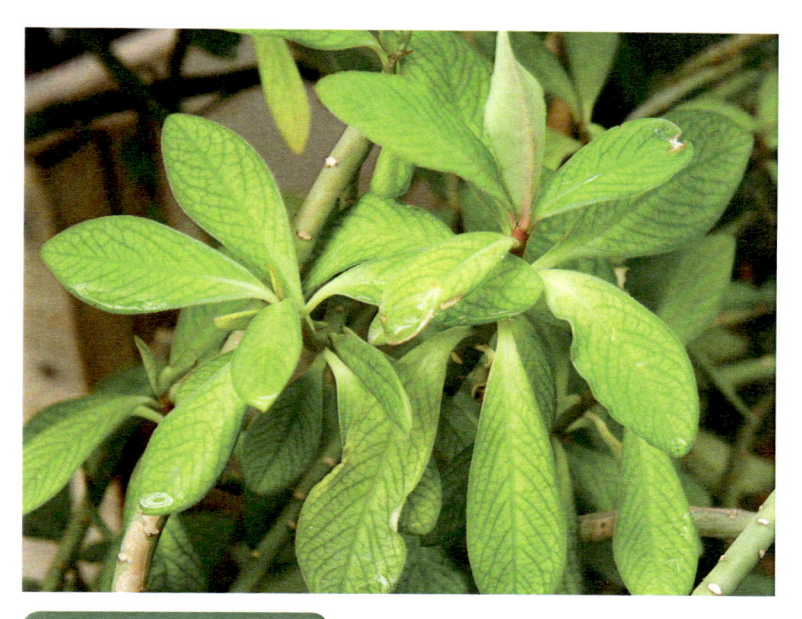

19 *Synadenium grantii*

Fonte: Shutterstock.

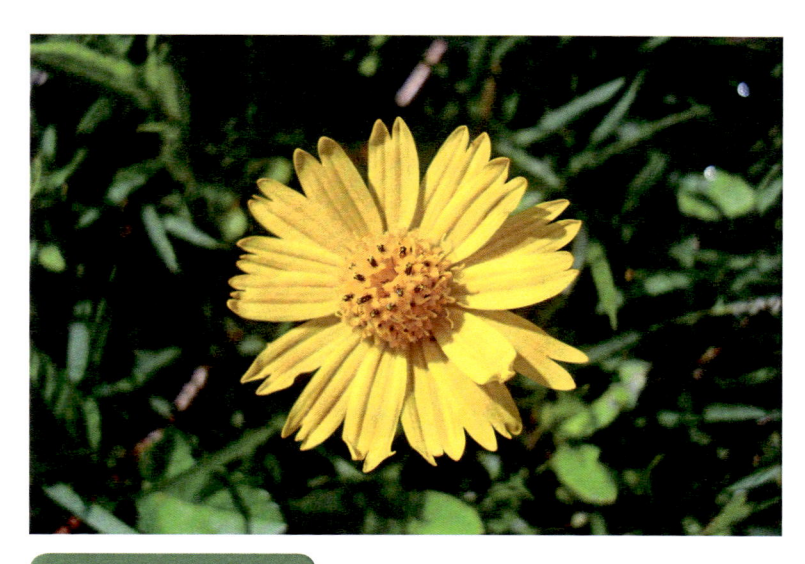

20 *Wedelia paludosa*

Fonte: Shutterstock.

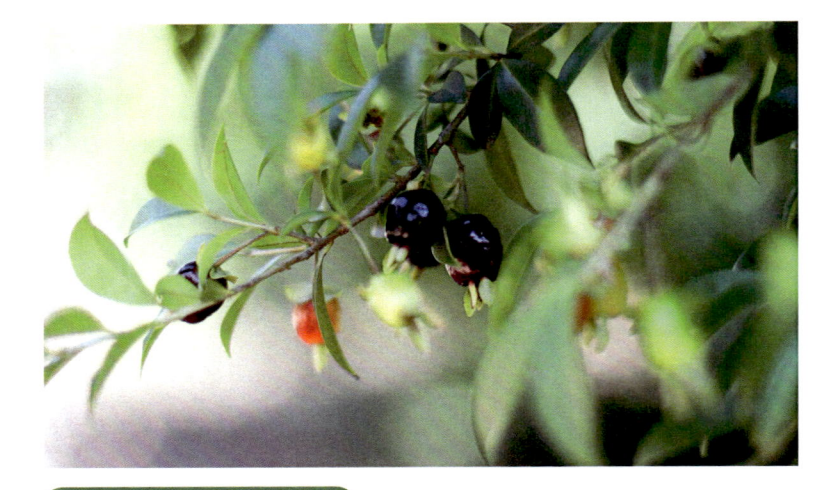

21 *Eugenia involucrata*
Fonte: Shutterstock.

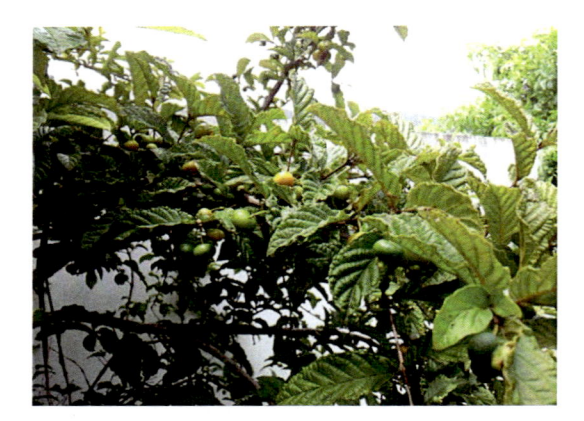

22 *Campomanesia reitziana*
Fonte: Arquivo pessoal do autor.

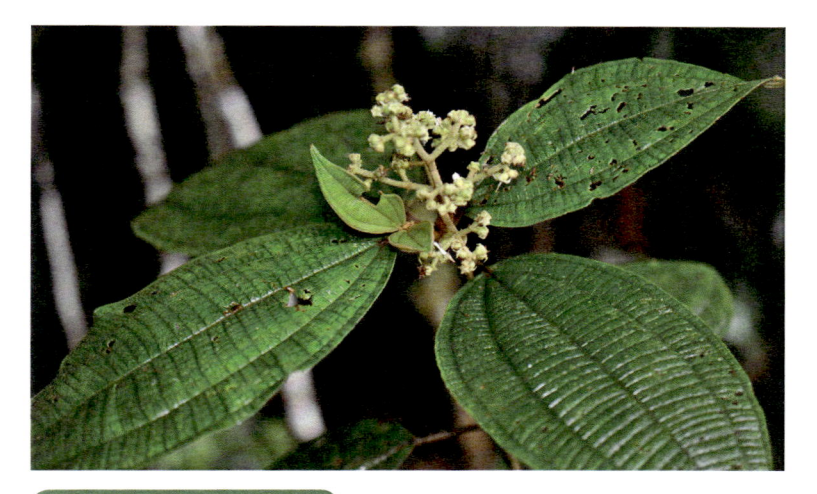

23 *Leandra dasytricha*

Fonte: Baumgratz.[8]

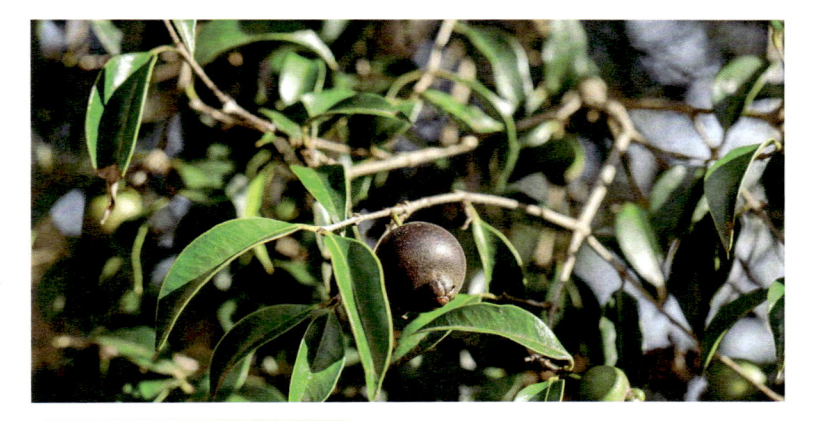

24 *Myrcianthes pungens*

Fonte: Shutterstock.

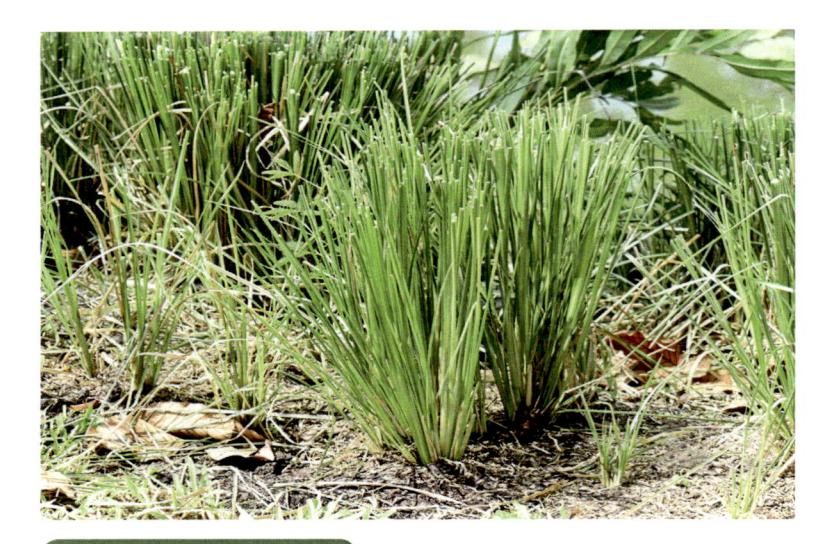

25 *Vetiveria zizanioides*

Fonte: Shutterstock.

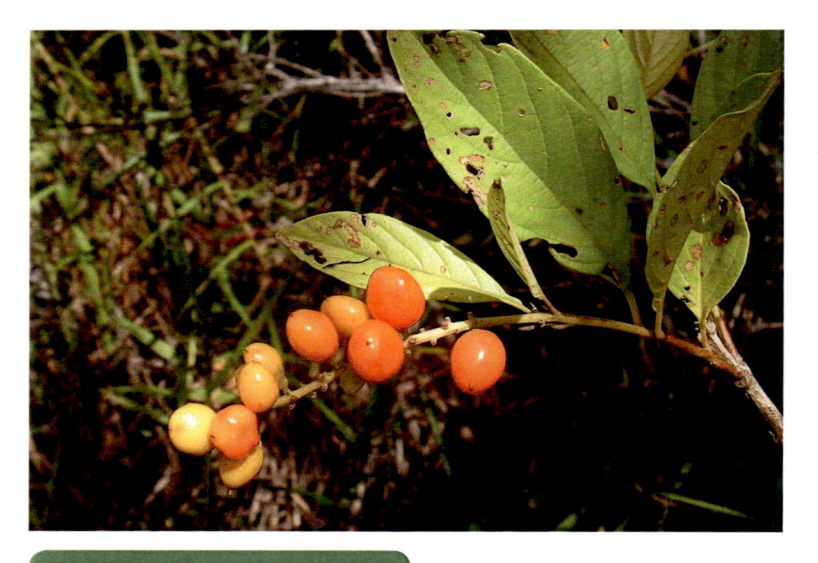

26 *Citharexylum myrianthum*

Fonte: Leão.[9]

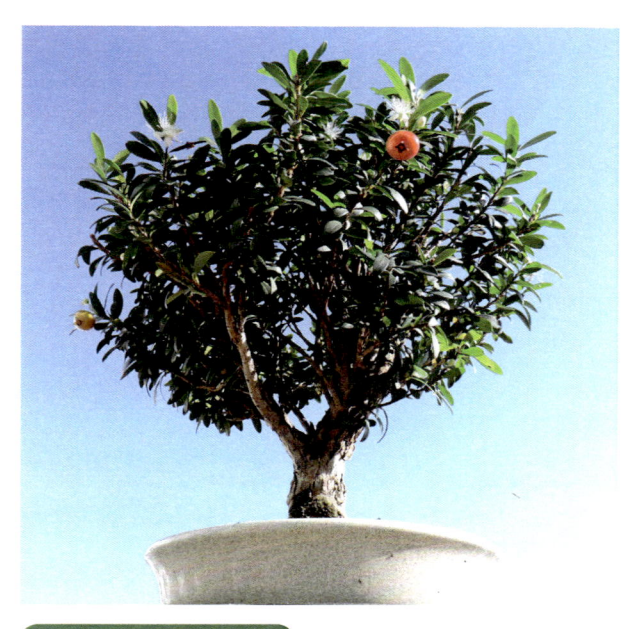

27 *Eugenia mattosii*

Fonte: Shutterstock.

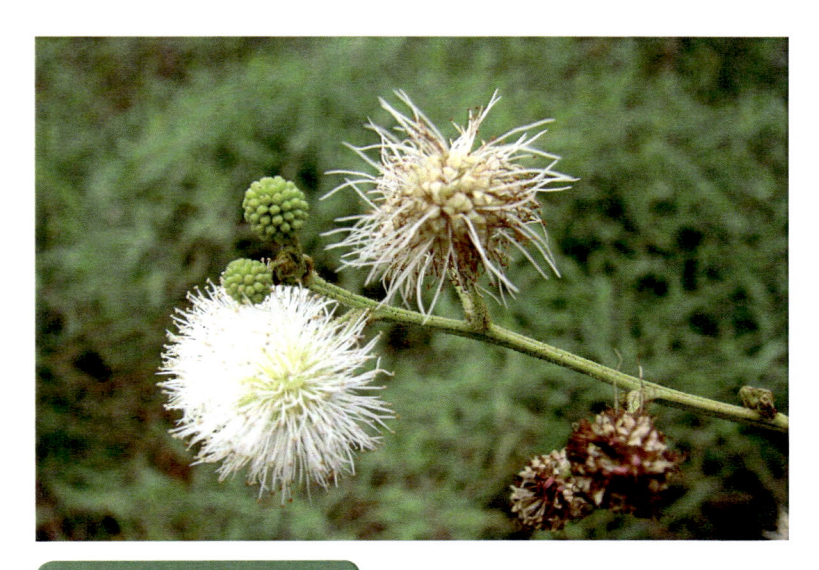

28 *Mimosa bimucronata*

Fonte: Dutra.[10]

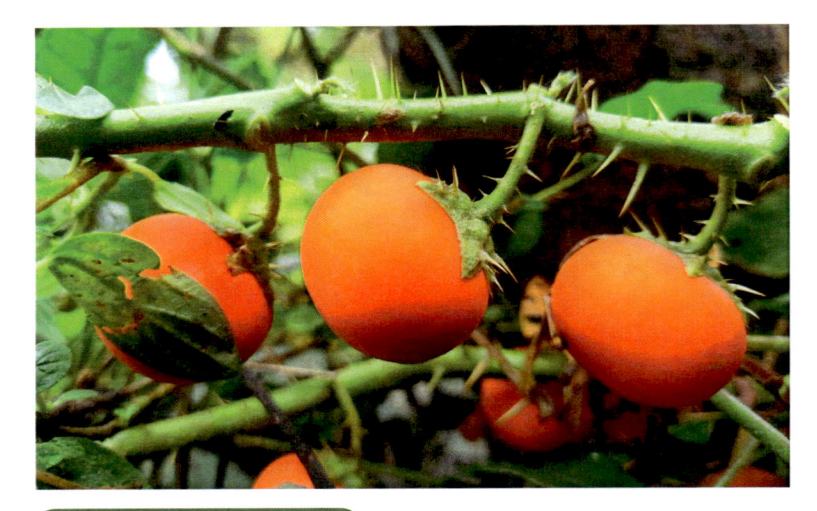

29 *Solanum capsicoides*

Fonte: Shutterstock.

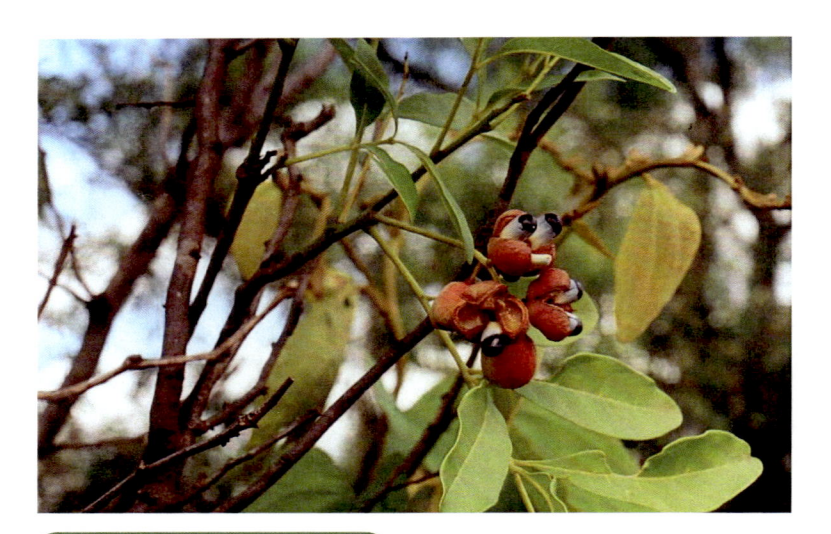

30 *Matayba elaeagnoides*

Fonte: Coelho.[11]

REFERÊNCIAS

1. Medeiros J. Cipura paludosa [Internet]. Brasília: Flickr; 2011 [capturado em 17 ago. 2023]. Disponível em: https://www.flickr.com/photos/cerrados/6492308799/in/photolist-aTGMj4-aTGMdB-2iWYKyU-dEY7kD/.
2. Cabral A. Drimys brasiliensis [Internet]. Rio de Janeiro: Reflora; 2020 [capturado em 24 jul. 2023]. Disponível em: http://floradobrasil.jbrj.gov.br/reflora/lista-Brasil/ConsultaPublicaUC/BemVindoConsultaPublicaConsultar.do?invalidate-PageControlCounter=2&idsFilhosAlgas=%5B2%5D&idsFilhosFungos=%5B1%-2C10%2C11%5D&lingua=&grupo=5&familia=null&genero=Drimys&especie=brasiliensis&autor=&nomeVernaculo=&nomeCompleto=&formaVida=null&substrato=null&ocorreBrasil=QUALQUER&ocorrencia=OCORRE&endemismo=TODOS&origem=TODOS&regiao=QUALQUER&estado=QUALQUER&ilhaOceanica=32767&domFitogeograficos=QUALQUER&bacia=QUALQUER&vegetacao=-TODOS&mostrarAte=SUBESP_VAR&opcoesBusca=TODOS_OS_NOMES&loginUsuario=Visitante&senhaUsuario=&contexto=consulta-publica.
3. Cazetta E, Galetti M. The Crab-eating Fox (Cerdocyon thous) as a secondary seed disperser of Eugenia umbelliflora (Myrtaceae) in a Restinga forest of southeastern Brazil. Biota Neotrop. 2009;9(2):271-4.
4. Medeiros J. Maytenus robusta [Internet]. Brasília: Flickr; 2010 [capturado em 17 ago. 2023]. Disponível em: https://www.flickr.com/photos/cerrados/6113062775/in/photolist-ajc3FP-ajc3A4-281x77Y-M1nYaR.
5. Flora Londrina. Muda de Cabeludinha: plinia glomerata [Internet]. Londrina; Floralondrina; 2023 [capturado em 24 jul. 2023]. Disponível em: https://www.floralondrina.com.br/muda-de-cabeludinha-plinia-glomerata/.
6. Stefani M. Polygala cyparissias [Internet]. Garopaba: Flickr; 2008 [capturado em 17 ago. 2023]. Disponível em: https://www.flickr.com/photos/restingas/3991056245/in/photolist-76WyBi-75Fd3c-zUpkqW-75FcYz-Adt49f-AyPy4w-cM-CDSQ-86K7b3-6qbvHD-6pMpSU-hjBKXi-bV5dCg.
7. Cham. & Schltdl. Rubus imperialis [Internet]. Buenos Aires: Sistema de Información de Biodiversidad de la Administración de Parques Nacionales; c2007 [capturado em 17 ago. 2023]. Disponível em: https://sib.gob.ar/especies/rubus-imperialis.
8. Baumgratz JFA. Leandra dasytricha [Internet]. Rio de Janeiro: Reflora; 2020 [capturado em 24 jul. 2023]. Disponível em: https://floradobrasil.jbrj.gov.br/reflora/listaBrasil/ConsultaPublicaUC/BemVindoConsultaPublicaConsultar.do?invalidatePageControlCounter=14&idsFilhosAlgas=%5B2%5D&idsFilhos-Fungos=%5B1%2C11%2C10%5D&lingua=&grupo=6&familia=null&genero=&especie=&autor=&nomeVernaculo=&nomeCompleto=Melastomataceae+Leandra+dasytricha+%28A.Gray%29+Cogn.&formaVida=null&substrato=null&ocorreBrasil=QUALQUER&ocorrencia=OCORRE&endemismo=TODOS&origem=TODOS&regiao=QUALQUER&estado=QUALQUER&ilhaOceanica=32767&domFitogeograficos=QUALQUER&bacia=QUALQUER&vegetacao=TODOS&mostrarAte=SUBESP_VAR&opcoesBusca=TODOS_OS_NOMES&loginUsuario=Visitante&senhaUsuario=&contexto=consulta-publica.
9. Leão T. Citharexylum myrianthum, salgueiro [Internet]. Lagoa dos Gatos: Flickr; 2004 [capturado em 17 ago. 2023]. Disponível em: https://www.flickr.com/photos/tarcisoleao/6848100130/in/photolist-dszb8j-dsz1sn-233Dvas-HEBkAL--G9m7kz-24HtrSN-24Htvzs-233DvZy-br9izU-bE4cdR-br9hvo-br9gHo-br9i8s--br9inj-4yd6EW-4xUxX9-4xUy99-7Zc5zY-7Z8SHc-V52RiT-4yd6Pb-7Z8SsT--4y8RJi-4xQk7r-2hQJ7YY-2kzQzAz-V2ba2w-W3CZFh/.

10. Dutra VF. Mimosa bimucronata [Internet]. Rio de Janeiro: Reflora; 2014 [capturado em 24 jul. 2023]. Disponível em: https://floradobrasil.jbrj.gov.br/reflora/listaBrasil/ConsultaPublicaUC/BemVindoConsultaPublicaConsultar.do?invalidatePageControlCounter=1&idsFilhosAlgas=%5B2%5D&idsFilhosFungos=%5B1%2C11%2C10%5D&lingua=&grupo=6&familia=null&genero=&especie=&autor=&nomeVernaculo=&nomeCompleto=Fabaceae+Mimosa+bimucronata+%28DC.%29+Kuntze&formaVida=null&substrato=null&ocorreBrasil=QUALQUER&ocorrencia=OCORRE&endemismo=TODOS&origem=TODOS&regiao=-QUALQUER&estado=QUALQUER&ilhaOceanica=32767&domFitogeograficos=-QUALQUER&bacia=QUALQUER&vegetacao=TODOS&mostrarAte=SUBESP_VAR&opcoesBusca=TODOS_OS_NOMES&loginUsuario=Visitante&senhaUsuario=&contexto=consulta-publica.

11. Coelho RLG. Matayba elaeagnoides [Internet]. Rio de Janeiro: Reflora; 2014 [capturado em 24 jul. 2023]. Disponível em: http://floradobrasil.jbrj.gov.br/reflora/listaBrasil/ConsultaPublicaUC/BemVindoConsultaPublicaConsultar.do?invalidatePageControlCounter=&idsFilhosAlgas=&idsFilhosFungos=&lingua=&grupo=&familia=null&genero=&especie=&autor=&nomeVernaculo=&nomeCompleto=Matayba+elaeagnoides&formaVida=null&substrato=null&ocorreBrasil=QUALQUER&ocorrencia=OCORRE&endemismo=TODOS&origem=TODOS&regiao=QUALQUER&estado=QUALQUER&ilhaOceanica=32767&domFitogeograficos=QUALQUER&bacia=QUALQUER&vegetacao=TODOS&mostrarAte=SUBESP_VAR&opcoesBusca=TODOS_OS_NOMES&loginUsuario=Visitante&senhaUsuario=&contexto=consulta-publica.

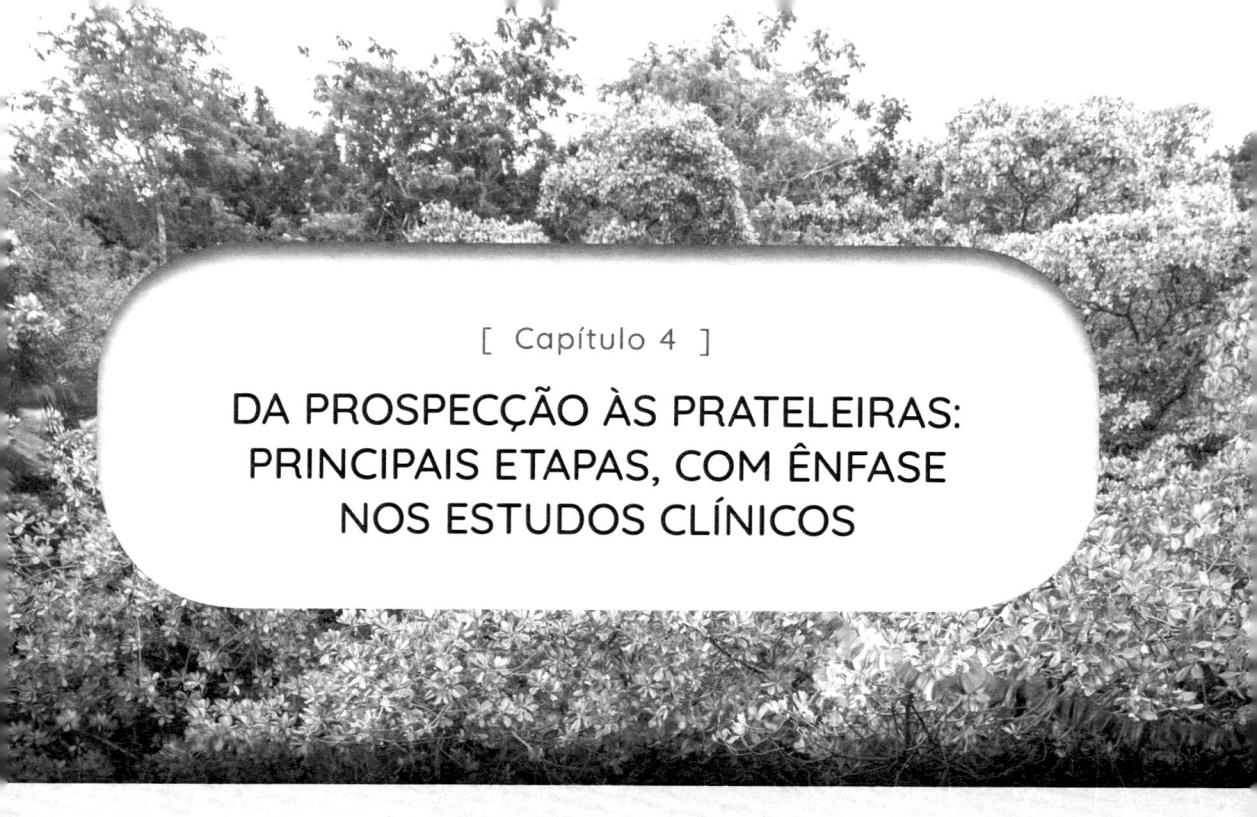

Capítulo 4

DA PROSPECÇÃO ÀS PRATELEIRAS: PRINCIPAIS ETAPAS, COM ÊNFASE NOS ESTUDOS CLÍNICOS

Resumo

Desde a detecção de uma ou mais plantas com potencial terapêutico até a sua disponibilização nas prateleiras em forma de fitoterápicos, são muitas as etapas a serem percorridas. Além da parte química e dos estudos pré-clínicos *in vitro* e *in vivo*, as etapas mais custosas e cruciais são as etapas clínicas, realizadas em seres humanos. Este capítulo descreve tais etapas com ênfase nos estudos clínicos, demonstrando alguns exitosos casos práticos, mas também aqueles de insucessos. São indicados vários fitoterápicos aprovados pela Agência Nacional de Vigilância Sanitária (Anvisa), incluindo os mais recentes e polêmicos fitoterápicos à base de *Cannabis sativa*, a maconha.

Após a detecção e a seleção de uma determinada planta, seja ela medicinal ou não, que seja considerada apropriada para ser transformada em medicamento fitoterápico, deve-se ter em conta inúmeros aspectos, exaustivas etapas e altos investimentos – desde a prospecção inicial (planta-alvo) até a aprovação pelos órgãos reguladores – para que seja disponibilizada no mercado farmacêutico para consumo.

Estudos indicam que são necessários cerca de 15 anos de pesquisa e desenvolvimento de medicamentos alopáticos, desde a fase pré-clínica até o registro sanitário, com custo extremamente alto, entre US$ 1 e 2 bilhões. No entanto, tais valores diminuem significativamente quando se trata de medicamentos fitoterápicos.[1,2] Em relação aos Estados Unidos, por exemplo, somente 12% dos medicamentos em fases experimentais que chegam para os ensaios clínicos são aprovados pela Food and Drug Administration (FDA), dependendo do seu tipo (sintético, natural ou biológico) e da sua indicação clínica (anticâncer, anti-infeccioso etc.).[2]

As etapas percorridas compreendem, de forma geral e resumida, estudos químicos (marcadores), biológicos ou farmacológicos pré-clínicos (eficácia via estudos in vitro e in vivo em animais), estudos agronômicos (cultivo), estudos toxicológicos, estudos farmacológicos pormenorizados (mecanismos de ação), estudos farmacotécnicos, estudos clínicos (três fases) e aprovação oficial pela Anvisa.[3]

Antes de elencarmos e descrevermos com detalhes as etapas necessárias para o requerimento do processo de registro de novos medicamentos no Brasil, alguns conceitos precisam ser compreendidos, os quais são explicados no Artigo 3º da Resolução da Anvisa RDC Nº 26, de 13 de maio de 2014, conforme define o Ministério da Saúde:[4]

Art. 3º Para efeito desta Resolução, são adotadas as seguintes definições:

I – algas: seres vivos eucarióticos autotróficos que sintetizam clorofila;

II – chá medicinal: droga vegetal com fins medicinais a ser preparada por meio de infusão, decocção ou maceração em água pelo consumidor;

III – controle biológico: método alternativo à análise quantitativa dos marcadores da matéria-prima vegetal e do produto acabado, baseado na avaliação da atividade biológica proposta para o fitocomplexo;

IV – decocção: preparação, destinada a ser feita pelo consumidor, que consiste na ebulição da droga vegetal em água potável por tempo determinado. Método indicado para partes de drogas vegetais com consistência rígida, tais como cascas, raízes, rizomas, caules, sementes e folhas coriáceas ou que contenham substâncias de interesse com baixa solubilidade em água;

V – derivado vegetal: produto da extração da planta medicinal fresca ou da droga vegetal, que contenha as substâncias responsáveis pela ação terapêutica, podendo ocorrer na forma de extrato, óleo fixo e volátil, cera, exsudato e outros;

VI – documentação técnico-científica: documentação baseada em referências bibliográficas, publicação científica indexada, brasileira ou internacional, e publicação técnica, como as expedidas pelas autoridades sanitárias e governamentais, a exemplo das farmacopeias reconhecidas pela Anvisa;

VII – doença de baixa gravidade: doença auto-limitante, de evolução benigna, que pode ser tratada sem acompanhamento médico;

VIII – droga vegetal: planta medicinal, ou suas partes, que contenham as substân-

cias responsáveis pela ação terapêutica, após processos de coleta/colheita, estabilização, quando aplicável, e secagem, podendo estar na forma íntegra, rasurada, triturada ou pulverizada;

IX – efetividade: capacidade de promover resultado biológico observado durante utilização no ser humano;

X – fitocomplexo: conjunto de todas as substâncias, originadas do metabolismo primário ou secundário, responsáveis, em conjunto, pelos efeitos biológicos de uma planta medicinal ou de seus derivados;

XI – fitoterápico: produto obtido de matéria-prima ativa vegetal, exceto substâncias isoladas, com finalidade profilática, curativa ou paliativa, incluindo medicamento fitoterápico e produto tradicional fitoterápico, podendo ser simples, quando o ativo é proveniente de uma única espécie vegetal medicinal, ou composto, quando o ativo é proveniente de mais de uma espécie vegetal;

XII – folheto informativo: folheto que acompanha os produtos tradicionais fitoterápicos contendo informações de composição e uso do produto para instruir o consumidor;

XIII – fungos multicelulares: seres vivos eucarióticos multinucleados que não sintetizam clorofila, não armazenam amido como substância de reserva e, em sua maioria, não possuem celulose na parede celular;

XIV – infusão: preparação, destinada a ser feita pelo consumidor, que consiste em verter água potável fervente sobre a droga vegetal e, em seguida, tampar ou abafar o recipiente por um período de tempo determinado. Método indicado para partes de drogas vegetais de consistência menos rígida, tais como folhas, flores, inflorescências e frutos, ou com substâncias ativas voláteis ou ainda com boa solubilidade em água;

XV – insumo farmacêutico ativo vegetal (IFAV): matéria-prima ativa vegetal, ou seja, droga ou derivado vegetal, utilizada no processo de fabricação de um fitoterápico;

XVI – maceração com água: preparação, destinada a ser feita pelo consumidor, que consiste no contato da droga vegetal com água potável, a temperatura ambiente, por tempo determinado, específico para cada droga vegetal. Método indicado para drogas vegetais que possuam substâncias que se degradem com o aquecimento;

XVII – marcador: substância ou classe de substâncias (ex.: alcaloides, flavonoides, ácidos graxos etc.) utilizada como referência no controle da qualidade da matéria-prima vegetal e do fitoterápico, preferencialmente tendo correlação com o efeito terapêutico. O marcador pode ser do tipo ativo, quando relacionado com a atividade terapêutica do fitocomplexo, ou analítico, quando não demonstrada, até o momento, sua relação com a atividade terapêutica do fitocomplexo;

XVIII – matéria-prima vegetal: compreende a planta medicinal, a droga vegetal ou o derivado vegetal;

XIX – nomenclatura botânica: espécie (gênero + epíteto específico);

XX – nomenclatura botânica completa: espécie, autor do binômio, variedade, quando aplicável, e família;

XI – notificação: prévia comunicação à Anvisa informando que se pretende fabricar, importar e/ou comercializar produtos tradicionais fitoterápicos;

XXII – perfil cromatográfico: padrão cromatográfico de constituintes característicos, obtido em condições definidas, que possibilite a identificação da espécie vegetal em estudo e a diferenciação de outras espécies;

XXIII – planta medicinal: espécie vegetal, cultivada ou não, utilizada com propósitos terapêuticos;

XXIV – planta medicinal fresca: a planta medicinal usada logo após a colheita/coleta sem passar por qualquer processo de secagem;

XXV – registro: instrumento por meio do qual o Ministério da Saúde, no uso de sua atribuição específica, determina a inscrição prévia no órgão ou na entidade competente, pela avaliação do cumprimento de caráter jurídico-administrativo e técnico-científico relacionada com a eficácia, segurança e qualidade destes produtos, para sua introdução no mercado e sua comercialização ou consumo;

XXVI – relação "droga vegetal: derivado vegetal": expressão que define a relação entre uma quantidade de droga vegetal e a respectiva quantidade de derivado vegetal obtida. O valor é dado como um primeiro número, fixo ou na forma de um intervalo, correspondente à quantidade de droga utilizada, seguido de dois pontos (:) e, depois desses, o número correspondente à quantidade obtida de derivado vegetal;

XXVII – relatório de estudo de estabilidade: documento por meio do qual se

apresentam os resultados do plano de estudo de estabilidade, incluindo as provas e critérios de aceitação, características do lote que foi submetido ao estudo, quantidade das amostras, condições do estudo, métodos analíticos e material de acondicionamento;

XXVIII – relatório técnico: documento apresentado pela empresa, descrevendo os elementos que compõem e caracterizam o produto, e que esclareça suas peculiaridades, finalidades, modo de usar, indicações e contraindicações e outras informações que possibilitem à autoridade sanitária proferir decisão sobre o pedido de registro; e

XXIX – uso tradicional: aquele alicerçado no longo histórico de utilização no ser humano demonstrado em documentação técnico-científica, sem evidências conhecidas ou informadas de risco à saúde do usuário.

PRINCIPAIS ETAPAS PARA PESQUISA, DESENVOLVIMENTO E FINALIZAÇÃO DE MEDICAMENTO FITOTERÁPICO

Para que um novo medicamento seja alopático ou fitoterápico, possa ser aprovado legalmente e disponibilizado para a sociedade via indústrias farmacêuticas, são necessárias várias etapas, além da prospecção e comprovação das suas ações medicinais. No âmbito regulatório, é importante destacar que cada país possui suas próprias legislações, tema que será discutido no Capítulo 9 desta obra.

As principais etapas requeridas para o efetivo processo de registro de novos medicamentos, antes da realização dos testes clínicos (em seres humanos), consistem em estudos em laboratórios, ou seja, ensaios biológicos realizados, geralmente, em células e/ou animais (também conhecidos por estudos *in vitro* e/ou *in vivo*), que possibilitam evidenciar o efeito biológico ou farmacológico e, ainda, toxicológico, tendo em vista o estabelecimento das concentrações das doses e da via de administração mais adequada. Além disso, estudos na fase pré-clínica podem ser realizados para analisar os possíveis mecanismos de ação do medicamento-alvo. Tais estudos biológicos/farmacológicos devem, antes de iniciados, passar pela avaliação e pela aprovação do comitê interno de ética em pesquisa animal. Outra imprescindível fase consiste na realização de estudos de desenvolvimento do eventual medicamento, que estabelecem a qualidade do produto e a formulação mais adequada de acordo com sua estabilidade.

Conforme previamente mencionado, quando tratar-se de um novo fitoterápico como candidato a fármaco, etapas adicionais precisam ser consideradas, incluindo, além dos estudos fitoquímicos, estudos agroindustriais (cultivo etc.). A partir destes estudos, há o fundamento e a garantia da presença dos marcadores químicos e/ou biológicos (princípios ativos), da parte da planta e da época do ano adequados para a colheita e da consequente preparação do medicamento.[3,5]

ESTUDOS CLÍNICOS: ETAPAS E EXEMPLOS

No longo e exaustivo caminho percorrido desde a prospecção de uma planta com potencial terapêutico até sua efetiva transformação em produto final e disponibilização comercial, muitas etapas são necessárias. Já que as etapas preliminares aos estudos clínicos foram descritas acima e em detalhes em outros capítulos deste livro, discorreremos sobre a situação atual, considerando-se perspectivas, desafios e dificuldades na execução desses estudos, os quais são os mais cruciais, com-

plexos e custosos ensaios a serem realizados antes de o produto poder ser disponibilizado no mercado farmacêutico.

No entanto, é preciso destacar que os estudos pré-clínicos não são obrigatórios em alguns países, embora a grande maioria das indústrias farmacêuticas opte por investir em possibilidades mais concretas com dados preliminares promissores.[6]

Após percorrer todas as etapas da pesquisa básica, o candidato a medicamento deve passar pelo crivo dos testes em seres humanos, resumidamente denominados estudos clínicos, antes de seguir para o almejado registro como medicamento. Essas etapas, fases I a IV, são as mais complexas, prolongadas e as que mais requerem grande quantidade de investimentos (além de outros fatores que serão explanados ao longo desta seção), levando, muitas vezes, à descontinuidade do projeto.[3]

Antes, porém, de ocorrer a realização das pesquisas clínicas, os protocolos experimentais devem seguir para avaliação de um Comitê de Ética em Pesquisa (CEP) ligado à Comissão Nacional de Ética em Pesquisa (Conep), visando verificar o seguimento dos preceitos éticos e consequente proteção aos indivíduos participantes. Todos os pacientes selecionados para os estudos devem consentir, por escrito, sua participação como voluntários dos estudos clínicos.

A Associação Médica Mundial (AMM) produziu um documento de imensa importância, denominado "Declaração de Helsinque", contendo o consentimento esclarecido e indicando como os estudos clínicos devem ser realizados, eticamente, levando em consideração os quatro princípios gerais inseridos nas diretrizes internacionais: i) não causar danos; ii) respeito pelos pacientes; iii) bem-estar do paciente; e iv) justiça na seleção de pacientes, incluindo indivíduos que podem se beneficiar dos resultados obtidos. As empresas que participam de estudos clínicos precisam seguir as Diretrizes para Boas Práticas Clínicas; além disso, devem estar totalmente cientes e comprometidas com todos os princípios éticos inerentes aos mencionados estudos.[7]

As fases relacionadas à triagem clínica estão indicadas resumidamente na Figura 4.1.

Fase I Nesta fase, também denominada "fase farmacológica", o candidato a medicamento é experimentado pela primeira vez em pacientes humanos saudáveis. Serão testadas as diferentes vias de administração e as variadas doses, visando avaliar o nível de segurança e de interação com outros medicamentos ou com álcool. De 20 a 100 pacientes participam dessa fase, que dura aproximadamente um ano. Após aprovados os resultados, o candidato a medicamento segue para a avaliação da fase II.

Fase II Esta fase, também chamada de "fase exploratória", envolve cerca de 100 a 300 pacientes portadores da doença alvo da avaliação do candidato a medicamento, e avalia

a segurança e a eficiência do fármaco. Após aprovados os resultados, o candidato a medicamento segue para a avaliação da fase III.

Fase III Esta fase, denominada "fase confirmatória", é considerada a mais complexa e fundamental e é decisiva para a aprovação do candidato a medicamento pela Anvisa. Além do estudo piloto, estudos multicêntricos são realizados com milhares de pacientes (5-10 mil). Geralmente, essa fase demanda longo período, sendo a mais custosa. Também ocorre a comparação entre outros tratamentos existentes e recomendados para a mesma doença alvo.

Após aprovados os resultados, o candidato a medicamento está apto para ser comercializado. Informações detalhadas sobre a segurança, a eficácia e a interação de medicamentos são obtidas nessa fase, cujos resultados serão os subsídios para a elaboração da bula do novo medicamento, a qual contém a des-

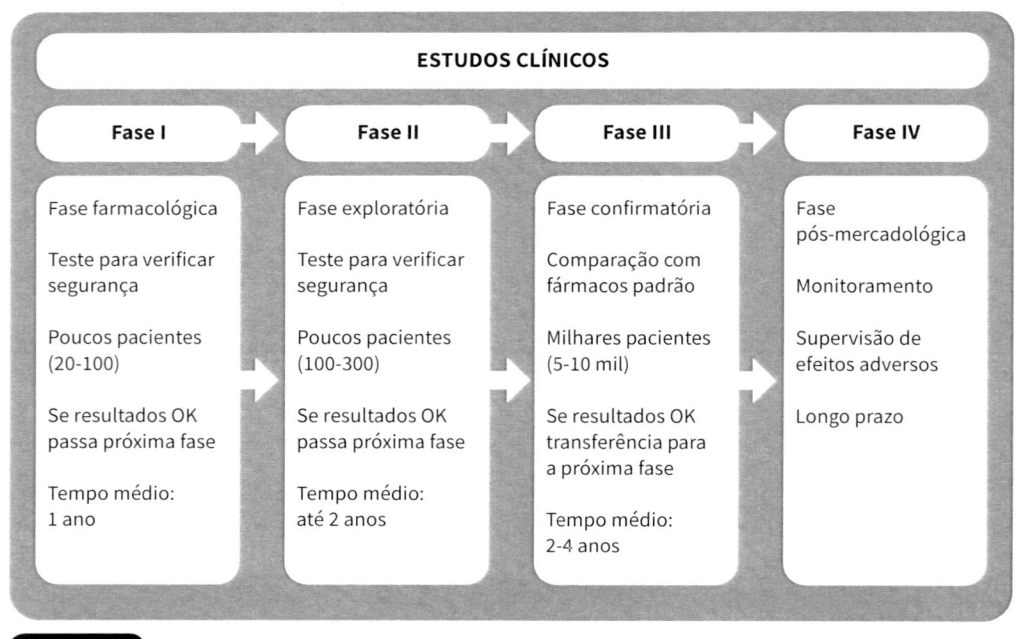

ESTUDOS CLÍNICOS

Fase I	Fase II	Fase III	Fase IV
Fase farmacológica	Fase exploratória	Fase confirmatória	Fase pós-mercadológica
Teste para verificar segurança	Teste para verificar segurança	Comparação com fármacos padrão	Monitoramento
Poucos pacientes (20-100)	Poucos pacientes (100-300)	Milhares pacientes (5-10 mil)	Supervisão de efeitos adversos
Se resultados OK passa próxima fase	Se resultados OK passa próxima fase	Se resultados OK transferência para a próxima fase	Longo prazo
Tempo médio: 1 ano	Tempo médio: até 2 anos	Tempo médio: 2-4 anos	

Figura 4.1

REPRESENTAÇÃO DAS FASES DOS ESTUDOS CLÍNICOS.

crição das indicações, os efeitos adversos e a posologia, entre outras informações relevantes.

Fase IV Esta fase de longo prazo, denominada "fase pós-mercadológica", tem início após o registro e a comercialização e compreende o monitoramento feito pela farmacovigilância para a identificação de eventuais reações adversas causadas pelo novo medicamento, garantindo os efeitos benéficos indicados na bula. Algumas vezes, ocorrem problemas não previstos que provocam a suspensão da comercialização do medicamento.

Exemplos práticos

A seguir, estão resumidamente indicados alguns casos de êxito e de insucesso na busca de novos medicamentos fitoterápicos.

- Casos de candidatos a medicamento fitoterápico que passaram pelas etapas pré--clínicas iniciais, com resultados de eficácia terapêutica, porém com efeitos tóxicos comprometedores.
- Casos de candidatos a medicamento fitoterápico que passaram pelas etapas pré--clínicas com grandes perspectivas, evoluíram para a fase 1, mas foram descontinuados.
- Casos de candidatos a medicamento fitoterápico que passaram pelas etapas pré--clínicas e clínicas iniciais, porém não apresentaram resultados satisfatórios nas seguintes etapas.
- Casos de candidatos a medicamento fitoterápico que passaram pelas etapas pré--clínicas e pelas etapas clínicas, mas que, na fase IV, foram retirados do mercado em razão de suas reações adversas.
- Casos de candidatos a medicamento fitoterápico que passaram pelas etapas pré--clínicas e pelas etapas clínicas e que continuam disponíveis, com sucesso, no mercado.

Caso 1 *Heteropterys tomentosa* A.Juss., uma planta medicinal conhecida popularmente como nó-de-cachorro (Figura 4.2), utilizada amplamente na medicina tradicional como estimulante e afrodisíaco, apresentou resultados pré-clínicos promissores para o tratamento de doenças relacionadas ao sistema nervoso central (SNC). O extrato da planta demonstrou significativa melhora da atividade motora e da aprendizagem em modelos animais. No entanto, os estudos foram descontinuados devido aos graves efeitos tóxicos observados em cães, causando paralisia nas patas traseiras.[8] Cabe destacar que essa planta continua sendo muito usada e comercializada, a despeito das reações adversas, mesmo não sendo oficialmente aprovada pela Anvisa.

Caso 2 Paulo e colaboradores[9] relataram os ensaios clínicos, da fase I, realizados com um candidato a produto fitoterápico composto pelas plantas medicinais *Schinus terebinthifolius* Raddi, *Plectranthus amboinicus* (Lour.) Spreng. e *Eucalyptus globulus* Labill. O estudo, executado no Hospital Universitário Lauro Wanderley (UFPB/PB), contou com 28 voluntários sadios selecionados (14 homens e 14 mulheres), aos quais foram administrados 15 mL do referido

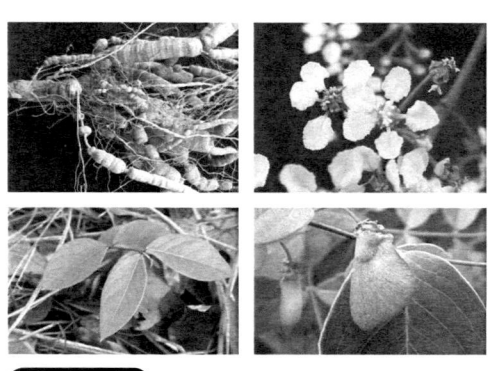

Figura 4.2

DIFERENTES PARTES DE *NÓ-DE-CACHORRO.*

Fonte: Coelho e colaboradores[8] (fotos de Maria de Fatima Barbosa Coelho).

produto, via oral (VO), 3 vezes/dia, durante 8 semanas. As análises clínicas e laboratoriais para avaliação da toxicidade aguda e crônica indicaram a ausência de alterações clínicas e laboratoriais e de reações adversas significativas, sugerindo que o candidato a fitoterápico não apresenta efeitos tóxicos comprometedores. Em que pese esses efeitos positivos, juntamente com os estudos pré-clínicos comprovando a baixa toxicidade e a eficácia do material testado, não foram evidenciados dados na literatura, pelo menos nas bases de dados consultadas, sobre a continuidade dos testes clínicos para levar o produto ao mercado, indicando descontinuidade da proposta.

Caso 3 A *Aloe vera* (L.) Burm.f., popularmente conhecida como "babosa" (Figura 4.3), tem sido amplamente usada na medicina popular de vários países. Estudos pré-clínicos e clínicos têm demonstrado efeitos terapêuticos dessa planta contra variadas doenças. No entanto, no Brasil, a babosa pode ser utilizada apenas para uso tópico, não sendo permitido seu uso oral ou como alimento, em função da presença de derivados antracênicos, comprovadamente tóxicos ao organismo, os quais causam efeitos hepatotóxicos, nefrotóxicos e lesões gastrintestinais.[5]

Caso 4 No Brasil, são muito raros casos dessa natureza. Porém, é muito comum a suspensão de medicamentos fitoterápicos comercializados sem a prévia autorização da Anvisa, os quais, pela ausência de fiscalização mais efetiva, só são "descobertos" após causarem danos irreversíveis, muitas vezes óbitos, acarretando a sua retirada imediata do mercado. No entanto, a comercialização desses produtos ocorre pelo fácil e livre acesso à internet, onde muitas vezes são promovidos sob nomes-fantasia bastante atrativos. Contudo, tais produtos muitas vezes contêm substâncias tóxicas, como os alcaloides pirrolizidínicos ou substâncias sintéticas com potencial tóxico. Já em países europeus, com destaque para a Alemanha, o processo de fiscalização

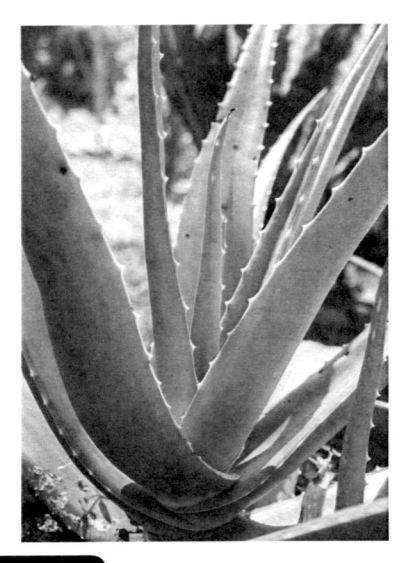

Figura 4.3

PARTES AÉREAS DA *ALOE VERA* (BABOSA).

feito pela farmacovigilância é bem efetivo, e são constantemente retirados de circulação medicamentos previamente autorizados, mas que causam efeitos indesejados a longo prazo.

Caso 5 Exemplo de sucesso no Brasil, o conhecido fitoterápico denominado Acheflan® (Figura 4.4), de origem 100% nacional, foi desenvolvido e aprovado há quase 20 anos pela indústria farmacêutica Aché, e continua no mercado, cada vez mais consolidado, sendo um *case* de êxito e estímulo aos cientistas que trabalham na área de produtos naturais bioativos. O referido fitoterápico é produzido à base do óleo essencial de *Cordia verbenacea* DC., planta medicinal conhecida como "erva-baleeira" (Figura 4.5), que contém entre 2,3 a 2,9% do sesquiterpeno alfa-humuleno. Sua utilização inicial foi como creme, e já possui variadas formulações. Foi aprovado pela Anvisa como anti-inflamatório de uso tópico, após cerca de sete anos de estudos, com o envolvimento de mais de 100 profissionais de variadas áreas de conhecimento e com investimento de cerca de R$ 15 milhões.[3,5]

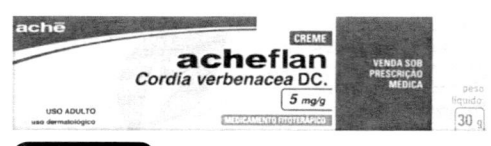

Figura 4.4

FITOTERÁPICO ACHEFLAN®, PRODUZIDO PELA EMPRESA ACHÉ, À BASE DO ÓLEO ESSENCIAL DE *CORDIA VERBENACEA* DC. (ERVA-BALEEIRA).

Fonte: Acheflan®.[10]

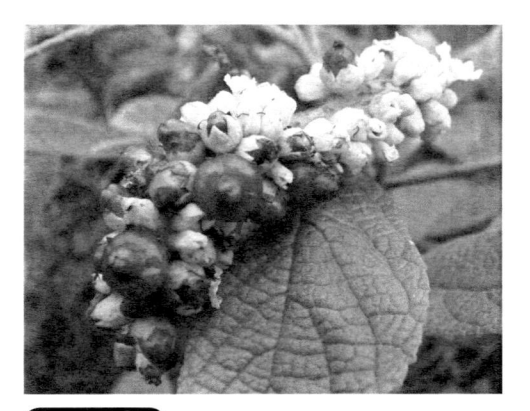

Figura 4.5

PARTES AÉREAS DA ERVA-BALEEIRA.

Fonte: Safari Garden.[11]

LISTA DE MEDICAMENTOS FITOTERÁPICOS LIBERADOS PELA ANVISA

Os dados obtidos por meio de uma lista feita pela Câmara de Regulação do Mercado de Medicamentos (CMED), em junho de 2021, indicam que 214 medicamentos fitoterápicos estão disponibilizados no mercado farmacêutico. No entanto, existem outros que não estão na lista em questão. É importante ressaltar que, mesmo com as suspensões feitas pela Anvisa, ainda existem inúmeros fitoterápicos disponíveis no mercado sem aprovação regular. Outro ponto que merece ser destacado é que muitos medicamentos desenvolvidos e aprovados no país advêm de tecnologias e aprovações de agências internacionais e de insumos importados. A relação (em ordem alfabética), contendo o nome comercial do medicamento fitoterápico (com eventual nominação do fabricante) seguido da planta medicinal utilizada como insumo para a fabricação do medicamento, está indicada na Tabela 4.1.[12]

As cinco plantas mais abundantes utilizadas como insumos para a preparação dos fitoterápicos aprovados pela Anvisa, apontados na Tabela 4.1, estão listadas a seguir, com indicações populares, uso clínico e exemplo de fitoterápico disponível no mercado.

Hedera helix L. Planta usada para a preparação de 23 fitoterápicos listados na Tabela 4.1. É conhecida como hera ou hera-trepadeira, e suas folhas são usadas para o tratamento de inflamações respiratórias agudas ou crônicas, além de sintomas relacionados a infecções do trato respiratório superior (tosse etc.). Indicada clinicamente como expectorante e mucofluidificante (Figura 4.6).

Aesculus hippocastanum L. Planta usada para a preparação de 18 fitoterápicos apresentados na Tabela 4.1. Conhecida popularmente como "castanha-da-índia", usada na medicina tradicional para o tratamento de várias doenças, especialmente contra varizes e seus sintomas (Figura 4.7). Indicada clinicamente para o tratamento de sintomas de insuficiência venosa, como dor e inchaço nas pernas, câimbras, prurido e fragilidade capilar.

Ginkgo biloba L. Planta usada para a preparação de 15 fitoterápicos incluídos na Tabela 4.1. Conhecida pelo nome popular ginkgo ou árvore avenca, é tradicionalmente utilizada para melhorar a atenção e a memória, no tratamento de zumbidos, vertigens e dores de cabeça, além de problemas cardiopulmonares. O medicamento é indica-

Tabela 4.1

RELAÇÃO DE FITOTERÁPICOS APROVADOS PELA ANVISA

Nome comercial do medicamento	Nome científico da planta usada
Abrifit®	*Hedera helix* L.
Abrilar®	*Hedera helix* L.
Acheflan®	*Cordia verbenacea* DC.
Agiolax®	*Plantago ovata* Forssk.; *Senna alexandrina* Mill.
Agritoss®	*Nasturtium officinale* R.Br.
Alcachofra Herbarium	*Cynara scolymus* L.
Alcachofra Aspen Pharma	*Cynara scolymus* L.
Alcachofra Multilab	*Cynara scolymus* L.
Alcachofra Natulab	*Cynara scolymus* L.
Alcachofra Vidora	*Cynara scolymus* L.
Alcachofrax®	*Cynara scolymus* L.
Alcagest®	*Cynara scolymus* L.
Androsten®	*Tribulus terrestris* L.
Ansival®	*Valeriana officinalis* L.
Antistax®	*Vitis vinifera* L.
Apiguaco®	*Mikania glomerata* Spreng.
Aplause®	*Actaea racemosa* L.
Aremaz®	*Hedera helix* L.
Arlivry®	*Hedera helix* L.
Arnica do mato EC®	*Solidago microglossa* DC.
Arpadol®	*Harpagophytum procumbens* DC. ex Meissn.
Arpynflan®	*Harpagophytum procumbens* DC. ex Meissn.
Artrinon®	*Uncaria tomentosa* DC.
Belly®	*Garcinia cambogia* Roxb.
Bioginkgo® Bionatus	*Ginkgo biloba* L.
Biotoss Edulito®	*Mikania glomerata* Spreng.
Biotoss® xarope	*Mikania glomerata* Spreng.
Blumel Hedera®	*Hedera helix* L.
Boldo Klein®	*Peumus boldus* Molina
Boldovita®	*Peumus boldus* Molina
Briliv®	*Hedera helix* L.
Brondelix®	*Hedera helix* L.

❯

Tabela 4.1

RELAÇÃO DE FITOTERÁPICOS APROVADOS PELA ANVISA

Nome comercial do medicamento	Nome científico da planta usada
Bronquivita®	*Eucaliptus globulus* Labill.
Buona®	*Glycine max* (L.) Merr.
Calmasyn®	*Passiflora incarnata* L.
Calmintheo®	*Passiflora incarnata* L.
Calmitane®	*Valeriana officinalis* L.
Calmoplantas®	*Passiflora incarnata* L.
Cáscara sagrada Bionatus	*Rhamnus purshiana* DC.
Cáscara sagrada Herbarium	*Rhamnus purshiana* DC.
Castanha da índia	*Aesculus hippocastanum* L.
Castanha da índia® Atalaia	*Aesculus hippocastanum* L.
Castanha da índia EC	*Aesculus hippocastanum* L.
Castanha da índia Globo	*Aesculus hippocastanum* L.
Castanha da índia Herbarium	*Aesculus hippocastanum* L.
Cellufan vita®	*Centella asiatica* (L.) Urb.
Centella Herbarium	*Centella asiatica* (L.) Urb.
Clifemin®	*Actaea racemosa* L.
Climatrix®	*Trifolium pratense* L.
Cognitus®	*Bacopa monnieri* (L.) Wettst.
Colegórico®	*Atropa bella-donna* L.
Deprenon Vita®	*Hypericum perforatum* L.
Elixir cólico	*Atropa bella-donna* L.
Elixir paregórico Catarinense	*Papaver somniferum* L.
Enax®	*Echinacea purpurea* (L.) Moench
Epaphyto®	*Peumus boldus* Molina
Equitam®	*Ginkgo biloba* L.
Espinheira santa	*Maytenus ilicifolia* Mart. ex Reissek
Espinheira santa Natulab	*Maytenus Ilicifolia* Mart. ex Reissek
Eucaprol®	*Eucaliptus globulus* Labill.
Fibirax plant®	*Plantago ovata* Forssk.
Fibrems®	*Plantago ovata* Forssk.
Fiquezen®	*Passiflora incarnata* L.
Fitobiloba®	*Ginkgo biloba* L.

Tabela 4.1

RELAÇÃO DE FITOTERÁPICOS APROVADOS PELA ANVISA

Nome comercial do medicamento	Nome científico da planta usada
Fitobronc®	*Polygala senega* L.
Fitoscar®	*Stryphnodendron barbatimam* Mart.
Flebon®	*Pinus pinaster* Aiton
Flexive® CDM	*Symphytum officinale* L.
Flor da noite composta	*Himatanthus lancifolius* (Müll.Arg.) Woodson; *Cereus jamacaru* DC.; *Dorstenia multiformis* Miq.
Fluxoliv®	*Aesculus hippocastanum* L.
Flyare®	*Hedera helix* L.
Forfig®	*Silybum marianum* (L.) Gaertn.
Galenogal Elixir®	*Salix alba* Linné
Gamaline V®	*Borago officinalis* L.
Garra EC®	*Harpagophytum procumbens* DC. ex Meissn.
Gastriless® Bionatus	*Maytenus ilicifolia* Mart. ex Reissek
Gastrinon®	*Maytenus ilicifolia* Mart. ex Reissek
Gastroplantas	*Maytenus ilicifolia* Mart. ex Reissek
Gastrosil®	*Maytenus ilicifolia* Mart. ex Reissek
Gengimin®	*Zingiber officinale* Roscoe
Giamebil®	*Mentha crispa* L.
Ginkgo biloba Brasterapica	*Ginkgo biloba* L.
Ginkgo Catarinense	*Ginkgo biloba* L.
Ginkgo ES®	*Ginkgo biloba* L.
Ginkgo Herbarium	*Ginkgo biloba* L.
Ginkgo Vital	*Ginkgo biloba* L.
Ginkoba®	*Ginkgo biloba* L.
Ginkocaps®	*Ginkgo biloba* L.
Ginkomed®	*Ginkgo biloba* L.
Ginkotab® Neo Química	*Ginkgo biloba* L.
Ginseng Bionatus	*Panax ginseng* C.A.Mey.
Guaco edulito Herbarium	*Mikania glomerata* Spreng.
Guacovita®	*Nasturtium officinale* R.Br.; *Polygala senega* L.; *Myroxylon balsamum* Harms
Hamamelis EC	*Hamamelis virginiana* L.
Hedera Farma	*Hedera helix* L.

❯

Tabela 4.1

RELAÇÃO DE FITOTERÁPICOS APROVADOS PELA ANVISA

Nome comercial do medicamento	Nome científico da planta usada
Hedera Catarinense	*Hedera helix* L.
Hedera Cimed	*Hedera helix* L.
Hedera helix Vitamedic	*Hedera helix* L.
Hederaflux	*Hedera helix* L.
Hederax	*Hedera helix* L.
Hedra Expec	*Hedera helix* L.
Hepatilon®	*Peumus boldus* Molina
Hepatoplantas	*Peumus boldus* Molina
Hevelair®	*Hedera helix* L.
Hipericin®	*Hypericum perforatum* L.
Hipérico Herbarium	*Hypericum perforatum* L.
Hyperativ®	*Hypericum perforatum* L.
Imunoflan®	*Pelargonium sidoides* DC.
Imunomax® gel	*Uncaria tomentosa* DC.
Inglesa sobral	*Cinchona calisaya* Wedd.
Inthos®	*Polypodium leucatomos*
Isoclim®	*Glycine max* (L.) Merr.
Isoflavine®	*Glycine max* (L.) Merr.
Isovit®	*Glycine max* (L.) Merr.
Kaloba®	*Pelargonium sidoides* DC.
Kava kava Herbarium	*Piper methysticum* G.Forst.
Lacass®	*Senna alexandrina* Mill.
Laxasene® Bionatus	*Senna alexandrina* Mill.
Laxette®	*Cassia senna* L.
Legalon®	*Silybum marianum* (L.) Gaertn.
Lenitive®	*Valeriana officinalis* L.
Liberaflux®	*Hedera helix* L.
Linevit®	*Cynara scolymus* L.
Lison®	*Silybum marianum* (L.) Gaertn.
Livtós®	*Mikania glomerata* Spreng.
Maracujá Concentrix®	*Crataegus rhipidophylla* Gand.; *Passiflora incarnata* L.; *Salix alba* Linné.
Maracujá Herbarium	*Passiflora incarnata* L.

Tabela 4.1

RELAÇÃO DE FITOTERÁPICOS APROVADOS PELA ANVISA

Nome comercial do medicamento	Nome científico da planta usada
Maravilha curativa do Dr. Humpherys®	*Hamamelis virginiana* L.
Melxi®	*Ananas comosus* (L.) Merril.
Menovita®	*Actaea racemosa* L.
Metamucil®	*Plantago ovata* Forssk.
Minel®	*Trifolium pratense* L.
Monaless®	*Oryza sativa* L.
Motore®	*Curcuma longa* L.
Natulaxe®	*Cassia angustifolia* Vahl
Naturetti®	*Senna alexandrina* Mill.; *Cassia fistula* L.
Normaten® Fiber	*Plantago ovata* Forssk.
Nufig®	*Silybum marianum* (L.) Gaertn.
Olina® essência de vida	*Gentiana lutea* L.
Lutea®	*Aloe ferox* Mill.
Pasalix®	*Crataegus rhipidophylla* Gand.; *Passiflora incarnata* L.; *Salix alba* Linné.
Pasalix® PI	*Passiflora incarnata* L.
Passiflora Klein®	*Passiflora incarnata* L.
Pausefemme®	*Glycine max* (L.) Merr.
Pazine®	*Passiflora incarnata* L.
Permear®	*Harpagophytum procumbens* DC. ex Meissn.
Phitóss®	*Hedera helix* L.
Phytovein®	*Aesculus hippocastanum* L.
Piascledine®	*Persea americana* Mill.; *Glycine max* (L.) Merr.
Plantaben®	*Plantago ovata* Forssk.
Plantacil®	*Plantago ovata* Forssk.
Plantalyve®	*Plantago ovata* Forssk.
Plantare®	*Plantago ovata* Forssk.
Plantolaxy®	*Plantago ovata* Forssk.
Proctocaps®	*Aesculus hippocastanum* L.
Promensil®	*Trifolium pratense* L.
Prostat-HPB®	*Serenoa repens* (W.Bartram) Small
Prostatal®	*Serenoa repens* (W.Bartram) Small

Tabela 4.1

RELAÇÃO DE FITOTERÁPICOS APROVADOS PELA ANVISA

Nome comercial do medicamento	Nome científico da planta usada
Prymox®	*Echinacea purpurea* (L.) Moench
Recalm®	*Valeriana officinalis* L.
Remilev®	*Valeriana officinalis* L.; *Humulus lupulus* L.
Reparosono®	*Passiflora incarnata* L.
Respiratus®	*Hedera helix* L.
Resplix®	*Hedera helix* L.
Reumaliv®	*Harpagophytum procumbens* (Burch.) DC. ex Meissn.
Ritapeels®	*Ginkgo biloba* L.
Senan®	*Senna alexandrina* Mill.
Senareti®	*Senna alexandrina* Mill.
Sene Herbarium	*Senna alexandrina* Mill.
Seneben®	*Senna alexandrina* Mill.
Seneflora®	*Senna alexandrina* Mill.
Sennalax®	*Senna alexandrina* Mill.
Serenus®	*Crataegus rhipidophylla* Gand.; *Passiflora incarnata* L.; *Salix alba* Linné.
Sintocalmy®	*Passiflora incarnata* L.
Sonoripan®	*Valeriana officinalis* L.
Sonotabs®	*Valeriana officinalis* L.
Soyfemme®	*Glycine max* (L.) Merr.
Soynati®	*Glycine max* (L.) Merr.
Specdera®	*Hedera helix* L.
Tamarine®	*Senna alexandrina* Mill.; *Cassia fistula* L.
Tanaceto EC	*Tanacetum parthenium* (L.) Sch.Bip.
Tanakan®	*Ginkgo biloba* L.
Tebonin®	*Ginkgo biloba* L.
Tenag®	*Vitex agnus-castus* L.
TêPeMen®	*Actaea racemosa* L.
Theogórico Sobral®	*Atropa bella-donna* L.
Tintura de espinheira divina composta®	*Maytenus ilicifolia* Mart. ex Reissek
Tintura de jalapa Sobral®	*Operculina alata* (Ham.) Urb.
Torante®	*Hedera helix* L.

Tabela 4.1

RELAÇÃO DE FITOTERÁPICOS APROVADOS PELA ANVISA

Nome comercial do medicamento	Nome científico da planta usada
Toux®	*Hedera helix* L.
Ulcerazine®	*Maytenus ilicifolia* Mart. ex Reissek
Umckan®	*Pelargonium sidoides* DC.
Valerance®	*Valeriana officinalis* L.
Valeriane®	*Valeriana officinalis* L.
Valerimed® Cimed	*Valeriana officinalis* L.
Valerinati®	*Valeriana officinalis* L.
Valessone®	*Valeriana officinalis* L.
Valsed®	*Valeriana officinalis* L.
Valyanne®	*Valeriana officinalis* L.
VariCaps® ah	*Aesculus hippocastanum* L.
Varicell®	*Aesculus hippocastanum* L.
Varicell® Phyto	*Aesculus hippocastanum* L.
Variless® Bionatus	*Aesculus hippocastanum* L.
Varinati®	*Aesculus hippocastanum* L.
Varisbem®	*Aesculus hippocastanum* L.
Varivax®	*Aesculus hippocastanum* L.
Varizil®	*Melilotus officinalis* (L.) Lam.
Vecasten®	*Melilotus officinalis* (L.) Lam.
Venocel®	*Aesculus hippocastanum* L.
Venocur® fit	*Aesculus hippocastanum* L.
Vitamagris®	*Fucus vesiculosus* L.
Vitatrat®	*Aesculus hippocastanum* L.

Fonte: Sabadini.[12]

do clinicamente para aumentar o fluxo sanguíneo e elevar a oferta de oxigênio para as células, protegendo os tecidos dos danos da falta de oxigênio (Figura 4.8).

Valeriana officinalis L. Planta usada para a preparação de 14 fitoterápicos listados na Tabela 4.1. Conhecida pelo nome popular de valeriana ou erva-de-gato, é usada tradicionalmente para tratar estados de muita excitação nervosa, insônia, enxaqueca, cólica, dores reumáticas etc. O medicamento é indicado clinicamente como sedativo moderado, como agente promotor do sono e no tratamento de distúrbios do sono associados à ansiedade (Figura 4.9).

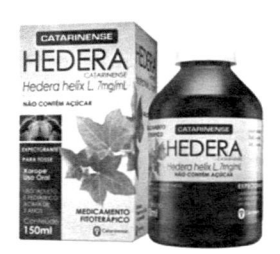

Figura 4.6

FITOTERÁPICO HEDERA CATARINENSE, PRODUZIDO PELA EMPRESA CATARINENSE PHARMA, À BASE DE FOLHAS DE *HEDERA HELIX* L.

Fonte: Hedera Catarinense®.[13]

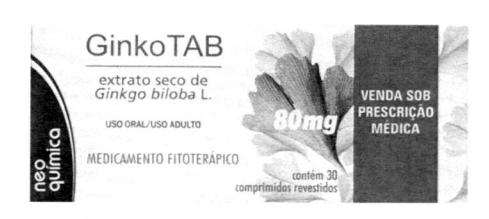

Figura 4.8

FITOTERÁPICO GINKOTAB, PRODUZIDO PELA EMPRESA NEO QUÍMICA, À BASE DO EXTRATO SECO DAS FOLHAS DE *GINKGO BILOBA* L.

Fonte: GinkoTab®.[15]

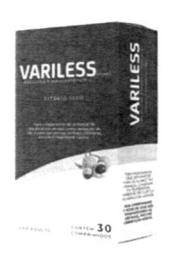

Figura 4.7

FITOTERÁPICO VARILESS, PRODUZIDO PELA EMPRESA BIONATUS, À BASE DO EXTRATO SECO DAS SEMENTES DE *AESCULUS HIPPOCASTANUM* L.

Fonte: Variless®.[14]

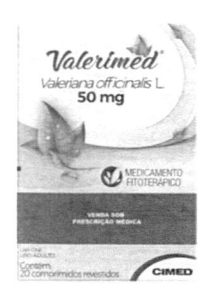

Figura 4.9

FITOTERÁPICO VALERIMED, PRODUZIDO PELA EMPRESA CIMED, À BASE DO EXTRATO SECO DE *VALERIANA OFFICINALIS* L.

Fonte: Valerimed®.[16]

Passiflora incarnata L. Planta usada para a preparação de 12 fitoterápicos indicados na Tabela 4.1. Conhecida como maracujá, suas folhas são usadas tradicionalmente para tratar os estados de ansiedade, tensão nervosa e insônia. Além disso, também é utilizada como diurético, antiespasmódico, antitussígeno, para a melhora da digestão etc. O medicamento é indicado clinicamente para o tratamento de ansiedade, agitação nervosa, irritabilidade e insônia (Figura 4.10).

Produtos à base de *Cannabis sativa*

Considerando as discussões em todo o mundo sobre a utilização da *Cannabis sativa*, popularmente conhecida como maconha, com finalidades terapêuticas, em que pese as diferentes correntes e opiniões, iremos descrever aqui de forma resumida as alternativas de produtos disponíveis no Brasil, já aprovados pela Anvisa, atendendo à Resolução da Diretoria

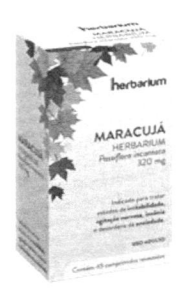

Figura 4.10

FITOTERÁPICO MARACUJÁ, PRODUZIDO PELA EMPRESA HERBARIUM, À BASE DO EXTRATO SECO DE *PASSIFLORA INCARNATA* L.
Fonte: Maracujá Herbarium®.[17]

Colegiada (RDC) 327/2019, com utilização clínica específica.[18]

De acordo com a norma, os produtos à base de inflorescências de *Cannabis sativa*, registrados para fins medicinais, não podem ser considerados medicamentos comuns, já que não passaram por todas as etapas regulatórias e pelos ensaios exigidos para o registro de medicamentos no Brasil. Esses medicamentos podem ser prescritos somente quando as alternativas terapêuticas relacionadas ao caso clínico do paciente estiverem esgotadas. Além disso, eles só poderão ser disponibilizados aos usuários mediante orientação médica via receita do tipo B, de cor azul, específica para a prescrição de medicamentos da classe dos psicofármacos.

Até 2022, 11 produtos tinham sido aprovados pela Anvisa, cinco deles produzidos à base de extratos de *Cannabis sativa* e seis produzidos à base do princípio ativo mais conhecido da planta, o canabidiol. Estes estão indicados a seguir:

- Canabidiol Prati-Donaduzzi (20 mg/mL; 50 mg/mL e 200 mg/mL).
- Canabidiol NuNature (17,18 mg/mL).
- Canabidiol NuNature (34,36 mg/mL).
- Canabidiol Farmanguinhos (200 mg/mL).

- Canabidiol Verdemed (50 mg/mL).
- Extrato de *Cannabis sativa* Promediol (200 mg/mL).
- Extrato de *Cannabis sativa* Zion Medpharma (200 mg/mL).
- Canabidiol Verdemed (23,75 mg/mL).
- Extrato de *Cannabis sativa* Alafiamed (200 mg/mL).
- Extrato de *Cannabis sativa* Greencare (79,14 mg/mL).
- Extrato de *Cannabis sativa* Ease Labs (79,14 mg/mL).

No Brasil, existem vários grupos de pesquisa investigando o potencial da maconha como alternativa terapêutica, com resultados pré-clínicos promissores. No entanto, os medicamentos disponíveis no mercado geralmente são importados, como um dos mais recentes aprovados, à base do extrato da maconha, o Extrato de *Cannabis sativa* Ease Labs, produzido na Colômbia.

O primeiro medicamento específico à base de *Cannabis sativa* aprovado no Brasil foi o Mevatyl® (Figura 4.11), em 2017; em outros 28 países, ele foi registrado com o nome de Sativex® (tetra-hidrocanabinol [THC], 27 mg/mL + canabidiol [CBD], 25 mg/mL). Ambos são canabinoides obtidos a partir da *Cannabis sativa*, disponíveis como solução oral (*spray*). O referido medicamento é fabricado pela GW Pharma Limited, do Reino Unido, e a detentora do registro do medicamento no Brasil é a empresa Beaufour Ipsen Farmacêutica Ltda., de São Paulo, SP. O medicamento é indicado para o tratamento sintomático da espasticidade moderada a grave relacionada à esclerose múltipla, sendo restrito para adultos. Embora o medicamento contenha o canabidiol, efetivo em casos de epilepsia, não pode ser usado para essas condições em função da presença do THC, conhecido por agravar a situação de pacientes acometidos por crises epiléticas.

É oportuno destacar que o Canabidiol Prati-Donaduzzi (Figura 4.12), consiste no primeiro produto de canabidiol desenvolvido in-

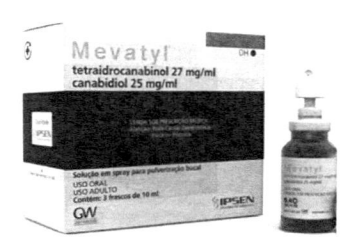

Figura 4.11

MEVATYL®, COMERCIALIZADO
PELA EMPRESA BEAUFOUR IPSEN
FARMACÊUTICA LTDA.

Fonte: Mevatyl®.[19]

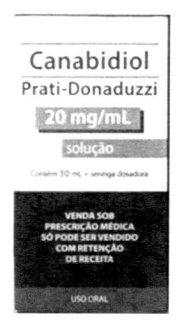

Figura 4.12

FITOFÁRMACO CANABIDIOL, PRODUZIDO
PELA EMPRESA PRATI-DONADUZZI.

Fonte: Canabidiol Prati-Donaduzzi®.[20]

teiramente no Brasil. Foi aprovado pela Anvisa e começou a ser comercializado em 2020 e envolveu uma parceria entre a indústria farmacêutica Prati-Donaduzzi, da cidade de Toledo, Paraná, e cientistas da Faculdade de Medicina de Ribeirão Preto (FMRP) da Universidade de São Paulo (USP), que pesquisam há bastante tempo as possíveis aplicações farmacêuticas para compostos derivados da planta *Cannabis sativa*. O produto foi registrado como um fitofármaco (fármaco de origem vegetal), sem indicação clínica pré-definida, podendo ser receitado para as condições em que o canabidiol seja considerado potencialmente benéfico para o paciente.[21]

CONSIDERAÇÕES FINAIS

O Brasil, com sua imensa e relevante biodiversidade, correspondendo a cerca de 1/3 da biodiversidade do planeta, e com sua relevante flora com perspectivas medicinais, poderia estar muito mais avançado em relação ao desenvolvimento de novos e eficazes medicamentos fitoterápicos ou fitofármacos. No entanto, o que se verifica, na prática, é a baixa produção de medicamentos inovadores, pois as indústrias farmacêuticas estão mais focadas em desenvolver medicamentos já consolidados, conforme claramente demonstrado pelos exemplos práticos descritos neste capítulo. Um dos destaques mantém-se o inovador medicamento fitoterápico Acheflan®, desenvolvido há quase 20 anos e que continua sendo comercializado com pleno êxito. Mais recentemente, começou a ser comercializado o fitofármaco Canabidiol, com matéria-prima obtida a partir da *Cannabis sativa* (maconha) e desenvolvido por pesquisadores da USP em parceria com uma empresa farmacêutica brasileira. Os motivos para tão poucos inovadores e eficazes medicamentos de origem natural serem desenvolvidos no país são os mais diversos, muitos deles indicados no Capítulo 6 deste livro, o qual destaca as complexas, longas e caras etapas envolvidas. Os estudos clínicos são considerados os mais dificultosos e onerosos para as indústrias farmacêuticas, as quais acabam canalizando seus esforços e investimentos na reprodução de medicamentos já existentes, mais baratos e com maior fluxo de venda.

É notório que a abundante utilização das plantas medicinais com finalidades terapêuticas e a volumosa produção científica, especialmente de artigos científicos de alto impacto que demonstram os relevantes e promissores resultados em ensaios experimentais pré-clínicos, destoam da quantidade de estudos clínicos que confirmam os resultados em células ou em animais e/ou da utilização dessas plantas na medicina tradicional ou popular.

Por outro lado, a biodiversidade existente é um fator motivador para que os cientistas brasileiros continuem buscando subsídios científicos, assim como já está sendo feito, na expectativa de mudanças ou estabelecimentos de políticas de apoio para a produção de novos, eficientes e inovadores medicamentos de origem natural, especialmente aqueles que podem ser úteis para a cura e a profilaxia de doenças graves e ainda sem tratamento adequado, como o câncer, a covid-19, entre outras.

REFERÊNCIAS

1. Niero R, Cechinel Filho V, Yunes RA. Medicinal plants and medicines. In: Cechinel Filho, Editor. Natural products as source of molecules with therapeutic potential. Cham: Springer; 2018. p. 1-34.

2. Lupatini EO, Barreto JOM, Zimmermann IR, Silva EN. Medicamentos e pesquisa translacional: etapas, atores e políticas de saúde no contexto brasileiro. Saúde Debate. 2019;43(2):181-99.

3. Cechinel Filho V, Cechinel-Zanchett CC. Fitoterapia avançada: uma abordagem química, biológica e nutricional. Porto Alegre: Artmed; 2020.

4. Brasil. Ministério da Saúde. Resolução da Diretoria Colegiada - RDC n° 26, de 13 de maio de 2014. Dispõe sobre o registro de medicamentos fitoterápicos e o registro e a notificação de produtos tradicionais fitoterápicos. Brasília: MS; 2014.

5. Cechinel Filho V. Medicamentos de origem vegetal: atualidades, desafios, perspectivas. Itajaí: Univali; 2017.

6. Tavana B, Chen A. Review determination of drugs in clinical trials: current status and outlook. Sensors (Basel). 2022;22(4):1592.

7. Jorge MR, tradutor. Declaração de Helsinque da Associação Médica Mundial (WMA): princípios éticos para pesquisa médica envolvendo seres humanos [Internet]. 2016 [capturado em 05 jul. 2023]. Disponível em: https://www.wma.net/wp-content/uploads/2016/11/491535001395167888_DoHBrazilianPortugueseVersionRev.pdf.

8. Coelho MFB, Jorge AS, Macedo M, Nogueira Borges HB, Spiller C. Nó-de-cachorro (Heteropterys tomentosa A. Juss.): espécie de uso medicinal em Mato Grosso, Brasil. Rev. Bras. Pl. Med. 2011;13(4):475-85.

9. Paulo PTC, Diniz MFFM, Medeiros IA, Morais LCSL, Andrade FB, Santos HB. Ensaios clínicos toxicológicos, fase I, de um fitoterápico composto (Schinus terebinthifolius Raddi, Plectranthus amboinicus Lour e Eucalyptus globulus Labill). Rev Bras Farmacog. 2009;19(1A):68-76.

10. Acheflan®. [Bula de medicamento] [Internet]. Brasília: ANVISA; 2023 [capturado em 27 JUN 2023]. Disponível em: https://consultas.anvisa.gov.br/#/bulario/q/?nomeProduto=ACHEFLAN.

11. Safari Garden. Muda de Erva Baleeira - Cordia Verbenacea [Internet]. Ibitinga: Safari Garden; c2023 [capturado em 2 ago. 2023]. Disponível em: https://safarigarden.commercesuite.com.br/muda-de-erva-baleeira-cordia-verbenacea.

12. Sabadini L. Lista completa: +100 medicamentos fitoterápicos liberados pela ANVISA [Internet]. Jales: InovaFarma; 2021 [capturado em 27 jun 2023]. Disponível em: https://www.inovafarma.com.br/blog/lista-de-medicamentos-fitoterapicos/, 21 de dezembro de 2021.

13. Hedera Catarinense®. [Bula de medicamento] [Internet]. Joinville: Laboratório Catarinense; 2023 [capturado me 207 jun 2023]. Disponível em: https://consultas.anvisa.gov.br/#/bulario/q/?nomeProduto=HEDERA%20CATARINENSE.

14. Variless®. [Internet]. Bionatus; 2023 [capturado em 27 jun 2023]. Disponível em: https://www.bionatus.ca/index.php/en-ca/products/herbal-remedies/257-variless-280-mg.

15. GinkoTab®. [Bula de medicamento] [Internet]. São Paulo: Neo Química; 2018 [capturado em 27 jun 2023]. Disponível em: https://consultas.anvisa.gov.br/#/bulario/q/?nomeProduto=GINKOTAB.

16. Valerimed®. [Bula de medicamento] [Internet]. São Paulo: Cimed Indústria; 2021 [capturado em 27 jun 2023]. Disponível em: https://consultas.anvisa.gov.br/#/bulario/q/?nomeProduto=VALERIMED.

17. Maracujá Herbarium®. [Bula de medicamento] [Internet]. São Paulo: Colombo: Herbarium Laboratório Botânico; 2022 [capturado em 27 jun 2023]. Disponível em: https://consultas.anvisa.gov.br/#/bulario/q/?nomeProduto=MARACUJ%C3%81%20HERBARIUM.

18. Brasil. Ministério da Saúde. Resolução da Diretoria Colegiada - RDC Nº 327, de 9 de dezembro de 2019. Dispõe sobre os procedimentos para a concessão da Autorização Sanitária para a fabricação e a importação, bem como estabelece requisitos

para a comercialização, prescrição, a dispensação, o monitoramento e a fiscalização de produtos de Cannabis para fins medicinais, e dá outras providências. Brasília: MS; 2019.

19. Mevatyl®. [Bula de medicamento] [Internet]. São Paulo: Beaufour Ipsen Farmacêutica; 2021 [capturado em 27 jun 2023]. Disponível em: https://consultas.anvisa.gov.br/#/bulario/q/?nomeProduto=Mevatyl.

20. Canabidiol Prati-Donaduzzi®. [Bula de medicamento] [Internet]. Toledo: Prati-Donaduzzi; ano [capturado em 27 jun 2023]. Disponível em: https://www.pratidonaduzzi.com.br/produtos/produtos-canabidiol?task=download&file=bula_medicamento&id=6072.

21. Escobar H. Canabidiol desenvolvido na USP chega às farmácias. Jornal da USP [Internet]. 2020 [capturado em 27 jun 2023]. Disponível em: https://jornal.usp.br/ciencias/canabidiol-desenvolvido-na-usp-chega-as-farmacias/.

LEITURA RECOMENDADA

Cechinel-Zanchett CC. Estudos pré-clínicos e clínicos de espécies vegetais selecionadas de países pertencentes ao Mercosul e aspectos toxicológicos. Infarma. 2017;29:284-301.

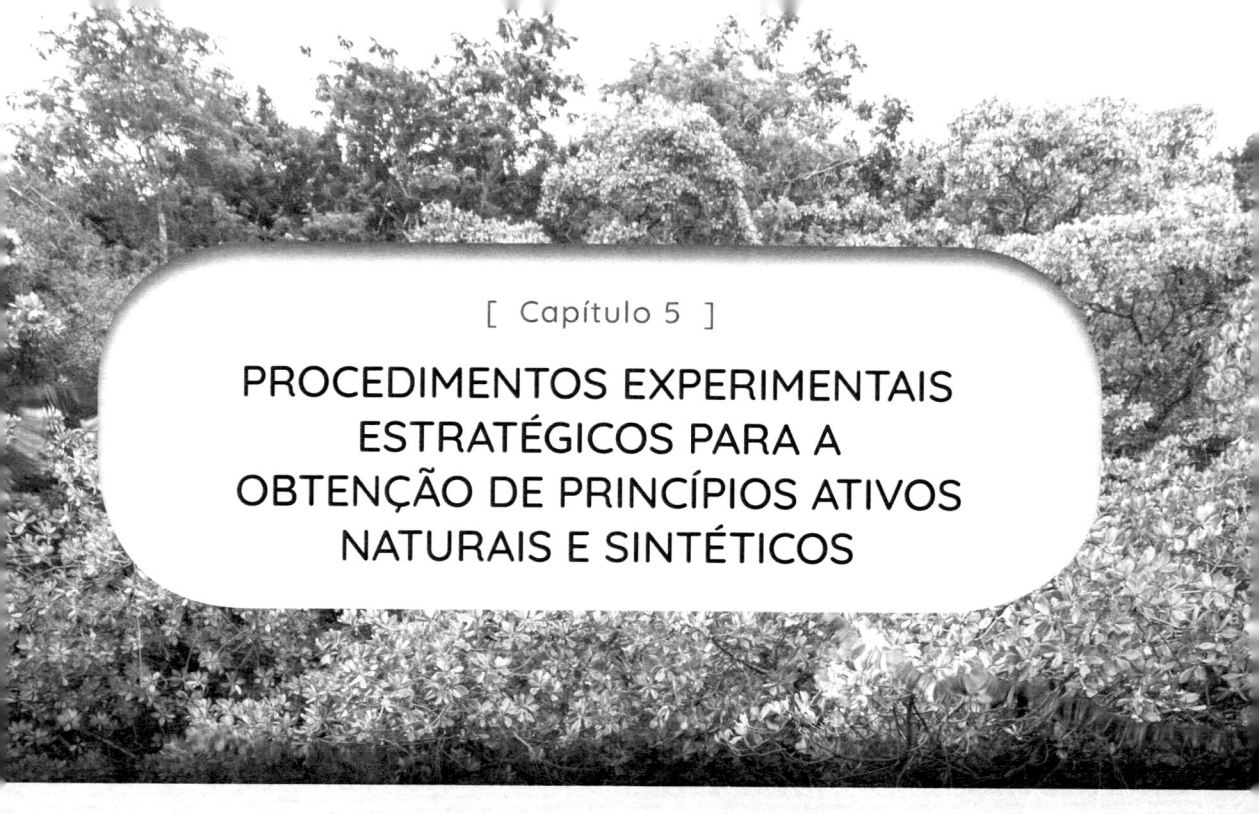

Capítulo 5

PROCEDIMENTOS EXPERIMENTAIS ESTRATÉGICOS PARA A OBTENÇÃO DE PRINCÍPIOS ATIVOS NATURAIS E SINTÉTICOS

Resumo

Neste capítulo, serão analisados os procedimentos e estratégias usados na procura por agentes medicinais de origem natural ou sintética com base nos produtos naturais. As principais técnicas químicas e biológicas, as dificuldades e os cuidados indispensáveis durante todos os procedimentos experimentais, como a formação de artefatos, serão demonstrados com exemplos práticos. Serão abordados, ainda, temas como a importância de derivados e análogos obtidos por síntese por meio do uso de produtos naturais como protótipos, entre outros tópicos de importância na área.

A biodiversidade, especialmente a flora, consiste em relevante fonte de novos, eficazes e inovadores medicamentos destinados à cura das mais variadas e graves doenças que atingem a humanidade. Tal informação é constatada por meio de pesquisas científicas relatadas na literatura, especialmente nas áreas de ciências farmacêuticas, biológicas, químicas, farmacológicas e médicas, entre outras. No decorrer desta obra, são descritos muitos exemplos sobre a importância das plantas medicinais para a pesquisa e o desenvolvimento de fitoterápicos e fitofármacos, além de fármacos relacionados direta ou indiretamente aos produtos de origem natural.

Em relação às plantas, estima-se que somente uma pequena porcentagem delas (5-10%) tenha sido ou está sendo avaliada cientificamente para comprovar seus efeitos terapêuticos. A literatura relata incontáveis e concretos resultados relevantes e promissores, sob o ponto de vista químico-medicinal, provenientes de estudos feitos por pesquisadores brasileiros, os quais têm analisado e comprovado os efeitos medicinais de extratos, frações e substâncias puras nos mais distintos ensaios experimentais *in vitro* e *in vivo*.[1-4]

É importante destacar que, para a descoberta de moléculas relevantes com potência similar a de um fármaco, são necessárias muitas etapas, em geral complexas e onerosas, levando os cientistas a utilizarem algumas estratégias mais assertivas que atinjam os objetivos e minimizem o tempo e o custo de pesquisa.

Uma dessas estratégias consiste em usar as informações da medicina popular ou tradicional para direcionar os pesquisadores na busca de substâncias bioativas.[4-6]

É notório o incremento de pesquisas realizadas em todo o mundo empregadas na obtenção de substâncias ativas a partir de produtos naturais, incluindo plantas, organismos marinhos, microrganismos, insetos e outros organismos vivos. Tal informação pode ser inequivocamente atestada pelo gigantesco aumento de publicações científicas e apresentações de resultados em eventos científicos na área, assim como pelo constante surgimento de novos periódicos, conforme já discutido neste livro.

Considera-se a biodiversidade, há décadas, uma vasta e promissora fonte de substâncias com potencial terapêutico, com estruturas desde as mais simples às mais complexas, muitas destas consideradas inimagináveis à sintetização em laboratórios. Esse arsenal natural incentiva não apenas os cientistas, mas também a indústria farmacêutica, a encontrarem potenciais e inovadores agentes medicinais.

Por outro lado, considerando as diferenças moleculares e, consequentemente, as diversas propriedades físico-químicas dessas substâncias, existem importantes e complexos desafios a serem superados para isolar, purificar e identificar seus princípios ativos, pois uma única espécie vegetal pode conter centenas ou milhares de substâncias e classes químicas diferentes, desde as mais simples e fáceis de obter – como o ácido salicílico (Figura 5.1), obtido de *Salix alba* Linné – como as mais complicadas e complexas – como o paclitaxel (Figura 5.2), obtido de *Taxus brevifolia* Nutt.

Incontáveis métodos experimentais, clássicos e modernos, de extração, purificação e identificação, têm sido desenvolvidos e publicados na literatura. Geralmente, os pesquisadores que trabalham na área de produtos naturais bioativos direcionam seus estudos para as substâncias que apresentam potencial biológico, independentemente da complexidade molecular ou da facilidade de obtenção. Nesse contexto, a estratégia que tem sido frequentemente utilizada com êxito é a execução de estudos bioguiados ou biodirecionados, os quais procedem os estudos fitoquímicos (isolamento e identificação), de acordo com os resultados biológicos ou farmacológicos *in vitro* e/ou *in vivo*.

Além dessa importante estratégia, outros fatores são essenciais para que o trabalho apresente resultados exitosos, conforme relatados e descritos a seguir:[1,2,4]

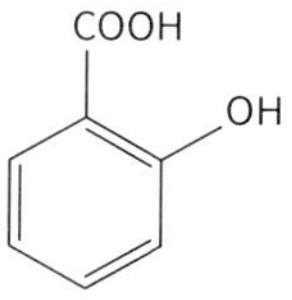

Figura 5.1

ESTRUTURA MOLECULAR
DO ÁCIDO SALICÍLICO.

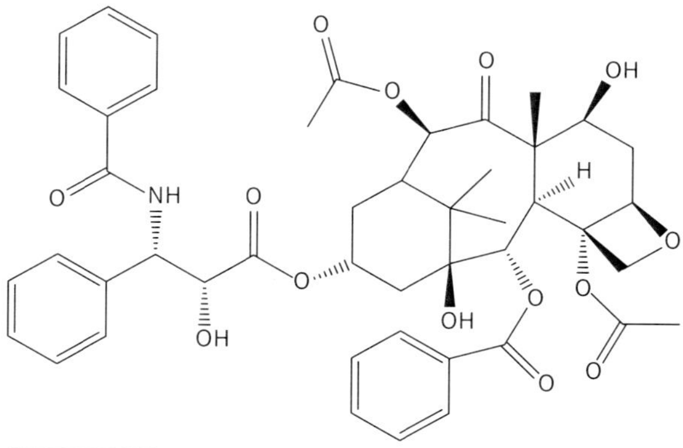

Figura 5.2

ESTRUTURA MOLECULAR DO PACLITAXEL.

- O nível de interação entre os pesquisadores e as áreas afins, incluindo botânica, química orgânica e medicinal, bioquímica, farmacologia, toxicologia, biologia molecular, entre outras.
- A infraestrutura necessária, especialmente em relação aos equipamentos, e a utilização de metodologias adequadas para atender aos objetivos almejados.
- A maturidade científica das equipes envolvidas.

Como estratégia para determinar quais são os principais parâmetros envolvidos na atividade biológica de moléculas de interesse, bem como para otimizar os efeitos biológicos encontrados, pode-se utilizar a química medicinal, especialmente os métodos de correlação entre estrutura e atividade biológica (qualitativos e quantitativos) e obtenção de derivados ou análogos via síntese ou semissíntese orgânica.

Neste capítulo, serão apresentadas algumas etapas experimentais comuns e estratégicas para a obtenção de princípios ativos naturais, com ênfase nas dificuldades e potenciais complicações evidenciadas na prática, além dos cuidados que devem ser considerados na execução das etapas experimentais. Aspectos inerentes à modificação estrutural,

à síntese de análogos e aos estudos de relação entre a estrutura química e a atividade biológica serão abordados e ilustrados com exemplos práticos.

PROCEDIMENTOS EXPERIMENTAIS GERAIS USADOS NA BUSCA DE PRINCÍPIOS ATIVOS A PARTIR DE PLANTAS

Sabe-se que uma planta pode produzir centenas ou milhares de metabólitos secundários, mas que, em geral, somente as substâncias presentes em maior quantidade são obtidas e identificadas por meio dos métodos da fitoquímica clássica e, após, são analisadas biologicamente. Para isolar e identificar as substâncias presentes em baixas concentrações, geralmente as mais ativas e promissoras, são necessárias etapas mais complexas, longas e onerosas. Portanto, como já mencionado, fazer uso da estratégia do estudo biodirecionado é uma interessante alternativa, mesmo com a exigência de uma maior interação entre os profissionais das distintas áreas envolvidas. Químicos, farmacólogos, bioquímicos, entre outros, precisam interagir de forma ágil para que a avaliação de extratos, frações, subfrações e substâncias puras seja efetivada para que atinjam os resultados pretendidos. Qualidades como dedicação, comprometimento, paciência, humildade e perseverança da equipe envolvida são fundamentais para o êxito do trabalho na busca de princípios ativos naturais. O acompanhamento da eficácia e da potência das frações e das substâncias puras é imprescindível, uma vez que viabiliza antever se o principal princípio ativo foi realmente detectado, além de permitir avaliar a eventual existência de sinergismo entre as substâncias. Indicativos de estabilidade das substâncias também podem ser evidenciados, em função da ocorrência comum da degradação pela influência de alguns fatores, como temperatura, uso de determinados solventes ou suportes cromatográficos, entre outros, compondo os conhecidos artefatos, que muitas vezes são também ativos e confundidos com substâncias de origem natural. Ao longo deste capítulo, esse tema será revisitado com mais detalhes e exemplos práticos.

Publicado em 1998, o artigo de Cechinel Filho e Yunes,[5] escrito com o intuito de auxiliar os jovens pesquisadores na área de produtos naturais bioativos, demonstra algumas etapas básicas que orientam sobre as aplicações do processo experimental, cujas principais etapas estão indicadas na Figura 5.3.

Planta

Ao selecionarem uma planta a ser estudada, geralmente os cientistas buscam informações sobre seu uso na medicina popular ou tradicional, que auxiliam sobremaneira na prospecção de plantas com potencial terapêutico, sendo as áreas de etnobotânica e etnomedicina importantes ferramentas para o êxito desse trabalho.[7] Dados da literatura confirmam que as chances de bons resultados na busca de plantas com efeitos medicinais pela orientação das informações da medicina popular são muito maiores.[8] Por exemplo, Svetaz e colaborado-

res[9] analisaram o efeito antifúngico de 327 espécies vegetais de 92 famílias e 251 gêneros oriundas de sete países da América Latina. Destas, a maioria foi selecionada pelos usos medicinais, e os resultados demonstram que as indicações da medicina popular levaram a 40,3% de plantas ativas contra pelo menos um tipo de fungo, enquanto as plantas selecionadas ao acaso evidenciaram 21,3% de plantas ativas contra pelo menos um tipo de fungo.

Por outro lado, em muitos estudos, existem discrepâncias entre as utilizações na medicina popular com as evidências experimentais, como no caso de plantas com potencial efeito em doenças mentais e neurológicas. Costa[10] descreve possíveis contrastes de resultados em função de coletas de plantas equivocadas em relação à identificação e ao uso popular, à preparação inadequada de extratos feita com solventes que formam artefatos, à contaminação por outras plantas ou insetos, entre outros fatores.

Sugere-se que os estudos sejam iniciados pelas partes da planta usadas na medicina popular, porém todas as partes devem ser analisadas em função da diferença de perfil químico, tanto no aspecto qualitativo quanto no quantitativo. Dependendo da espécie vegetal, deve-se evitar usar as raízes, pois pode causar a inutilização da planta.

Muitas vezes, os pesquisadores se deparam com resultados químicos e/ou biológicos distintos acerca da mesma espécie vegetal. Isso se deve à possibilidade de ocorrência de alguns fatores que influenciam na produção das substâncias naturais ou nos efeitos biológicos,[2,11,12] incluindo os listados a seguir.

- Problemas com os animais utilizados, ocasionando dificuldade de reprodutibilidade dos testes biológicos.
- Equipamentos com problemas técnicos ou calibração inadequada.
- Inadequação dos extratos utilizados, muitas vezes com a presença de água, influenciando na concentração da massa a ser usada.

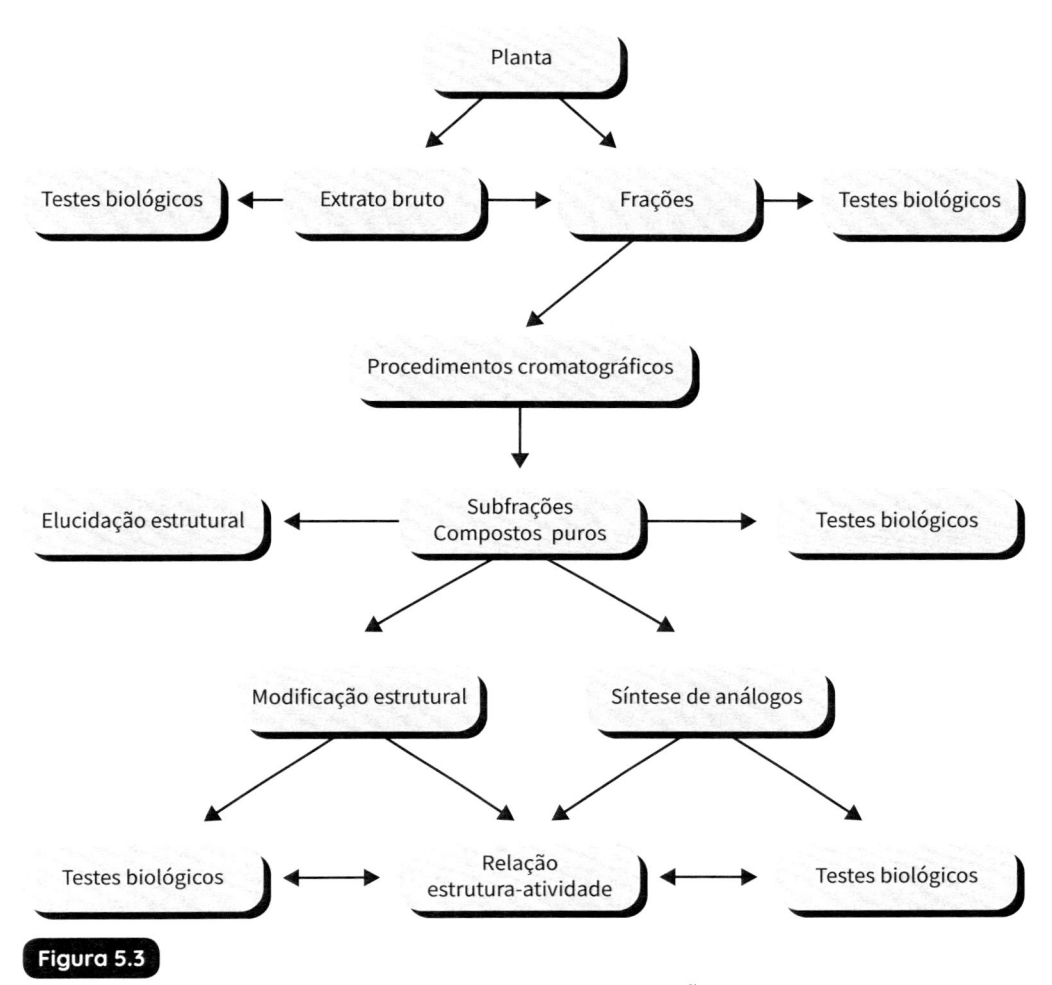

Figura 5.3

PROCEDIMENTOS GERALMENTE APLICADOS PARA A OBTENÇÃO
DE PRINCÍPIOS ATIVOS A PARTIR DE PLANTAS.

Fonte: Cechinel Filho[2] e Cechinel Filho e Yunes.[5]

- Contaminação da planta.
- Classificação equivocada da planta.
- Estágio de crescimento da planta.
- Fatores ambientais (clima, solo, variação sazonal, altitude etc.).
- Outros fatores, conforme demonstrado pela Figura 5.4.

Antes da coleta da planta para o início dos estudos, recomenda-se a participação de um botânico sistemático no processo, para que este proceda a classificação correta da espécie vegetal, além da realização de uma densa pesquisa nas distintas bases bibliográficas, visando ter mais subsídios sobre a planta-alvo, como uso popular, estudos já realizados, eventual efeito tóxico, perfil químico e outros dados que sejam considerados pertinentes. Recomenda-se, também, considerar a data e as características do local da coleta do material vegetal, evitando estudar plantas que estejam em risco de extinção.

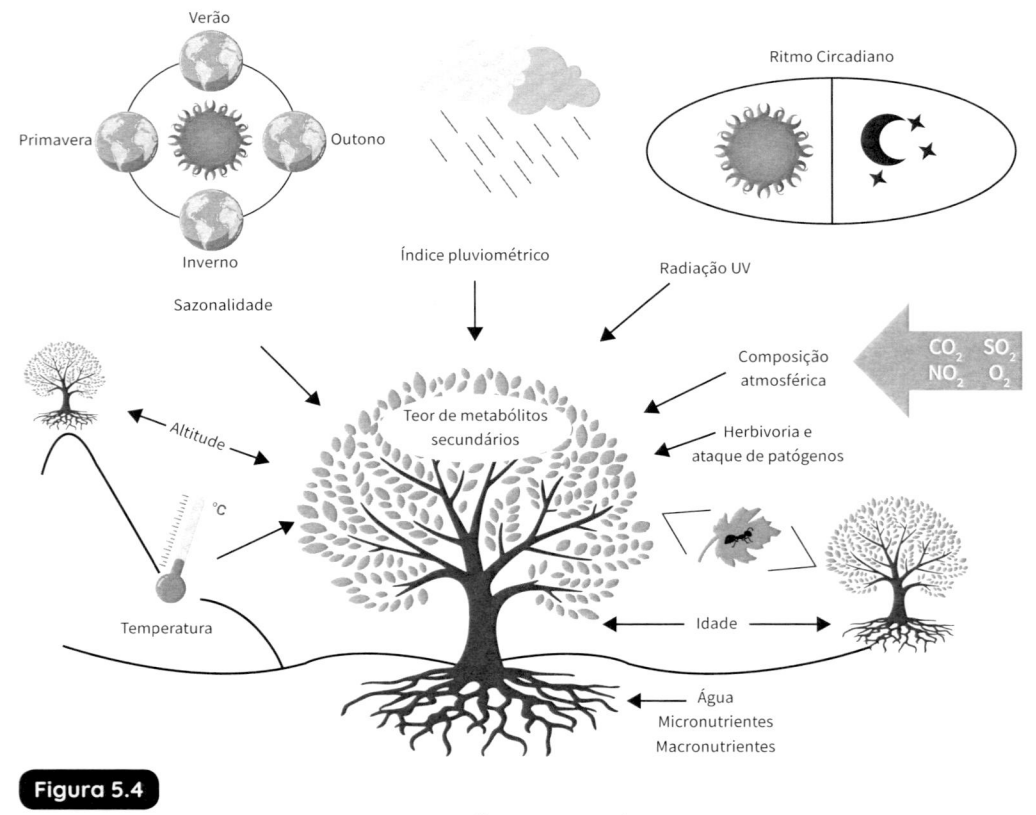

Figura 5.4

FATORES QUE INFLUENCIAM NA PRODUÇÃO DE SUBSTÂNCIAS DE ORIGEM VEGETAL.
Fonte: Elaborada com base em Cechinel Filho[2] e Gobbo Neto e Lopes.[11]

Preparação de extratos e frações

As metodologias usadas para a obtenção de extratos a partir de plantas para a análise biológica e fitoquímica são as mais variadas, e cada grupo e/ou pesquisador tem suas preferências e seus estilos. Para os testes biológicos, com o intuito prospectivo, recomenda-se que um extrato hidroalcoólico (mais próximo a etanol/água 50/50, v/v) seja obtido, pois esta preparação é a mais similar ao que se usa na medicina popular, via maceração com bebidas alcoólicas sob temperatura ambiente. Nesse caso, sugere-se que poucas partes da planta sejam usadas, pois com uma pequena quantidade de extrato pode-se fazer os ensaios experimentais necessários. Caso o extrato apresente efeitos biológicos de interesse, recomenda-se uma nova extração com metanol, pois este solvente extrai maior quantidade de componentes, independentemente de sua polaridade, com maior quantidade de planta, para a realização detalhada da pesquisa fitoquímica visando ao isolamento, à purificação e à identificação dos princípios ativos.

Após a obtenção do extrato metanólico bruto, procede-se a preparação das frações via partição líquido-líquido por meio de solventes de polaridade crescente, geralmente hexano, diclorometano ou clorofórmio, acetato de etila e butanol, os quais separam as substâncias pela diferença de polaridade. Outros solventes podem ser usados, porém alguns com muito cuidado em função da alta toxicidade, como o benzeno e o tolueno.

Deve-se também estar alerta aos solventes adquiridos, pois, dependendo da sua origem, podem estar contaminados com outros solventes, estabilizantes etc., com chances de influenciar nos experimentos e gerar produtos não naturais (artefatos).

Para detectar e localizar o(s) princípio(s) ativo(s), as frações obtidas devem ser analisadas nos ensaios biológicos. A(s) fração(ões) mais promissora(s) é(são) avaliada(s) por métodos cromatográficos a fim de traçar o perfil das substâncias presentes e analisar os rendimentos, visando ao isolamento e à purificação do(s) princípio(s) ativo(s).

Para que as substâncias presentes em menores concentrações na planta possam ser isoladas e identificadas, recomenda-se uma única coleta de maior quantidade (3-5 kg), a menos que o estudo seja mais qualitativo e com viés de análise sazonal.

O esquema resumido de extração e fracionamento mais comum[2,5] consiste em macerar (metanol ou etanol) a parte da planta selecionada, seca ou fresca, moída ou triturada, em pequenos pedaços (para permitir melhor contato com o solvente e extração mais efetiva), durante cerca de 10 dias, sob temperatura ambiente. Após, deve-se filtrar e evaporar o solvente, usando evaporador rotatório sob pressão reduzida (evitando ultrapassar de 50 °C, pois a ação da temperatura elevada pode provocar a decomposição e a formação de artefatos), obtendo-se o extrato alcoólico bruto. A esse extrato, deve-se acrescentar sucessivamente os solventes de polaridade crescente, geralmente hexano, diclorometano (ou clorofórmio), acetato de etila e butanol – este último muitas vezes não é necessário, devido ao fato de conter substâncias muito polares de difícil separação, além de açúcares. As principais substâncias extraídas em cada solvente são:

- **Fração Hexano:** Esteroides, ácidos graxos, terpenos, hidrocarbonetos, acetofenonas etc.
- **Fração Diclorometano ou Clorofórmio:** Lignanas, flavonoides mais apolares (metoxilados), terpenos, lactonas, cumarinas etc.
- **Fração Acetato de etila:** Flavonoides (glicosilados ou não), taninos, xantonas, ácidos triterpênicos, saponinas, compostos fenólicos em geral etc.
- **Fração Butanol:** Flavonoides glicosilados, taninos, saponinas, carboidratos etc.

Pode-se, ainda, obter as frações pela filtração de extratos alcoólicos (metanol ou etanol) brutos em sílica-gel, usando solventes de polaridade crescente, ocorrendo também uma separação das substâncias pela diferença de polaridade.[13] Um outro método usado para a obtenção direta de frações consiste na maceração da planta alvo feita diretamente com solventes de polaridade crescente por alguns dias, sob temperatura ambiente.[14] Porém, na prática, essa metodologia não tem apresentado resultados satisfatórios, ocorrendo a distribuição das substâncias em praticamente todas as frações.

Para a extração de classes específicas de substâncias, pode-se utilizar métodos direcionados, especialmente quando o perfil químico da planta já é conhecido. Para a obtenção de flavonoides ou flavonoides glicosilados, as frações de acetato de etila e/ou butanol são as com maior probabilidade de conter tais substâncias, e elas podem ser facilmente detectadas por meio de testes específicos com o uso de cloreto férrico em testes em tubos de ensaio ou mesmo por cromatografia em camada delgada (CCD). Terpenos ou fitoesteroides podem ser obtidos a partir das frações de hexano e/ou diclorometano, ou após deixar em repouso o extrato bruto fluido concentrado na geladeira por alguns dias, precipitando um resíduo sólido, geralmente com significativa quantidade de fitoesteroides e terpenos. A separação de saponinas pode ocorrer pela extração das substâncias apolares com éter de petróleo ou diclorometano e, posteriormente, com metanol; após, pela partição com n-butanol e água, permanecendo as saponinas na fração butanólica, enquanto os açúcares e outros componentes muito polares permanecem na fração aquosa.[15] As saponinas também podem ser obtidas pela evaporação do extrato butanólico, solubilização com metanol e adição de éter etílico, o que promove a sua precipitação.[15]

Em casos em que há alcaloides na planta, o método específico consiste em alcalinizar o extrato com uma base, como o hidróxido de amônio ou o hidróxido de cálcio, e depois extrair as substâncias com um solvente orgânico (p. ex., diclorometano ou clorofórmio), obtendo-se o extrato de alcaloides bruto. Faz-se uma nova extração com ácido clorídrico diluído, neutraliza-se com base fraca (hidróxido de amônio ou hidróxido de magnésio) e faz-se nova extração com solvente orgânico para a obtenção da fração alcaloídica, que pode então ser submetida aos procedimentos mais refinados de isolamento e purificação. Os reagentes de Dragendorff ou de Mayer são os mais utilizados para a detecção de alcaloi-

des. A Figura 5.5 ilustra o procedimento supramencionado.

Existem outras técnicas de extração que são utilizadas com êxito na área de produtos naturais bioativos. Por exemplo, os fluidos supercríticos, cuja técnica extrai seletivamente substâncias térmica ou quimicamente instáveis e de baixa a média polaridade a partir de um sólido ou líquido, usando um solvente imiscível.[15] As vantagens dessa técnica comparativamente às técnicas clássicas são rapidez, seletividade, eficiência, baixo consumo de solvente, segurança e aspectos ambientais. Por outro lado, a necessidade de infraestrutura adequada e de capacidade técnica estabelecida são fatores que muitas vezes limitam e/ou inviabilizam a utilização do referido método.

Outra técnica amplamente utilizada, a extração assistida por ultrassom, consiste na formação de ondas ultrassônicas de alta frequência que ocasiona danos à membrana celular do material vegetal, devido à formação de bolhas (cavitação) causada pelos ciclos de expansão e contração da onda. Trata-se de um método que tem sido muito usado pa-

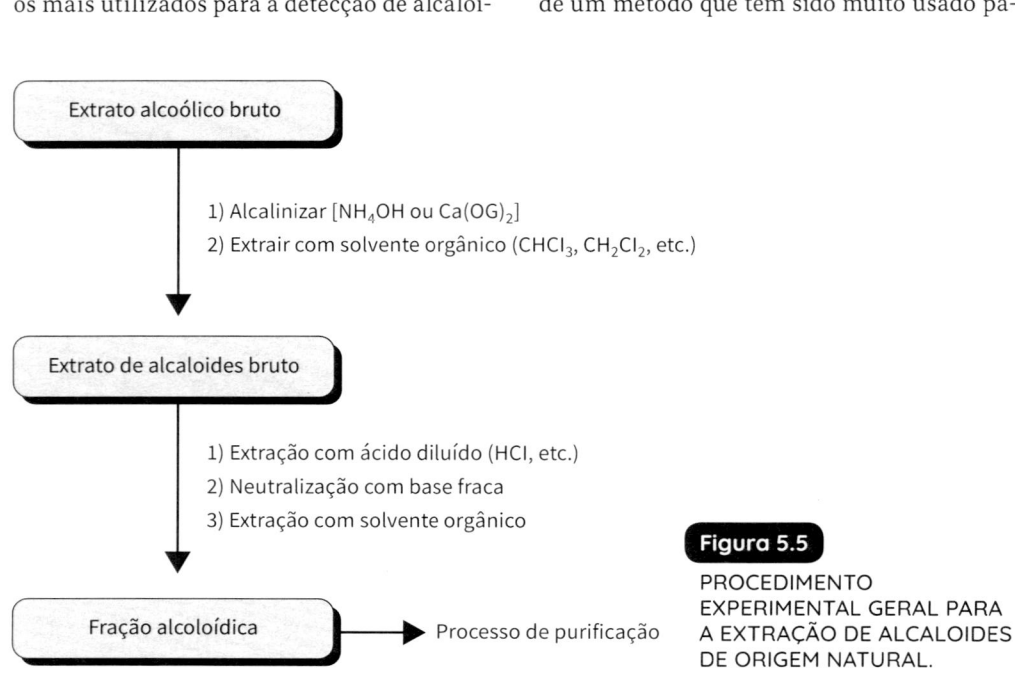

Extrato alcoólico bruto

1) Alcalinizar [NH_4OH ou $Ca(OG)_2$]
2) Extrair com solvente orgânico ($CHCl_3$, CH_2Cl_2, etc.)

Extrato de alcaloides bruto

1) Extração com ácido diluído (HCl, etc.)
2) Neutralização com base fraca
3) Extração com solvente orgânico

Fração alcoloídica → Processo de purificação

Figura 5.5

PROCEDIMENTO EXPERIMENTAL GERAL PARA A EXTRAÇÃO DE ALCALOIDES DE ORIGEM NATURAL.

ra a extração de flavonoides e substâncias fenólicas em geral, possibilitando obtenção de maior rendimento nas extrações, dependendo do solvente usado, sendo o etanol um dos mais indicados. É uma técnica rápida, de baixo custo e ambientalmente favorável.[16,17]

O trabalho experimental de rotina na parte de isolamento de princípios ativos naturais, mesmo sendo simples, tem suas dificuldades e complexidades, em virtude de alguns fatores que podem estar interferindo na prática. Para o estudo fitoquímico bioguiado ou biodirecionado, alguns critérios devem ser atendidos e tais são demonstrados a seguir.

- Obter informações sobre o uso da planta ou qual parte dela é utilizada na medicina popular, subsidiando os testes biológicos a serem utilizados.
- Realizar ampla pesquisa bibliográfica para saber se a planta está em fase de extinção e para conhecer eventuais estudos já realizados, evitando repetição de estudos, assim como para subsidiar os experimentos a serem realizados.
- Promover estudos químicos preliminares, como a CCD, para definir o perfil das substâncias e as possibilidades de separação, selecionando a técnica mais adequada.

Com frequência, são isoladas as principais substâncias da fração ativa, ou até mesmo aquelas que estão presentes em baixas concentrações, e a atividade biológica encontrada é bem inferior para as substâncias puras em relação à fração original. Isso ocorre em função da existência de um processo conhecido como sinergismo, ou seja, moléculas que interagem entre si por meio de fenômenos físico-químicos, comum em plantas e comprovado cientificamente, podendo ocorrer tanto em um único extrato quanto em mistura de extratos (plantas). Sua eficiência é baseada no mecanismo de ação multialvo e de sua grande importância em fitoterápicos.[18-20]

Outros efeitos, também comuns em plantas medicinais, são aqueles conhecidos como aditivos (o efeito biológico do material testado em mistura é muito similar quando testado separadamente) ou antagônicos (o efeito de um produto aplicado junto com outro é menor do que quando os dois produtos são testados separadamente).

Caso haja resultados discrepantes, conforme relatado anteriormente, algumas dúvidas surgem:

- Efeito biológico relacionado às substâncias presentes em baixas concentrações e não isoladas?
- Degradação da substância ativa durante o processo de separação?
- Existência de sinergismo?
- Ocorrência de efeito aditivo ou antagônico?

Essas dúvidas somente poderão ser respondidas por meio de novos e intensos estudos experimentais, a partir da reavaliação das técnicas usadas e do eventual uso de outros procedimentos e novas técnicas.

Ensaios Biológicos e/ou Farmacológicos

Geralmente, são muitas as amostras a serem analisadas nos procedimentos de detecção e isolamento dos princípios ativos naturais, os quais são longos e onerosos. Nesse contexto, características como simplicidade, rapidez, reprodutibilidade e baixo custo dos testes biológicos devem ser consideradas.[2,5,21]

Recomenda-se que os testes iniciais, denominados triagem ou prospecção, sejam realizados por meio de técnicas mais simples e rápidas, com modelos mais específicos e detalhados, incluindo testes para elucidação de mecanismos de ação, quando já selecionado o princípio ativo ou a fração ativa padronizada.

As grandes indústrias farmacêuticas têm usado técnicas mais robustas e massivas para prospectar novos agentes medicinais, as quais são conhecidas como *high throughput screening* (HTS), que consiste em um processo bem estruturado e estabelecido para a descoberta de medicamentos, mas que ainda é usado para pesquisa básica e aplicada academicamente, sobretudo em países mais desenvolvidos. O HTS compreende a triagem de grandes bibliotecas químicas quanto à atividade contra alvos biológicos por meio do uso de automação, ensaios miniaturizados e análise de dados em larga escala.[22]

A título de ilustração, a seguir são indicadas as técnicas experimentais mais utilizadas pelos grupos que atuam na área de produtos naturais bioativos, ressaltando que o emprego dos métodos *in vitro* e enzimáticos tem crescido gradativamente devido aos movimentos contra o uso de animais em laboratórios.[1,2]

PRINCIPAIS TÉCNICAS BIOLÓGICAS *IN VITRO*

- **Atividade antibacteriana e/ou antifúngica:**[23]
  - Método de difusão em ágar.
  - Determinação da concentração inibitória mínima (CIM).
  - Método bioautográfico.
- **Atividade antiproliferativa (ou antitumoral):**[24]
  - Modelo de viabilidade celular.
  - Modelo de proliferação celular.
  - Triagem em larga escala.
- **Atividade antiparasitária:**[23]
  - Avaliação de efeito leishmanicida.
  - Avaliação de efeito esquistossomicida.
  - Teste contra *Trypanosoma cruzi*.
  - Atividade anti-Giardia.
- **Principais métodos enzimáticos:**[25]
  - Avaliação de efeito anti-inflamatório (inibição das enzimas ciclo-oxigenase e 5-lipo-oxigenase).
  - Avaliação do potencial anticâncer (inibição das enzimas topoisomerase I e proteína-cinase C).
  - Avaliação de efeito atenuante da doença de Alzheimer (inibição das enzimas acetilcolinesterase e butirilcolinesterase).

PRINCIPAIS MODELOS EXPERIMENTAIS *IN VIVO*

- **Atividade antinociceptiva (ou analgésica)*:**[26-28]
  - Teste de contorções induzidas pelo ácido acético (IQ).**
  - Modelo de dor induzida pela formalina (IQ).[2]
  - Teste da capsaicina (IQ).[2]
  - Teste do glutamato (IQ).[2]
  - Modelo da placa-quente (IT).***
  - Teste do estímulo luminoso (IT).[3]
  - Teste de hiperalgesia térmica (IT).[3]
  - Teste da imersão da cauda (IT).[3]
- **Atividade antiedematogênica e/ou anti-inflamatória:**[27,29]
  - Modelo de pleurisia.
  - Modelo do edema de pata.
  - Modelo do edema de orelha.
- **Atividade gastroprotetora e/ou antiúlcera:**[27]
  - Modelo de úlcera induzida por etanol.
  - Modelo de úlcera induzida por anti-inflamatórios não esteroides (AINEs).
  - Modelo de úlcera induzida por estresse.
- **Atividade antiproliferativa (ou antitumoral):**[24]
  - Modelo de *Artemia salina*.
  - Modelo de *Danio rerio* (peixe-zebra).
  - Modelo de tumor ascítico de Ehrlich.
  - Modelo de tumor sólido de Ehrlich.
- **Atividade sobre o sistema nervoso central (SNC):**[27]
  - Modelo de nado forçado (para avaliar depressão).
  - Modelo do labirinto em cruz elevada (para avaliar ansiedade).
  - Modelo da D-galactose (avaliar potencial anti-Alzheimer).
- **Atividade cardiovascular e renal:**[30-32]

---

*   Geralmente são utilizados camundongos para esses modelos.

**   Indução química.

***Indução térmica.

- Metodologia de atividade diurética.
- Ensaio de urolitíase *in vitro* e *ex vivo*.
- Ensaio de formação de coágulo *ex vivo*.
- Metodologia de rim isolado e perfundido.
- Metodologia de reatividade vascular em anéis aórticos.
- Metodologia de aferição da pressão arterial por pletismografia.
- Protocolo de aferição da pressão arterial pelo método direto.
- Metodologia de leito arterial mesentérico isolado e perfundido.
- Ensaios de responsividade contrátil e relaxante em tecidos não vasculares.

ISOLAMENTO E PURIFICAÇÃO DOS PRINCÍPIOS ATIVOS

No processo de determinação dos princípios ativos presentes nas plantas ou outros produtos de origem natural, recomenda-se:

- Trabalhar inicialmente com a fração mais ativa e/ou com a que apresentar o perfil cromatográfico, geralmente por CCD, mais adequado.
- Levar em consideração o rendimento do material obtido, uma vez que para isolar, purificar e determinar a(s) estrutura(s) precisa-se de uma quantidade razoável da(s) substância(s).
- Avaliar a natureza química das substâncias presentes, sugerindo-se o uso de CCD com reagentes específicos para determinar as principais classes (esteroides, terpenos, alcaloides, compostos fenólicos, cumarinas etc.), a fim de direcionar a melhor técnica de purificação a ser empregada.

A técnica de cromatografia em coluna (CC) aberta, na qual se usa sílica-gel como fase estacionária, ainda consiste no método mais usado para a separação de substâncias de origem natural, devido não apenas à sua eficácia, mas também a outros importantes fatores, como simplicidade, rapidez e baixo custo. A eluição deve ser precedida de testes em CCD, para uso do sistema e do gradiente mais adequado. Dependendo da natureza das substâncias a serem separadas, outros tipos de suportes cromatográficos também podem ser usados, incluindo alumina, celulose, poliamida e resina Sephadex®. Alguns suportes cromatográficos alternativos também podem ser usados com êxito, como o biopolímero quitina, extraído de várias fontes naturais, especialmente das cascas de crustáceos, como camarões. Derivados sintéticos obtidos a partir da quitina e da quitosana também podem ser utilizados como suporte cromatográfico.[33]

A primeira eluição por CCD dificilmente leva a substâncias puras, e, após monitoramento por CCD, recomenda-se a junção das frações obtidas conforme o perfil cromatográfico, para uma nova CC ou para o uso de cromatografia "*flash*", técnica similar à CC aberta, que permite a separação de substâncias com fator de retenção (Rf, do inglês *retention factor*) próximo, devido ao uso da mesma sílica, de granulometria muito fina, empregada na CCD. Para a realização dessa técnica, necessita-se do auxílio de uma bomba de pressão, que agiliza sobremaneira o processo de separação. Mais recentemente, empregando-se esse mesmo método, foi desenvolvido um aparato denominado Isolera™ Prime, cujo sistema utiliza cartuchos previamente produzidos, indicando as melhores condições de separação em relação aos solventes e gradientes. O sistema é mais refinado que uma CC *flash* comum – possui bombas de solventes e coletor automático de frações, usa detector de UV (254 nm ou variável entre 200-400 nm) e permite um processo de purificação mais rápido, mais "verde", mais econômico e confiável, que pode ser usado para separação de produtos naturais e de síntese.

Durante o processo CC, observa-se, algumas vezes, a formação de um sólido (precipitado), que pode então ser filtrado e ter o seu grau de pureza avaliado por meio de CCD.

Se houver sinal de impurezas, a substância pode ser purificada por um processo simples de recristalização ou pelo uso de técnica cromatográfica mais adequada, conforme a natureza química e a quantidade de amostra-alvo.

Quando se emprega a estratégia do estudo biodirecionado para isolar os princípios ativos, as subfrações reunidas devem novamente ser submetidas à análise biológica a fim de localizar a(s) substância(s) ativa(s). Tal subfração deverá ser ressubmetida aos processos cromatográficos já mencionados ou outros julgados mais adequados, indicados resumidamente a seguir.[34,35]

❯ **Cromatografia em camada delgada preparativa (CCDP):**[15,36] Técnica similar à CCD, considerada de boa eficiência, utilizada em casos especiais, particularmente em situações em que há pouca quantidade de amostra e as substâncias da mistura apresentam Rf bem próximos. O pré-requisito principal é a visibilidade das substâncias sob ação da lâmpada ultravioleta (UV), uma vez que as substâncias são destruídas se reativos específicos forem utilizados. No entanto, pode ser empregada uma estratégia para que a substância alvo não seja absorvida pela luz UV – deve-se "cobrir" com vidro ou outro material adequado parte da placa e borrifar o reativo, selecionando a parte da placa não atingida pelo reativo que deve ser submetida à extração com o solvente adequado após a retirada da substância da placa.

❯ **Cromatografia centrífuga:**[15] Técnica similar à CCDP, com maior versatilidade, que possibilita a separação de substâncias apolares, de média-polaridade ou polares. **Vantagens:** separação eficaz de substâncias com Rf próximos, rapidez, baixo custo e pequeno consumo de solvente. **Desvantagem:** é necessário um equipamento importado (Cromatotron).

❯ **Cromatografia líquida de alta eficiência ou alta pressão (CLAE ou CLAP):**[15] Técnica altamente eficiente e sensível que possibilita detectar, tanto qualitativamente quanto quantitativamente, as substâncias presentes nos extratos brutos e frações, apesar da natureza química. Pode ser utilizada com finalidade preparativa, ou seja, para separar substâncias existentes em baixas e médias concentrações na amostra. **Vantagens:** uso de diferentes técnicas de detecção (acopladas ou hifenadas), incluindo o índice de refração, espectrometria ou espectroscopia de luz visível ou UV, de ressonância magnética nuclear (RMN), de massas, entre outras. **Desvantagens:** são necessários um aparato específico de alto custo e recursos humanos especializados.

❯ **Cromatografia líquida de média pressão:**[15,36] Técnica preparativa, rápida e eficiente empregada para a separação de substâncias de média a alta polaridade. Muitas vezes, é utilizada como procedimento inicial, selecionando a fração mais pura para ser empregada em outra técnica mais sensível, como a CLAE ou técnicas acopladas ou hifenadas. São necessárias colunas especiais e bomba de média pressão.

❯ **Cromatografia de dupla contracorrente (CDCC):**[21] Técnica que envolve a partição líquido-líquido. **Vantagens:** adequada para a separação de substâncias polares, as quais, geralmente, são de difícil separação por técnicas convencionais. **Desvantagens:** processo lento e trabalhoso. Além disso, são necessários um aparato de alto custo e recursos humanos capacitados, limitando a poucos laboratórios o seu uso.

❯ **Cromatografia gasosa (CG):**[36,37] Técnica rápida e eficiente que permite a identificação de misturas de substâncias com peso molecular menor que 500 e que não apresentem alguns grupos funcionais que podem ser retidos na coluna cromatográfica, como os grupos carboxílicos, hidroxila ou amino. Esse método, associado a um espectrofotômetro de massa (CG/EM), tem grande utilidade e versatilidade, possibilitando a identificação e a quantificação das substâncias voláteis de extratos e frações, especialmente óleos essenciais.

IDENTIFICAÇÃO DE PRINCÍPIOS ATIVOS NATURAIS

A elucidação estrutural dos princípios ativos purificados pode ser realizada pela utilização de técnicas espectroscópicas ou espectrométricas, geralmente pela análise de um conjunto de técnicas, incluindo infravermelho (IV), ressonância magnética nuclear de hidrogênio (RMN[1]H) ou de carbono 13 (RMN[13]C) e espectrometria de massas (EM).[35,38-40]

As substâncias naturais mais complexas podem ser analisadas por técnicas mais sofisticadas e elucidativas de RMN bidimensionais.[40] A técnica de RMN de hidrogênio-quantitativo (RMNHq), em função de sua acurácia e precisão, tem sido utilizada com êxito para a análise de pureza de amostras e para o controle de qualidade de alimentos e produtos fitoterápicos.[41,42] O uso de cristalografia de raios X permite a determinação da estereoquímica das substâncias com estruturas moleculares mais complexas.

Os métodos indicados acima, aliados às técnicas cromatográficas comparativas, em situações de substâncias conhecidas, são relevantes estratégias para elucidação estrutural. Muitas vezes, pode-se lançar mão de modificações estruturais para a obtenção de derivados, quando se deseja evidenciar algum grupo funcional específico na molécula. Outra alternativa bastante utilizada consiste na síntese total da molécula identificada naturalmente, tanto para sua identificação quanto para a obtenção de maior quantidade da substância para a realização dos testes biológicos ou, ainda, para a modificação estrutural. O uso de algumas bases de dados específicas tem sido importante para a confirmação de estruturas moleculares conhecidas (ou parte da estrutura) por meio da análise dos espectros de RMN ([1]H e ^{13}C). Entre essas bases, podemos indicar a NAPROC-13,

que consiste em uma base de dados de carbono-13 de inúmeras substâncias naturais. Ela foi desenvolvida sob a supervisão do Prof. Dr. Jose Luis Lopes Perez, vinculado ao Departamento de Ciências Farmacêuticas da Universidade de Salamanca, na Espanha, e tem sido regularmente atualizada. O acesso à base é livre*, e mais detalhes a respeito de suas características, funcionalidade e utilidade podem ser obtidos no artigo publicado por López-Perez e colaboradores.[43]

É importante destacar que a evolução das técnicas analíticas tem possibilitado aos profissionais alcançar resultados motivadores e cada vez mais desafiadores ao longo dos anos na área de produtos naturais bioativos. Como exemplo, as técnicas acopladas ou hifenadas, incluindo CLAE/UV, CLAE/EM e CLAE/RMN, altamente eficientes e rápidas, permitem caracterizar/identificar as substâncias, mesmo em baixas concentrações, presentes nos extratos e/ou nas frações, sem a necessidade de isolamento.[25,34,44] A exigência de equipamentos de alto custo tem sido um fator limitante para a ampliação do uso desses métodos pelos grupos que trabalham na área, sendo importante intensificar parcerias que possibilitem a execução dessas análises.

As técnicas experimentais descritas, entre outras, são também empregadas nos estudos metabolômicos, e permitem a conquista de resultados relevantes e promissores.[45,46] Funari e colaboradores[47] abordaram o estado da arte, as perspectivas e os desafios da metabolômica para a exploração do potencial da rica biodiversidade brasileira.

MODIFICAÇÃO ESTRUTURAL E MÉTODOS DE CORRELAÇÃO ENTRE ESTRUTURA QUÍMICA E ATIVIDADE BIOLÓGICA

Os estudos acerca dos experimentos de modificação molecular (também conhecida como

_____

* Consulte o site https://c13.materia-medica.net/.

variação molecular ou manipulação molecular) são importantes estratégias utilizadas pela química medicinal clássica, possibilitando a otimização dos efeitos biológicos encontrados para substâncias de origem natural.

Geralmente, utilizam-se três possibilidades, a depender da estrutura molecular da substância alvo, conforme indicado a seguir:

- Simplificação da estrutura molecular.
- Conservação da estrutura molecular.
- Aumento da estrutura molecular pela adição de novos grupamentos químicos.

Uma substituição simples, como a de um átomo de hidrogênio por um grupamento substituinte, como os grupos alquila, nitro, ciano, carboxilato ou halogênio, entre outros, pode interferir e modificar totalmente a potência, o tempo de duração e a natureza do efeito biológico/farmacológico de uma determinada molécula.

Essas modificações estruturais frequentemente causam mudanças significativas nas propriedades físico-químicas das moléculas, como hidrofobicidade, densidade eletrônica, conformação estrutural e propriedades farmacocinéticas, entre outras, permitindo uma melhor orientação às futuras sínteses/modificações estruturais.[2,45,48]

Em geral, as moléculas de origem natural apresentam centros reativos, como os grupos hidroxilas, duplas ligações, grupos carbonilas e outros grupos funcionais suscetíveis às modificações estruturais, muitas vezes por meio de reações orgânicas simples, rápidas e de baixo custo que possibilitam resultados propícios para a análise da relação estrutura-atividade, associados aos parâmetros como hidrofobicidade, densidade eletrônica, ligações de hidrogênio etc.[1,2,5]

A presença de um grupo hidroxila na substância alvo é muito importante, uma vez que pode levar a derivados relevantes, como a transformação em grupo metoxi, acetoxi, benzoiloxi, benziloxi, entre outros. Por outro lado, a presença de mais de um grupo hidroxila, mesmo que os derivados sejam relevantes, geralmente leva a misturas com dificuldades de purificação, o que, na prática, não constitui um fato impeditivo. Em relação à presença de uma dupla ligação, esta pode ser facilmente epoxidada ou hidrogenada ou, ainda, sofrer uma reação de adição de diferentes grupos funcionais. No caso de duas ligações duplas ou mais, teremos situação similar a descrita acima, com formação de uma mistura de substâncias, dificultando o processo de purificação. A presença de um grupo carboxílico pode levar a substâncias esterificadas, amidas e outros derivados, enquanto um grupo carbonila pode ser reduzido a hidrocarboneto ou a álcool, além de sofrer outras modificações estruturais, como condensação e hidrólise.

Em relação ao efeito do substituinte em um determinado anel aromático, cabe ressaltar que mais de 50% dos fármacos ou compostos bioativos possuem esse tipo de anel, que permite a realização de estudos de correlação estrutura-atividade, os quais são comuns na química medicinal, levando, muitas vezes, à otimização dos efeitos medicinais encontrados.

Portanto, o aprimoramento das estratégias de sínteses, na química medicinal, é imprescindível para a obtenção de melhores resultados a curto prazo, maior efetividade e baixo custo. Estão disponíveis na literatura vários métodos de relação estrutura-atividade,[1,2,48,49] e a seleção mais adequada certamente irá possibilitar o alcance de resultados mais relevantes e promissores.

É importante mencionar que, muitas vezes, a obtenção de substâncias naturais inativas ou com baixa atividade biológica em determinado modelo biológico/farmacológico pode possibilitar a conquista de resultados interessantes sob o ponto de vista medicinal, viabilizando substâncias com potencial terapêutico relevante por meio de pequenas modificações estruturais. Nesse caso, utiliza-se o critério da similaridade com substâncias que apresentam pronunciadas propriedades biológicas/farmacológicas.

A título de ilustração, destacamos o trabalho liderado pelo Prof. Dr. Arturo San Feliciano, da Universidade de Salamanca, Espanha, na área de ciências farmacêuticas, que foca em estratégias sintéticas visando à otimização da atividade biológica e à seletividade de algumas substâncias naturais de interesse medicinal. O referido grupo tem utilizado inúmeras estratégias de modificação molecular para obter derivados mais potentes, transformar grupos funcionais, aumentar a complexidade estrutural, além de realizar experimentos de degradação, associação e condensação estruturais.[50,51] A transformação de 7-hidroxi-cumarinas, como a umbeliferona, em psoralenos convenientemente substituídos (Figura 5.6), é um dos exemplos promissores para obtenção de medicamentos anticâncer.[52]

A evodiamina (Figura 5.7), um alcaloide majoritário presente na planta *Evodiae fructus*, é considerada um relevante fármaco anticâncer com ação multialvo. Possui estrutura molecular adequada para a obtenção de agentes medicinais multifuncionais. Embora muito potente, essa substância demonstra algumas limitações, como baixa solubilidade em água e propriedades farmacocinéticas insatisfatórias, levando a inúmeras pesquisas referentes à obtenção de novos derivados com propriedades mais favoráveis.[53] Nesse contexto, uma grande variedade de derivados foi sintetizada, os quais foram avaliados em vários modelos experimentais, com destaque para o 10-fosfato-éster (Figura 5.8), que foi bastante promissor, apresentando relevante potência e propriedades mais desejáveis em distintos estudos anticâncer *in vitro* e *in vivo*.[53]

Em seus inúmeros artigos de revisão, Newman e Cragg[54] atualizam os resultados da literatura sobre agentes com potencial anticâncer obtidos direta ou indiretamente a partir de produtos naturais (plantas, produtos marinhos, microrganismos etc.), com a indicação de novos e efetivos fármacos, sendo muitos deles provenientes de modificações estruturais de substâncias de origem natural.

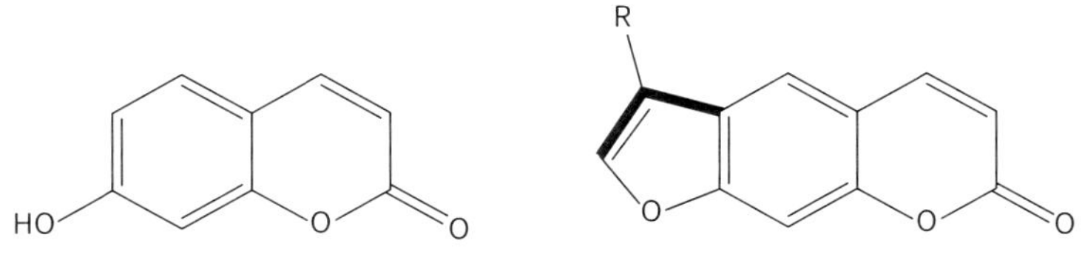

Figura 5.6

ESTRUTURAS MOLECULARES DA HIDROXI-CUMARINA E DO PSORALENO.

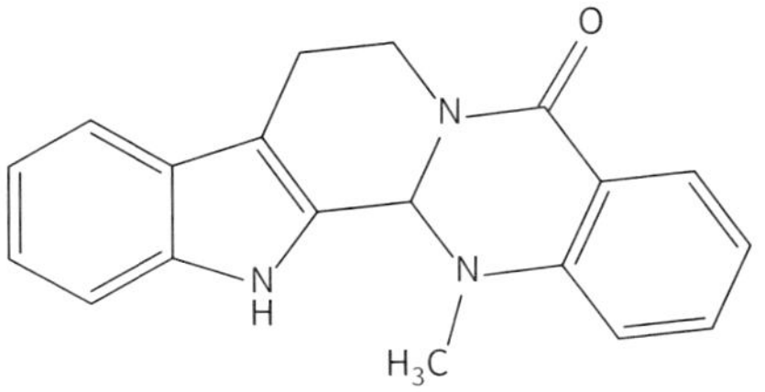

Figura 5.7

ESTRUTURA MOLECULAR
DA EVODIAMINA.

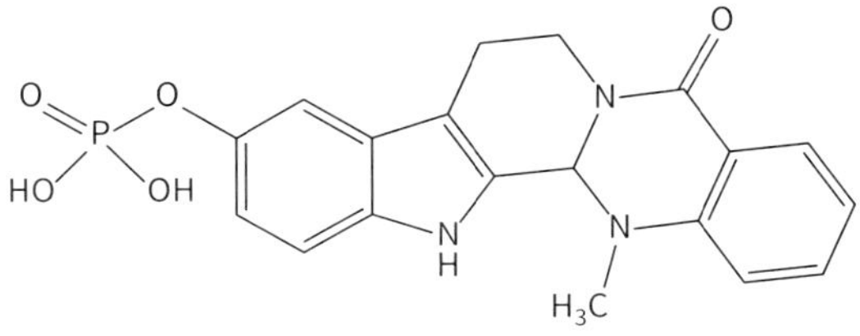

Figura 5.8

ESTRUTURA MOLECULAR DO
DERIVADO 10-FOSFATO-ÉSTER.

ANÁLOGOS DE PRINCÍPIOS ATIVOS NATURAIS

Uma estratégia muito utilizada e bem-sucedida consiste na síntese de substâncias com potencial terapêutico baseada em substâncias de origem natural, usadas como modelo ou molécula-protótipo. Essa promissora estratégia tem sido muito útil para a obtenção de análogos mais potentes, seletivos e inovadores, e tem permitido o desenvolvimento de novos e efetivos medicamentos terapêuticos para as mais distintas doenças.[1,2,55,56]

Dependendo da estrutura molecular da substância matriz, os análogos podem ser obtidos mais rapidamente e com custos muito menores. O expressivo arsenal de medicamentos atualmente disponível no mercado farmacêutico congrega uma significativa parcela de fármacos de origem sintética, desenvolvidos e produzidos à base de substâncias de origem natural.[2,56,57] De acordo com Newman e Cragg,[54] aproximadamente 60%

dos fármacos disponíveis para o tratamento de vários tipos de câncer foram obtidos a partir de produtos naturais. A seguir, ilustraremos a importância dessa estratégia com alguns exemplos práticos.

O grupo de pesquisa liderado pelo Prof. Dr. Eliezer Barreiro, do Laboratório de Avaliação e Síntese de Substâncias Naturais (LASSBio) da Universidade Federal do Rio de Janeiro (UFRJ), atua com grande destaque nessa área. O grupo desenvolve estudos a partir do safrol (Figura 5.9), abundante substância natural presente no óleo de sassafrás (*Ocotea pretiosa*), sintetizando protótipos promissores: o protótipo 1 apresenta potencial cardioativo (Figura 5.10); o protótipo 2 tem potencial antiparasitário (Figura 5.11); entre muitos outros.[58]

Estudos conduzidos no Núcleo de Investigações Químico-Farmacêuticas (Niqfar) da Universidade do Vale do Itajaí (Univali) relativos a essa área, realizados a partir da descoberta do alcaloide antiespasmódico filantimida (Figura 5.12), isolado das partes

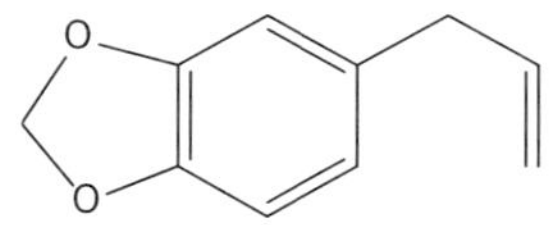

Figura 5.9
ESTRUTURA MOLECULAR DO SAFROL.

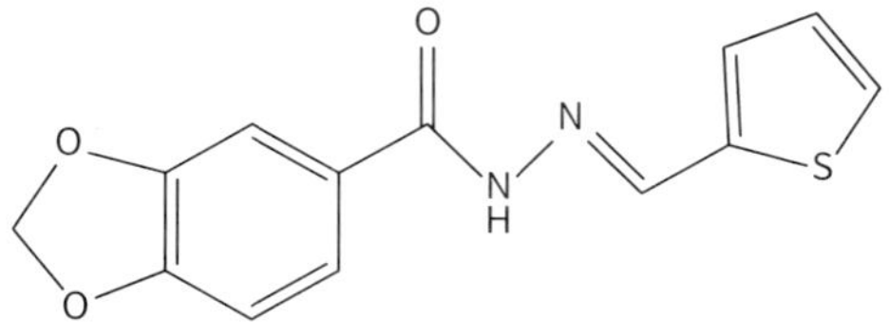

Figura 5.10
ESTRUTURA MOLECULAR DO PROTÓTIPO 1 DO SAFROL.

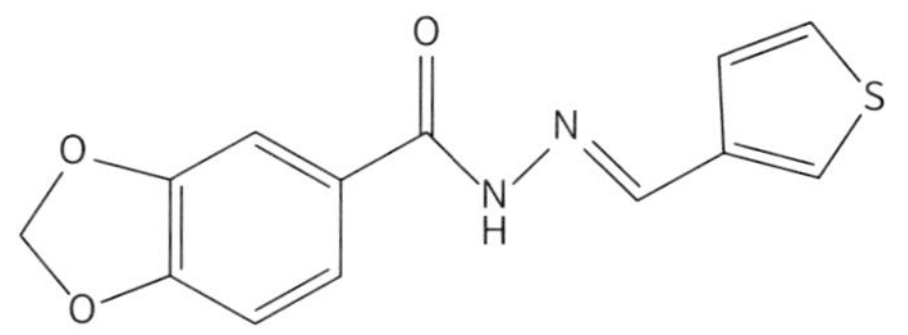

Figura 5.11
ESTRUTURA MOLECULAR DO PROTÓTIPO 2 DO SAFROL.

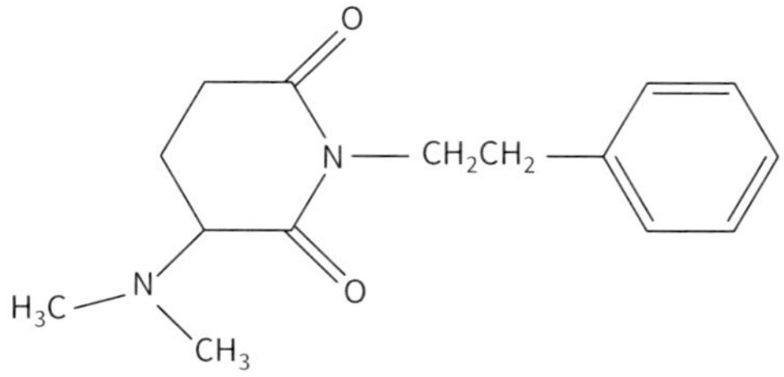

Figura 5.12
ESTRUTURA MOLECULAR DA FILANTIMIDA.

aéreas de *Phyllanthus sellowianus* (Klotzsch) Müll.Arg., que possui estrutura molecular relacionada a da glutarimida,[59] permitiram a síntese de mais de 500 substâncias análogas. Entre estas, destacam-se as classes maleimidas (Figura 5.13), succinimidas (Figura 5.14), glutarimidas, ftalimidas, naftalimidas, citraconimidas, entre outras. Muitas dessas substâncias apresentaram promissoras ações biológicas, como propriedades antiespasmódicas, analgésicas ou antinociceptivas, antibacterianas, antifúngicas, anticâncer, entre outras, gerando expressiva produção científica e formação de recursos humanos.[1,2,60,61]

Outro exemplo relevante está relacionado ao potente antibiótico crisomicina A (Figura 5.15), composto isolado da bactéria obtida do solo, denominada *Streptomyces flaveolus*, usado para combater a tuberculose resistente a múltiplos medicamentos. Após algumas etapas de síntese, obteve-se um novo e promissor análogo (Figura 5.16), com potência cinco vezes maior.[62]

Parte experimental: riscos, dificuldades e cuidados

A parte experimental de fitoquímica orientada à busca de princípios ativos apresenta, na prática, alguns riscos e dificuldades que requerem cuidados para não comprometer os

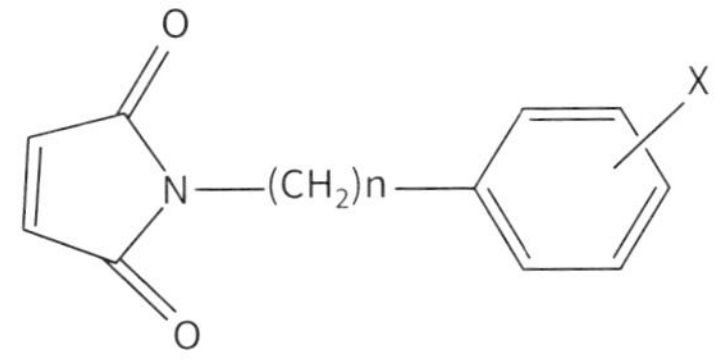

Figura 5.13
ESTRUTURA MOLECULAR DA N-FENIL-MALEIMIDA.

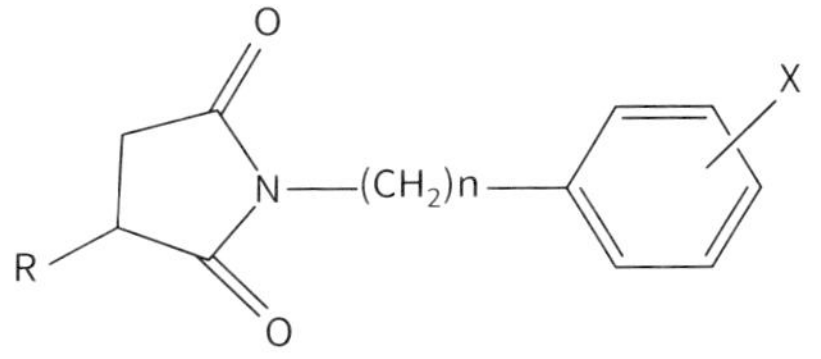

Figura 5.14
ESTRUTURA MOLECULAR DA N-FENIL-SUCCINIMIDA. X = H, 4-CH3; 4-OCH3, 4-CL; 3,4CL2. R = GRUPOS ALQUILAS, ARILAS ETC.

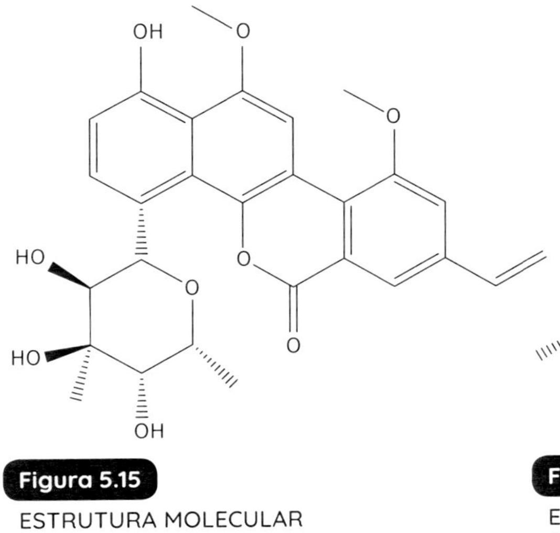

Figura 5.15
ESTRUTURA MOLECULAR DA CRISOMICINA A.

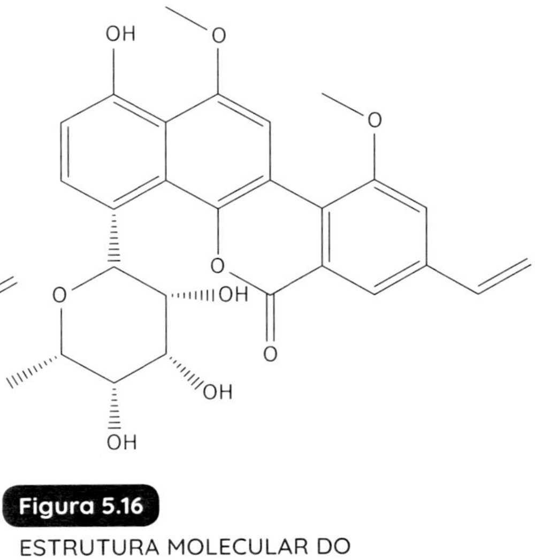

Figura 5.16
ESTRUTURA MOLECULAR DO ANÁLOGO DA CRISOMICINA A.

resultados almejados. Um dos aspectos que deve ser mencionado é relativo à experiência do(s) pesquisador(es), a fim de evitar equívocos, que podem comprometer todo o trabalho previamente realizado, além de despender maior tempo e recursos.[1,2,5]

A seguir, são citados alguns exemplos mais comuns de equívocos cometidos na parte experimental:

- Erro na pesagem do material vegetal, dos extratos e/ou das frações.
- Emprego de solvente inadequado, que contenha impurezas.
- Utilização de solventes tóxicos (p. ex., benzeno e tolueno) sem os devidos cuidados (uso na capela).
- Uso de material inapropriado para o manuseio de solventes e reagentes (avental, óculos, luvas).
- Outros que serão descritos adiante neste capítulo.

Os seguintes tópicos também devem ser levados em consideração durante os procedimentos experimentais.

SELEÇÃO DO MATERIAL A SER ESTUDADO

Antes de iniciar a pesquisa experimental, deve-se buscar informações na literatura a respeito do material a ser estudado. No caso das plantas, muitas delas têm potencial tóxico e podem causar danos irreversíveis. Plantas conhecidas popularmente por nomes sugestivos como "mata-cachorro", "mata-cavalo", "mata-boi", "cega-olho", entre inúmeras outras, devem sempre ser evitadas, salvo se a intenção da pesquisa for a exploração de plantas potencialmente tóxicas para a obtenção de medicamentos anticâncer.

A classificação correta da planta, feita por um especialista da área de taxonomia vegetal, é muito importante, uma vez que muitos gêneros apresentam espécies similares, provocando confusão na classificação e equívocos comprometedores, conforme atestam inúmeros exemplos na literatura.

Na coleta do material, deve-se ter bastante cuidado, evitando agregar elementos diferentes daquele a ser estudado, como espécies vegetais, insetos, fungos etc., os quais podem interferir diretamente nos resultados alcançados. A quantidade de material é outro ponto que deve ser considerado, e recomenda-se que seja sempre coletada a quantidade suficiente para o estudo, evitando a necessidade de uma nova coleta em outra época do ano, em função da já citada interferência na produção das substâncias, no caso de princípios ativos oriundos de plantas.

Outras situações que devem ser observadas:

- Plantas em risco de extinção devem ser evitadas. Nesse caso, são sugeridos estudos de cultivo e a domesticação das plantas de maior interesse para a continuidade dos estudos.
- Presença de pesticidas usados para proteger as plantas contra fitopatologias, podendo comprometer os estudos e resultados.

Para a preparação de extratos de plantas, o pesquisador deve escolher usar a planta fresca ou seca, e não usar o meio termo desse material. No caso de optar pela planta seca, ele deve usar preferencialmente uma estufa com temperatura em torno de 40 °C, ou então secar o material sob temperatura ambiente, à sombra. Para evitar a proliferação de fungos, o processo de secagem deve ser iniciado logo após a coleta. Assim como no caso do uso de plantas frescas (que contêm em torno de 40% de umidade), a fim de evitar perdas em relação ao rendimento de massa. No entanto, o material vegetal pode ser acondicionado em *freezer* por um determinado tempo para uso futuro, porém situações como falta de energia elétrica podem influenciar nos resultados, especialmente na parte química.

SOLVENTES

Para o êxito do trabalho experimental, é crucial que o solvente usado para a preparação de extratos/frações ou para uso como eluente em técnicas de cromatografia (p. ex., em coluna) seja o mais puro e adequado possível. Recomenda-se que os solventes sejam selecionados com base em algumas características, como seletividade para os diferentes tipos de substâncias, disponibilidade, custo, toxidez, impacto ambiental, polaridade, ponto de ebulição e inércia. Geralmente, os solventes mais usados são: metanol, etanol, acetona, acetato de etila, hexano, clorofórmio e diclorometano. Em menor proporção, são utilizados o éter dietílico e o butanol. Muitos solventes são suscetíveis à contaminação, como o acetaldeído, o formaldeído e particularmente os ftalatos (p. ex., tereftalato de dimetila e ftalato de octila), que são usados frequentemente como agentes estabilizantes de plásticos e podem contaminar o extrato/fração, influenciando e atrapalhando as etapas experimentais de isolamento dos princípios ativos naturais.[1,2,63]

A substância denominada Tinuvin® 770 (Figura 5.17) foi considerada uma promissora e relevante molécula com potencial terapêutico, sendo efetiva como bloqueadora de canais de cálcio, porém estudos posteriores evidenciaram que se trata de uma substância contaminante de solventes.

Solventes que contenham água, especialmente álcoois como metanol e etanol, além da acetona, podem influenciar sobremaneira os processos de separações cromatográficas, por isso deve-se atentar para a sua procedência (adquirir comercialmente PA puro) e evitar o reaproveitamento por destilação. Uma estratégia para minimizar essa situação consiste em usar agentes secantes, como o sulfato de sódio anidro, antes dos procedimentos experimentais.

FORMAÇÃO DE ARTEFATOS

Artefatos são substâncias formadas geralmente durante o processo de extração e/ou purificação de princípios ativos, que muitas vezes são confundidos com produtos naturais. Há muitos exemplos na literatura de substâncias descritas como naturais, mas que são originadas a partir da ação de um fator externo, e, em alguns casos, essas substâncias também apresentam efeitos biológicos de interesse.

A formação de artefatos ocorre a partir das principais e mais comuns situações demonstradas abaixo.[1,2,5]

- Decomposição de substâncias instáveis ou de pouca estabilidade pela ação do calor (excesso de aquecimento) durante o processo de evaporação de extratos ou frações. Algumas substâncias podem ser estáveis quando presentes no extrato bruto,

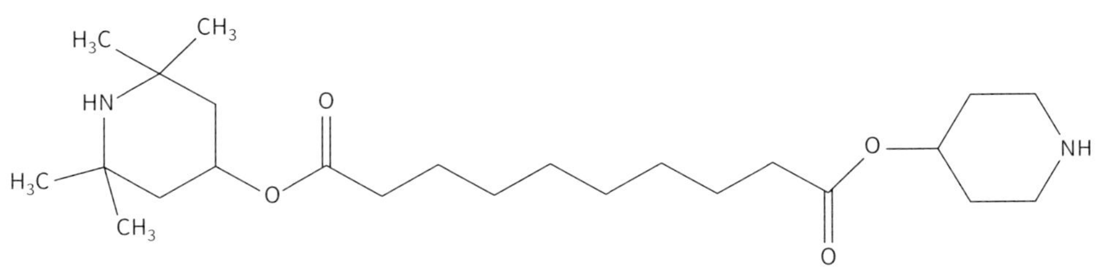

Figura 5.17

ESTRUTURA MOLECULAR DA SUBSTÂNCIA TINUVIN® 770.

mas, quando puras, podem ser instáveis a fatores externos, como ao ar, aos solventes ou à luz.

- Uso de solventes inadequados ou impuros, como o clorofórmio, pois geralmente apresentam HCl dissolvido, gerando, muitas vezes, substâncias não naturais produzidas pela ação do ácido. Outro solvente que deve ser usado com muita atenção é a acetona, uma vez que pode sofrer reação nucleofílica com substâncias que apresentam o grupo amino. Os álcoois podem também reagir com substâncias que apresentam grupos hidroxílicos, produzindo éteres, ou com aquelas que apresentam grupos carboxílicos, produzindo ésteres.
- Em relação ao processo de purificação de alcaloides por meio de procedimento específico já mencionado, produtos de decomposição podem ser formados, dependendo do ácido e da base usados, e por isso deve-se evitar que sejam muito fortes. O emprego do acetato de etila como solvente deve ser evitado, uma vez que pode levar à condensação com o grupo amino, produzindo artefatos.
- A fase estacionária usada para o processo de separação pode produzir artefatos, especialmente em cromatografia em coluna empregando a sílica, a mais usada, que pode catalisar alguns tipos de reações, incluindo oxidação, rearranjo etc. A alumina, também usada como fase estacionária, mas em menor proporção, pode provocar reações de condensação aldólica, hidratação, desidratação e rearranjos.

Alguns aspectos dos artefatos

Conforme já mencionado, artefatos são substâncias não naturais geralmente produzidas durante o processo de separação, interferindo e prejudicando sensivelmente os estudos fitoquímicos, de acordo com Maltese e colaboradores,[63] das seguintes formas:

- Produção de novas substâncias não naturais, interferindo e atrapalhando a análise dos resultados obtidos.
- Interferência nos efeitos biológicos dos componentes ativos naturais.
- Formação de substâncias com potencial biológico produzidas a partir de substâncias inativas, ocasionando resultados falso-positivos.
- Produção de eventuais substâncias com potencial tóxico a partir de substâncias inativas.
- Comprometimento da reprodutibilidade técnica.
- Influência no rendimento de substâncias bioativas naturais relevantes.

A literatura é recheada de exemplos de artefatos produzidos durante o processo de isolamento de princípios ativos de origem natural e que são muitas vezes até confundidos, durante anos, com substâncias naturais.[1,2,63-65] As Figuras 5.18 a 5.20 a seguir demonstram alguns exemplos dessa natureza.

AGENTES ADULTERANTES/ CONTAMINANTES

Têm sido muito comuns, não apenas no Brasil, mas em vários países, questões sobre a adulteração ou a contaminação de produtos em geral, conforme evidenciado no Capítulo 10 desta obra. Esse tema é um grave problema que tem preocupado as autoridades sanitárias e regulatórias há muito tempo e que vem aumentando ao longo dos anos, particularmente em função do crescente consumo de plantas e suas formulações e do aumento da automedicação pela sociedade. Os produtos oriundos de plantas, como extratos, óleos essenciais, entre outros, muitas vezes apresentam em suas formulações substâncias sintéticas tóxicas que colocam em risco a saúde e as vidas humana e animal. Detalhes sobre esse tópico podem ser obtidos no artigo de revisão feito por Calahan e colaboradores,[66] envolvendo artigos publicados entre 1990 e

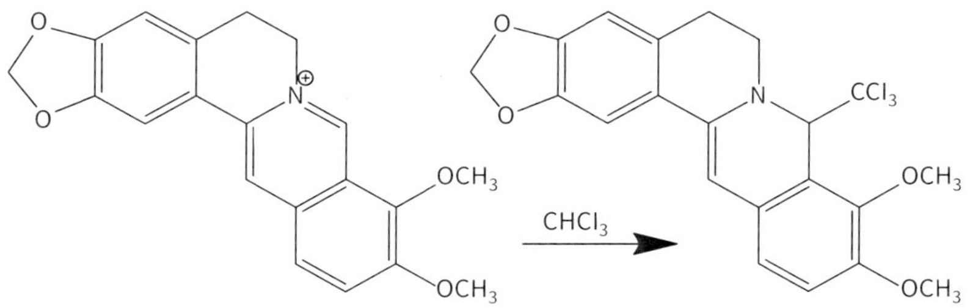

Figura 5.18

BERBERINA: ARTEFATO PRODUZIDO PELA AÇÃO DO
CLOROFÓRMIO NO PROCESSO DE PURIFICAÇÃO.

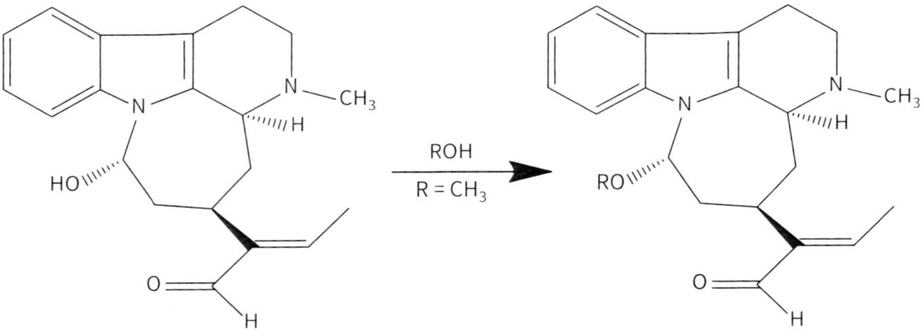

Figura 5.19

AKAGERINA: ARTEFATO PRODUZIDO DURANTE O PROCESSO
DE PURIFICAÇÃO USANDO SOLVENTE ALCOÓLICO.

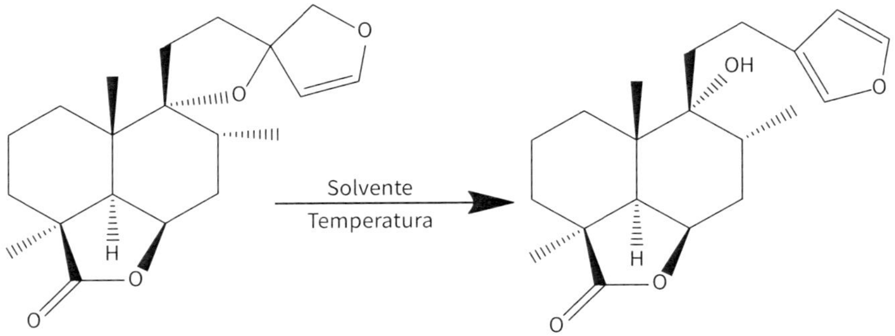

Figura 5.20

MARRUBIINA: ARTEFATO PRODUZIDO A PARTIR DA PRÉ-MARRUBIINA
(*MARRUBIUM VULGARE* L.) POR AÇÃO DE SOLVENTE E AQUECIMENTO.

2015, que demonstra os casos de toxicidade causados por adulterantes químicos em produtos oriundos de plantas ou alimentos, além de descrever os principais métodos analíticos usados para detectar substâncias com potencial tóxico. A conhecida sildenafila, usada para o tratamento da disfunção erétil e para melhorar o desempenho sexual, é uma das substâncias muito usadas como adulterante. Das 81 amostras analisadas, 28 continham essa substância, enquanto a famotidina, utilizada para o tratamento de problemas digestivos, estava presente em 18 das 47 amostras analisadas. Já o ibuprofeno, conhecido medicamento anti-inflamatório, foi detectado em 3 das 14 amostras analisadas.

As técnicas analíticas mais empregadas para detectar substâncias adulterantes ou contaminantes são: cromatografia líquida acoplada ao espectrômetro de massas (LC-MS, do inglês *liquid chromatography-mass spectrometry*), CLAE, cromatografia gasosa acoplada ao espectrômetro de massas (GC-MS, do inglês *gas chromatography-mass spectrometry*), RMN¹H ou RMN¹³C e CCD.[66,67]

TESTES BIOLÓGICOS/ FARMACOLÓGICOS

O êxito para a realização de ensaios biológicos ou farmacológicos experimentais *in vitro* e *in vivo* depende de diferentes fatores. Possuir uma estrutura adequada e recursos humanos especializados são imprescindíveis. Por exemplo, é de fundamental importância que se disponha de um biotério bem estruturado, bem localizado e que siga todas as normas preconizadas de boas práticas. A parte experimental deve ser realizada em laboratórios próprios para atividades de pesquisa, com o mínimo de circulação de pessoas e ausência de barulho.

Todos os cuidados relacionados ao manuseio com animais e as normas estabelecidas pela Comissão Nacional de Ética em Pesquisa (Conep) e supervisionadas pelos comitês locais devem ser levados em consideração. Ou-

tro aspecto bem relevante diz respeito à seleção das técnicas experimentais a serem empregadas, focando naquelas que permitam maior reprodutibilidade, evitando, assim, os resultados falso-positivos e inferindo maior credibilidade aos resultados obtidos.

Acerca dos recursos humanos, os ensaios experimentais devem sempre ser conduzidos por técnicos ou estudantes capacitados, bem como devem ser repetidos quantas vezes for julgado necessário, obtendo-se dados estatísticos que comprovem a eficácia do material analisado.

CONSIDERAÇÕES FINAIS

A parte experimental referente à área de produtos naturais ativos é complexa, trabalhosa e exige o envolvimento efetivo, bastante colaborativo, de muitos profissionais em função de sua característica multidisciplinar, entre outras estratégias, incluindo o uso eficiente e rápido de técnicas químicas e biológicas/farmacológicas de *screening* (prospecção), de técnicas adequadas à purificação e à identificação dos princípios ativos. Além disso, é necessário que os profissionais prestem atenção aos fatores externos que podem comprometer todo o trabalho desenvolvido, como a formação de artefatos ou a presença de contaminantes que prejudicam sensivelmente o trabalho experimental, além de outros fatores descritos no decorrer deste capítulo.

São muitos os desafios da área, e a participação de recursos humanos especializados e experientes é imprescindível para o êxito do trabalho. Nos últimos anos, os procedimentos experimentais feitos em animais têm sido modificados, com a tendência gradativa de substituição das tradicionais técnicas *in vivo* para técnicas *in vitro* e enzimáticas.

Em relação às técnicas químicas de isolamento e identificação de substâncias de origem natural, as técnicas hifenadas (de acoplamento) vêm se popularizando e ganhando cada vez mais espaço junto aos laboratórios de produtos naturais, tendo ainda como impeditivo de maior alcance o alto custo dos equipamentos. Tais técnicas são muito importantes para a análise e a detecção de substâncias minoritárias presentes em complexas misturas, pois permitem a identificação sem a necessidade de isolamento da substância.

Espera-se que, como ocorre em países desenvolvidos, as técnicas hifenadas sejam também aplicadas no Brasil para um efetivo controle de qualidade de fitoterápicos. Entretanto, tais procedimentos necessitam de atenção e de credibilidade, em função da facilidade e do aumento de falsificação e adulteração de medicamentos de origem natural.

Outro ponto que merece destaque consiste na importância das bases de dados para viabilizar maior rapidez e efetividade para a elucidação estrutural de moléculas naturais, a exemplo da NAPROC-13, desenvolvida pela Universidade de Salamanca, na Espanha. Estratégias como modificações estruturais, síntese de análogos, métodos de relação estrutura-atividade são cada vez mais relevantes na busca de novos e efetivos medicamentos de origem natural.

Os cientistas têm cada vez mais dispensado atenção e esforços na otimização relacionada à exploração da biodiversidade como fonte de novos e efetivos agentes medicinais. Mesmo com os avanços indicados, os desafios ainda são imensos, mas muito motivadores, pois como já mencionava Robert Robson, há cerca de 100 anos, "Uma planta pode conter centenas de substâncias diferentes. Mas a descoberta de uma só delas pode ser mais importante para a humanidade do que a descoberta de uma nova galáxia".

REFERÊNCIAS

1. Cechinel Filho V. Medicamentos de origem vegetal: atualidades, desafios, perspectivas. Itajaí: Univali; 2015.

2. Cechinel Filho V. Medicamentos de origem vegetal: atualidades, desafios, perspectivas. Itajaí: Univali; 2017.

3. Dutra RC, Campos MM, Santos AR, Calixto JB. Medicinal plants in Brazil: pharmacological studies, drug discovery, challenges and perspectives. Pharmacol Res. 2016;112:4-29.

4. Cechinel Filho V, Zanchett CCC. Fitoterapia avançada: uma abordagem química, biológica e nutricional. Porto Alegre: Artmed; 2020.

5. Cechinel Filho V, Yunes RA. Estratégias para a obtenção de compostos farmacologicamente ativos a partir de plantas medicinais: conceitos sobre modificação estrutural para otimização da atividade. Quim Nova. 1998;21(1):99-105.

6. Tariq A, Sadia S, Pan K, Ullah I, Mussarat S, Sun F, et al. A systematic review on ethnomedicines of anti-cancer plants. Phytother Res. 2017;31(2):202-64.

7. Heinrich M. Ethnobotany and its role in drug development. Phytother Res. 2000;14(7):479-88.

8. Nasim N, Sandeep IS, Mohanty S. Plant-derived natural products for drug discovery: current approaches and prospects. Nucleus (Calcutta). 2022;65(3):399-411.

9. Svetaz L, Zuljan F, Derita M, Petenatti E, Tamayo G, Cáceres A, et al. Value of the ethnomedical information for the discovery of plants with antifungal properties. A survey among seven Latin American countries. J Ethnopharmacol. 2010;127(1):137-58.

10. Costa GFC. Plantas medicinais associadas a desordens mentais e neurológicas: uma comparação entre etnofarmacologia e testes farmacológicos. [dissertação]. Palmas: Universidade Federal do Tocantins; 2018.

11. Gobbo Neto L, Lopes NP. Plantas medicinais: fatores de influência no conteúdo de metabólitos secundários. Quim Nova. 2007;30(2):374-81.

12. Gouvea DR, Pavarini DP, Carollo CA, Lopes NP. Variações do metabolismo secundário vegetal: exemplos com plantas nativas do Brasil. In: Yunes RA, Cechinel Filho V, editores. Química de produtos naturais: novos fármacos e a moderna farmacognosia. 5. ed. Itajaí: Univali; 2016. p. 399-420.

13. Matos FJA. Introdução à fitoquímica experimental. Ceará: Ed. UFC; 1988.

14. Malheiros A, Bittencourt CMS, Niero R, Cechinel Filho V. Considerações gerais sobre aspectos químicos e biológicos de plantas medicinais. In: Bresolin TMB, Cechinel Filho V, editores. Fármacos

e medicamentos: uma abordagem multidisciplinar. São Paulo: Santos; 2010. p. 17-44.

15. Hostettmann K, Marston A, Hostettmann M. Preparative chromatography tecniques: applications in natural products isolation. 2nd ed. Cham: Springer; 1997.

16. Costa BSL, Vieira JLCC, Cardoso AL, Borges LL. Otimização da extração assistida por ultrassom de compostos fenólicos totais e flavonoides a partir dos frutos de acerola (Malpighia sp.). Rev Bras Militar Ciênc. 2020;6(14):39-46.

17. Dzah CS, Duan Y, Zhang H, Wen C, Zhang J, Chen G, et al. The effects of ultrasound assisted extraction on yield, antioxidant, anticancer and antimicrobial activity of polyphenol extracts: a review. Food Biosci. 2020;35:100547.

18. Capasso R, Izzo AA, Pinto L, Bifulco T, Vitobello C, Mascolo N. Phytotherapy and quality of herbal medicines. Fitoterapia. 2000;71:S58-65.

19. Ullrich-Merzenich G, Panek D, Zeitler H, Wagner H. Drug development from natural products: exploiting synergistic effects. Indian J Exp Biol. 2010;48(3):208-19.

20. Wagner H. Synergy research: approaching a new generation of phytopharmaceuticals. Fitoterapia. 2011;82(1):34-7.

21. Marston A, Hostettmann K. Counter-current chromatography as a preparative tool-applications and perspectives. J Chromatogr A. 1994;658(2):315-41.

22. Mayr LM, Bojanic D. Novel trends in high--throughput screening. Curr Opin Pharmacol. 2009;9(5):580-8.

23. Bella Cruz AB, Eger I, Bueno EC, Freitas RA. Métodos in vitro na avaliação da atividade biológica de produtos naturais e sintéticos. In: Bresolin TMB, Cechinel Filho V, editores. Fármacos e medicamentos: uma abordagem multidisciplinar. São Paulo: Santos; 2010. p. 175-205.

24. Carvalho JE, Ruiz ALTG, Costa DBV, Monteiro KM. Modelos experimentais para estudo de substâncias com atividade anticâncer. In: San Feliciano A, Cechinel Filho V, editores. Descoberta, desenho e desenvolvimento de novos agentes anticâncer no âmbito do Programa Iberoamericano CYTED. Itajaí: Univali; 2014. p. 313-45.

25. Queiroz EF, Wolfender JL, Hostettmann K, Vieira PC. Princípios ativos de plantas superiores. 2. ed. São Carlos: UFSCar; 2014.

26. Calixto JB, Beirith A, Ferreira J, Santos AR, Filho VC, Yunes RA. Naturally occurring antinociceptive substances from plants. Phytother Res. 2000;14(6):401-18.

27. Souza MM, Bürger C, Quintão NLM, Kreuger MRO, Andrade SF. Métodos in vivo na avaliação da atividade biológica de produtos naturais e sintéticos. In: Bresolin TMB, Cechinel Filho V, editores. Fármacos e medicamentos: uma abordagem multidisciplinar. São Paulo: Santos; 2010. p. 125-74.

28. Silva JC, Saraiva SRGL, Oliveira Júnior RG, Almeida JRGS. Modelos experimentais para avaliação da atividade antinociceptiva de produtos naturais: uma revisão. Rev Bras Farm. 2013;94(1):18-23.

29. Umar MI, Altaf R, Iqbal MA, Sadiq MB. In vitro experimental models to investigate the anti-inflammatory activity of herbal extracts. Sci Internat. 2010;22:199-203.

30. Mariano LNB, Boeing T, Cechinel Filho V, Niero R, Silva LM, Souza P. The acute diuretic effects with low-doses of natural prenylated xanthones in rats. Eur J Pharmacol. 2020;884:173432.

31. Marques AAM, Silva CHF, Souza P, Almeida CLB, Cechinel Filho V, Lourenço ELB, et al. Nitric oxide and Ca2+- -activated high-conductance K+ channels mediate nothofagin-induced endothelium-dependent vasodilation in the perfused rat kidney. Chem Biol Interact. 2020;327:109182.

32. Silva RCV, Mariano LNB, Bidinha ER, Almeida CLB, Cechinel Filho V, Zanuncio VSS, et al. Ethyl acetate fraction from Leandra dasytricha (A. Gray) Cong. leaves promotes vasodilatation and reduces blood pressure in normotensive and hypertensive rats. Evid Based Complement Alternat Med. 2021;2021:7203934.

33. Rodrigues CA, Niero R, Cechinel Filho V. Utilização da quitina, quitosana e derivados em processos cromatográficos. In: Bresolin TMB, Cechinel Filho V, editores. Fármacos e medicamentos: uma abordagem multidisciplinar. São Paulo: Santos; 2010. p. 227-39.

34. Marston A, Hostettmann K. Natural product analysis over the last decades. Planta Med. 2009;75(7):672-82.

35. Lock OR. Investigación fitoquímica. 3. ed. Lima: Pontificia Universidad Catolica del Peru; 2016.

36. Houghton PJ, Raman A. Laboratory handbook for the fractionation of natural extracts. London: Chapman & Hall; 1998.

37. Bauer R, Tittel G. Quality assessment of herbal preparations as a precondition of pharmacological and clinical studies. Phytomedicine. 1996;2(3):193-8.

38. Silverstain RM, Bassler GC, Morril TC. Identificação espectrométrica de compostos orgânicos. 5. ed. Rio de Janeiro: Guanabara Koogan; 1994.

39. Brown WH. Organic chemistry. Orlando: Saunders College; 1995.

40. San Feliciano A, Pérez AL, del Olmo E, Martínez JC, Pérez C, Jiménez C, Ravelo AG, editores. Manual de determinación estructural de compuestos bioactivos. Bogotá: CYTED y Convenio Andrés Bello; 2008.

41. Rizzo V, Pinciroli V. Quantitative NMR in synthetic and combinatorial chemistry. J Pharm Biomed Anal. 2005;38(5):851-7.

42. Simmler C, Napolitano JG, McAlpine JB, Chen SN, Pauli GF. Universal quantitative NMR analyses of complex natural samples. Curr Opin Biotechnol. 2014;25:51-9.

43. López-Pérez JL, Therón R, del Olmo E, Diaz D. NAPROC-13: a database for the dereplication of natural product mixtures in bioassay-guided protocols. Bioinformatics. 2007;23(23):3256-7.

44. Queiroz EF, Hostettmann K, Wolfender JL. Modern approaches in the search for new active compounds from crude extracts of natural sources. In: Cechinel Filho V, editor. Plant bioactives and drug discovery: principles, practice and perspectives. Hoboken: Wiley; 2012. p. 43-80.

45. Harvey AL, Edrada-Ebel R, Quinn RJ. The re-emergence of natural products for drug discovery in the genomic era. Nat Rev. 2015;14(2):111-29.

46. MM, Ivanisevic J, Giera M, Siuzdak G. Identification of bioactive metabolites using activity metabolomics. Nat Rev Mol Cell Biol. 2019;20(6):353-67.

47. Funari CS, Castro-Gamboa I, Cavalheiro AJ, Bolzani VS. Metabolômica, uma abordagem otimizada para exploração da biodiversidade brasileira: estado de arte, perspectivas e desafios. Quim Nova. 2013;36(10):1605-9.

48. Buzzi FC, Cechinel Filho V, Corrêa R. Contribuição da química medicinal para o planejamento de novos fármacos. In: Bresolin TMB, Cechinel Filho V, editores. Fármacos e medicamentos: uma abordagem multidisciplinar São Paulo: Santos; 2010. p. 71-108.

49. Barreiro EJ, Fraga CAM. Química medicinal: as bases moleculares da ação dos fármacos. 3. ed. Porto Alegre: Artmed; 2015.

50. San Feliciano A, Castro MA, López-Pérez JL, del Olmo E. The importance of structural manipulation of natural compounds in drug discovery and development. In: Cechinel Filho V, editor. Plant bioactives and drug discovery: principles, prac-tice and perspectives. Hoboken: Wiley; 2012. p. 127-60.

51. Castro MA, López-Pérez JL, del Olmo E, San Feliciano A. Estrategias quimicas para mejorar la actividad y la selectividad de compuestos naturares anticáncer. In: San Feliciano A, Cechinel Filho V, editores. Descoberta, desenho e desenvolvimento de novos agentes anticâncer no âmbito do Programa Iberoamericano CYTED. Itajaí: Univali; 2014. p. 219-58.

52. Wu Q, Christensen LA. Legerski RJ, Vasquez KM. Mismatch repair participates in error-free processing of DNA interstrand crosslinks in human cells. EMBO Rep. 2005;6(6):551-7.

53. Wang Z, Xiong Y, Peng Y, Zhang X, Li S, Peng Y, et al. Natural product evodiamine-inspired medicinal chemistry: anticancer activity, structural optimization and structure activity relationship. Eur J Med Chem. 2023;247:115031.

54. Newman, DJ, Cragg GM. Natural products as sources of new drugs over the nearly four decades from 01/1981 to 09/2019. J Nat Prod. 2020;83(3):770-803.

55. Barreiro EJ, Bolzani V.S. Biodiversidade: fonte potencial para a descoberta de fármacos. Quim Nova. 2009;32(3):679-88.

56. EJ, Fraga AAM, Lima LM. Natural products as lead compounds in medicinal chemistry. In: Cechinel Filho V, editor. Plant bioactives and drug discovery: principles, practice and perspectives. Hoboken: Wiley; 2012. p. 81-126.

57. Yunes RA, Cechinel Filho V. Novas perspectivas dos produtos naturais na química medicinal moderna. In: Yunes RA, Cechinel Filho V, editores. Química de produtos naturais: novos fármacos e a moderna farmacognosia. 5. ed. Itajaí: Univali; 2016. p. 11-39.

58. Barreiro EJ. A química medicinal e o paradigma do composto-protótipo. Rev Virtual Quim. 2009;1(1):26-34.

59. Tempesta MS, Corley DG, Beutler JA, Metral CJ, Yunes RA, Giacomozzi CA, et al. Phyllanthimide, a new alkaloid from Phyllanthus sellowianus. J Nat Prod. 1988;51(3):617-8.

60. Cechinel Filho V, Buzzi FC, Corrêa R, Yunes RA, Nunes RJ. Aspectos químicos e potencial terapêutico de imidas cíclicas: uma revisão da literatura. Quim Nova. 2003;26(2):230-41.

61. Buzzi FC, Corrêa R, Cechinel Filho V. Síntese de moléculas bioativas: o exemplo das imidas cíclicas. In: Bresolin TMB, Cechinel Filho V, editores. Ciências farmacêuticas: contribuição ao desenvolvimento de novos fármacos e medicamentos. Itajaí: Univali; 2003. p. 57-105.

62. Atasanov AG, Zotchev SB, Dirsc VM, Supuran CT. Natural products in drug discovery: advances and opportunities. Nat Rev Drug Discov. 2021;20(3):200-16.

63. Maltese F, van der Kooy F, Verpoorte R. Solvent derived artifacts in natural products chemistry. Nat Prod Comm. 2009;4(3):447-54.

64. Middleditich BS. Analytical artifacts: GC, MS, HPLC, TLC and PC. Amsterdan: Elsevier; 1989.

65. Venditti A. What is and what should never be: artifacts, improbable phytochemicals, conta-minants and natural products. Nat Prod Res. 2020;34(7):1014-31.

66. Calahan J, Howard A, Almalki AJ, Gupta MP, Calderón AI. Chemical adulterants in herbal medicinal products: a review. Planta Med. 2016;82(6):505-15.

67. Vaclavik I, Krynitsky AJ, Rader JI. Mass spectrometric analysis of pharmaceutical adulterants in products labeled as botanical dietary supplements or herbal remedies: a review. Anal Bioanal Chem. 2014;406(27):6767-90.

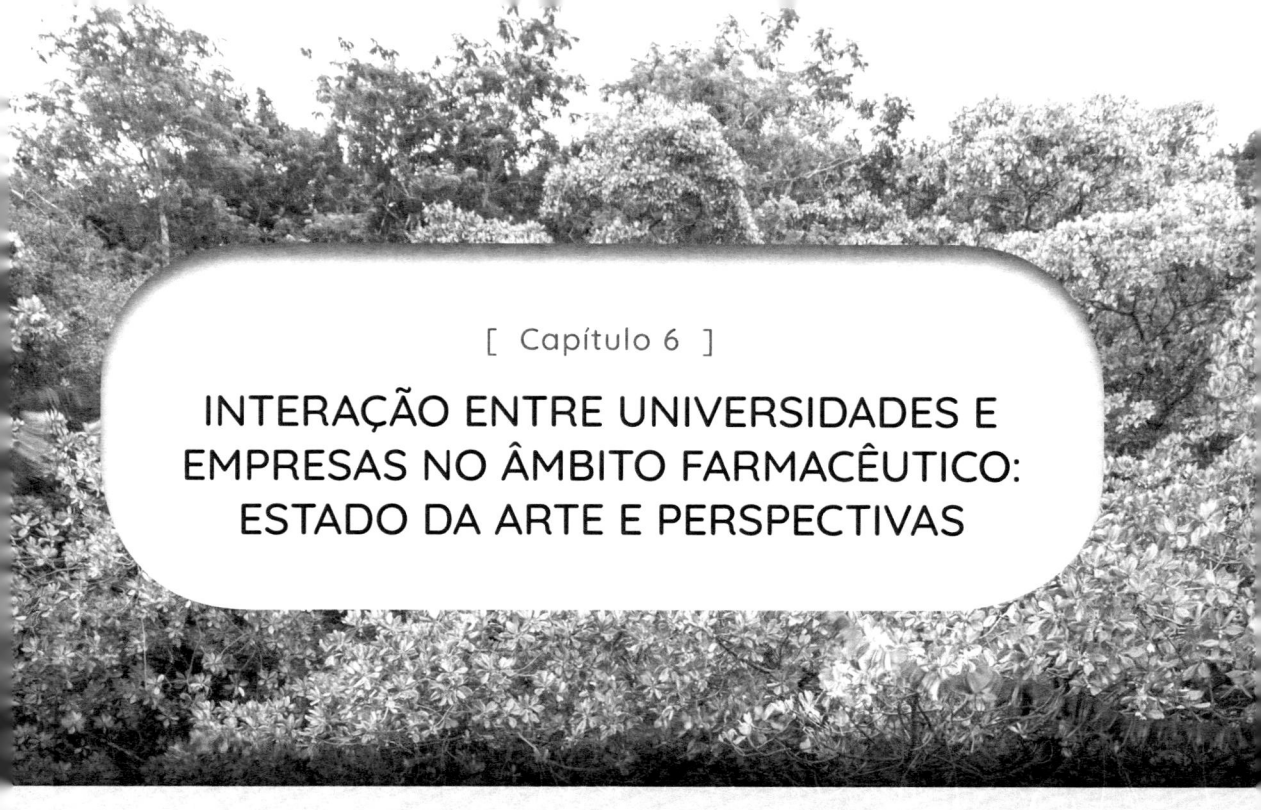

[Capítulo 6]

INTERAÇÃO ENTRE UNIVERSIDADES E EMPRESAS NO ÂMBITO FARMACÊUTICO: ESTADO DA ARTE E PERSPECTIVAS

Resumo

Este capítulo enfatiza aspectos históricos e atuais em relação à interação entre universidades e empresas, permeando o modelo da tríplice hélice, com exemplos práticos de sua aplicação. Serão apresentadas as principais barreiras nessa interação, assim como indicações de formas de superá-las. Paralelamente, haverá uma discussão sobre a interação entre universidade e empresa na área farmacêutica, indicando as vantagens, os desafios e as perspectivas para o desenvolvimento de novos medicamentos, sobretudo fitoterápicos, no país. Ainda, será apresentado um exemplo prático, relevante e promissor envolvendo a parceria entre a Universidade do Vale do Itajaí (Univali) e os laboratórios Eurofarma e Herbarium no desenvolvimento de um novo, eficaz, seguro e inovador fitoterápico com potencial analgésico e anti--inflamatório, de uso oral, a partir das folhas da *Aleurites moluccanus* Willd. (nogueira-da-índia).

Há algum tempo estamos vivenciando no Brasil oscilações em relação à interação entre as empresas e as universidades ou centros de pesquisas. Acerca da área farmacêutica, o foco deste capítulo, muitos pesquisadores têm procurado direcionar seus projetos para a pesquisa e o desenvolvimento de novos, efetivos e inovadores medicamentos a partir da biodiversidade, destacando as plantas superiores, os produtos marinhos e os animais. Essa incessante, e por que não dizer, beirando a utópica, busca, tem proporcionado alguns exemplos motivadores, o que vem incentivando a comunidade científica a acreditar cada vez mais que pode ser exequível a tão conhecida frase: "dos laboratórios às prateleiras das farmácias".

O país precisa avançar (e muito) em relação à inovação, conforme previamente mencionado no Capítulo 1, não somente em novos processos e produtos, mas também na melhoria dos atuais, no tocante a seus valores e à sua maior competitividade.

Quanto ao setor farmacêutico, somente algumas poucas indústrias têm atuado na pesquisa e no desenvolvimento de novos medicamentos, alopáticos ou fitoterápicos, e tais contribuições têm uma maior proporção atrelada às grandes indústrias, com maior foco nos produtos fitoterápicos, oriundos de plantas, em virtude de melhor relação custo-benefício.

As etapas que envolvem a descoberta de um fármaco fitoterápico (substância pura bioativa, extrato, fração ou mistura de extratos) seguro e eficaz são muito complexas, geralmente longas e com custo considerável, conforme já abordado neste livro.

A dificuldade está relacionada à necessidade de significativo investimento financeiro não somente em recursos humanos, mas também na aquisição de equipamentos, insumos e demais serviços imprescindíveis para que sejam cumpridas todas as etapas requeridas para a regulamentação do medicamento.

Uma das importantes estratégias para facilitar todo o processo consiste na intensificação da relação das empresas com as universidades ou os centros de pesquisas, otimizando o tempo e o custo envolvidos, possibilitando, ainda, acesso aos recursos governamentais em condições especiais para empresas e universidades.

Em incursões pretéritas do autor no tema em questão, já foram abordados alguns aspectos inerentes às cooperações entre universidades e indústrias farmacêuticas no âmbito nacional e internacional, as barreiras, as vantagens e desvantagens dessa relação, entre outros.[1-3]

Diante do exposto, este capítulo trata da atualização e do maior detalhamento sobre tópicos relacionados à interação entre universidade e indústria farmacêutica, especialmente no Brasil, sinalizando o estado da arte atual, as perspectivas e os desafios dessa relevante e instigante área. Ilustra, também, como exemplo, um desafiador projeto da Univali que teve início no Laboratório Eurofarma de São Paulo, SP, depois migrou para o Laboratório Herbarium, de Colombo, PR, na busca de um novo, eficaz, seguro e inovador fármaco fitoterápico com potencial analgésico e anti-inflamatório a partir das folhas da planta *Aleurites moluccanus* Willd. (Euforbiaceae), conhecida popularmente como nogueira-da-índia.

ASPECTOS HISTÓRICOS

Aspectos relacionados à interação entre universidades e empresas são históricos e já estão pautados há vários séculos, desde as primeiras universidades europeias. A evolução na concepção de conceitos e a dinâmica direcionada a resultados, com foco na melhoria da qualidade de vida da sociedade, gradativamente vêm sendo aperfeiçoadas.

Sábato e Botana[4] desenvolveram o "triângulo de Sábato", configurado no formato de um triângulo, o qual simboliza o Governo no vértice, apoiado pelo setor produtivo (Empresa) e pela Universidade (centro de saber e de geração de resultados) (Figura 6.1). Essa interação hierarquizada representa a concepção ideal sobre a contribuição da ciência e da tecnologia para o desenvolvimento econômico e social de um país.

O "triângulo de Sábato" inspirou e incentivou a criação de outras propostas, destacando o modelo da tríplice hélice (Figura 6.2), inicialmente proposto por Etzkowitz e Leydesdorff[5] e propalado mundialmente. Tal modelo simboliza a inovação como principal fator, estruturada pela forte relação universidade-empresa-governo. Sbragia e colaboradores[6] corroboram que esse modelo

favorece e estimula a inovação, possibilitando aos integrantes o desempenho de funções mútuas, antes individualizadas, com as empresas operando como agentes de desenvolvimento local/regional, determinando a velocidade e a direção do processo de inovação.

Paula e colaboradores[7] destacam a geração de conhecimento científico nas universidades e sua relação com o setor produtivo a fim de mostrar a importância do modelo da tríplice hélice e seu impacto nas empresas.

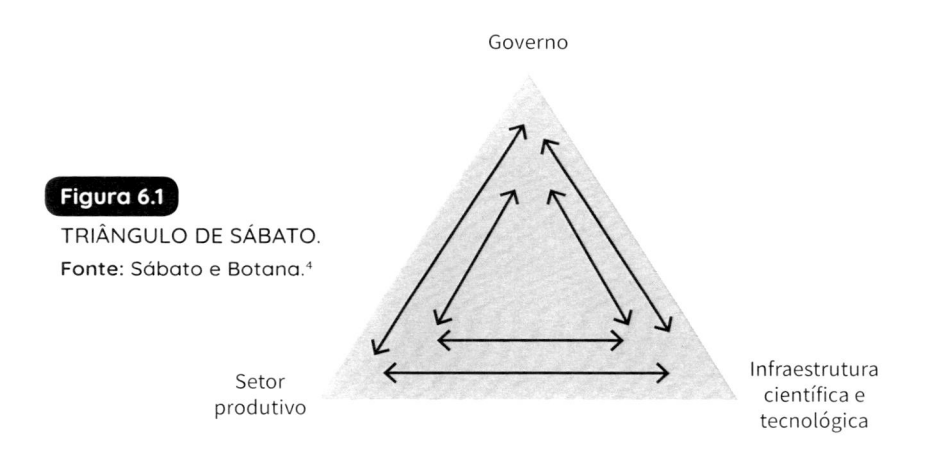

Figura 6.1

TRIÂNGULO DE SÁBATO.
Fonte: Sábato e Botana.[4]

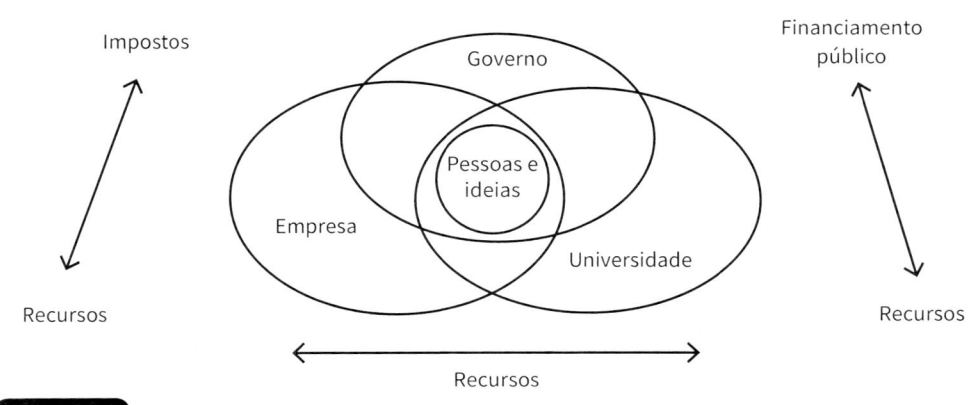

Figura 6.2

MODELO DA TRÍPLICE HÉLICE.
Fonte: Sbragia e colaboradores.[6]

O modelo da tríplice hélice é ainda utilizado em muitos países, inclusive naqueles considerados muito desenvolvidos quanto à inovação, como Japão e Singapura. A partir desse modelo, usado como agente incentivador, surgiram os núcleos de incubadoras e pré-incubadoras, os núcleos de inovação tecnológica, os escritórios de transferência de tecnologia, além de novas leis e processos de captação de recursos governamentais e privados.

Um dos criadores do modelo da tríplice hélice, Henry Etzkovitz, Diretor do Instituto de Política Científica da Universidade do Estado de Nova Iorque e professor convidado da Universidade de Stanford, foi entrevistado por Valente[8] quando esteve no Brasil, em 2010, para participar do "Seminário Tríplice Hélice na América Latina: Conhecimento para Inovação". Na ocasião, Etzkovitz destacou que três países (Suécia, Estados Unidos e Brasil) foram os que mais avançaram na implantação do modelo. O Brasil, devido ao

> forte movimento de incubadoras, atrelado às políticas desenvolvidas e apoiadas pelos Núcleos de Inovação Tecnológica, os NITs, cuja missão maior é gerir a política de inovação da instituição e ciência, tecnologia e inovação, além de ser o elo entre a comunidade científica interna e a comunidade externa, especialmente em relação às empresas.

Foi a partir de 2005, com a aprovação da Lei de Inovação, que o Brasil começou a se envolver mais diretamente nas questões de ciência, tecnologia e inovação nas universidades públicas e privadas (incluindo as comunitárias), iniciando-se o processo de implantação dos já denominados Núcleos de Inovação Tecnológica (NITs), com apoio dos órgãos de fomento nacionais e estaduais, como a Financiadora de Estudos e Projetos (Finep) e a Fundação de Amparo à Pesquisa e Inovação do Estado de Santa Catarina (Fapesc), respectivamente.

O Projeto de Implantação e Estruturação do Arranjo Catarinense de Núcleos de Inovação Tecnológica (PRONIT) resultou em um livro que descreve detalhes sobre a estruturação e gestão dos referidos NITs.[9]

Podemos citar a Univali como exemplo de inserção das universidades no contexto da ciência, tecnologia e inovação, pois desde 2005 vem desenvolvendo iniciativas concretas de apoio ao empreendedorismo e à inovação. A primeira ação nessa direção consistiu na criação do Movimento Empreendedor UNIVALI (MEU), que tinha a missão de estabelecer e difundir a cultura do empreendedorismo e da inovação no meio acadêmico.

O referido movimento avançou gradativamente ao longo dos anos, e se transformou no Núcleo de Inovação Tecnológica da Univali (Uniinova), contando com o apoio imprescindível da instituição e dos órgãos governamentais, especialmente da Fapesc, possibilitando novas e motivadoras estruturas, tanto físicas quanto de recursos humanos. Em relação à propriedade intelectual, a Univali regulamentou as normas há cerca de 15 anos, após aprovação de seus Conselhos por unanimidade. Silva e Santos[10] enfatizaram os detalhes teóricos e práticos relacionados a esse importante eixo de ação.

As ações desenvolvidas na Univali consistem, fundamentalmente, na articulação dos recursos disponíveis na Instituição a fim de buscar a disseminação e a instalação da cultura inovadora e empreendedora, no incentivo ao desenvolvimento de empreendimentos inovativos e na instalação e operação de mecanismos que privilegiem a transformação de conhecimento em riqueza. No período de evolução dessas áreas dentro da universidade, pode-se enfatizar ideal e cronologicamente algumas ações que contribuíram para a constituição da base fundamental para o desenvolvimento da inovação e da cultura empreendedora no contexto de abrangência da Univali, conforme demostra a Figura 6.3.

A partir desse período, o NIT se transformou em um ambiente que fomenta práticas tecnológicas e inovadoras em um ambiente produtivo, contribuindo para o desenvolvimento socioeconômico da região onde está inserido. O núcleo tem como papel conectar diferentes partes do ecossistema, minimizando riscos e maximizando ou acelerando os resultados associados aos projetos desenvolvidos na universidade. Nesse contexto, destaca-se o apoio essencial da instituição e dos órgãos de fomento do governo, especialmente a Fapesc, para o desenvolvimento do NIT. Por meio dessa Fundação, foi possível estruturar fisicamente o setor, assim como desenvolver uma equipe de trabalho para atender às demandas internas e externas da universidade.

O NIT atuou nos seguintes eixos temáticos até 2018: Inovação e Propriedade Intelectual; Empreendedorismo, envolvendo a Pré-incubadora de Empresas e a ITCP; e ações que contemplavam as relações com a sociedade.

Em relação ao empreendedorismo, as Pré-Incubadoras foram, e ainda são, um espaço de oportunidades relevantes para os acadêmicos, pois nelas, desenvolvem suas ideias

embrionárias ou empresas recebendo apoio institucional inicial (assessoria técnica, infraestrutura, etc.), estimulando o crescimento e maior participação no competitivo mercado, tendo como meta que se transformem em empresas consolidadas e independentes, gerando emprego e renda. Por outro lado, a ITCP foi estabelecida para dar suporte à gestão de grupos organizados que trabalhavam com o modelo de economia solidária.

Diversas foram as ações de aproximação com o mercado e a comunidade realizadas nesse período. São muitos os legados importantes deixados para o nosso ecossistema de inovação e empreendedorismo, um campo de ação em que a Univali sempre teve um papel protagonista relevante no município de Itajaí, na Associação dos Municípios da Foz do Rio Itajaí (AMFRI) e no Estado de Santa Catarina. O *e-book* elaborado pelo Uniinova fornece mais detalhes sobre as ações realizadas pela universidade nesse período.[11]

A partir de 2018, houve mudanças na gestão superior da universidade, e foi im-

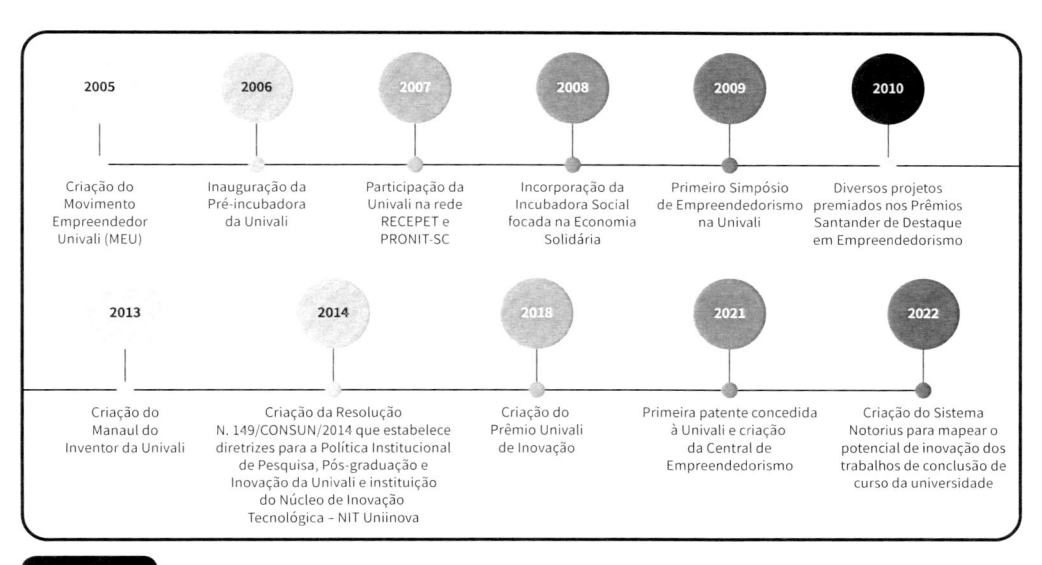

LINHA DO TEMPO DAS AÇÕES DE INOVAÇÃO E EMPREENDEDORISMO NA UNIVALI.

Fonte: Universidade do Vale do Taquari.[11]

plantado o Plano de Gestão Conectar & Inovar (2018-2022). Este plano foi desenvolvido para conectar pessoas e ideias para o novo ciclo de desenvolvimento da Univali como uma universidade comunitária inovadora, para além do seu tempo. Com esse propósito, todo o plano de gestão foi elaborado a partir das duas palavras centrais do projeto: conectar e inovar.*

Diante desse cenário, a universidade se adaptou às novas diretrizes do plano, principalmente no que se refere à inovação e ao empreendedorismo. Muitos eventos, concursos e ações foram elaborados para fomentar essa inédita proposta de gestão.

Destaca-se a criação do Prêmio Univali de Inovação, que tem o propósito de valorizar os alunos que se dedicam à elaboração de atividades inovadoras, buscando soluções para um problema ou uma necessidade do ambiente produtivo ou social onde estão inseridos. Ao final do concurso, os melhores protótipos desenvolvidos são premiados com valores em dinheiro, consultoria em áreas diversas – para contribuir para a construção de uma *startup*, e bolsas de estudo. As categorias contempladas visam valorizar alunos, egressos e professores mentores participantes do concurso. Em 2023, o prêmio já está na sua sexta edição com uma crescente participação a cada ano.

Outro destaque foi a criação do Sistema Notorius, que tem como objetivo mapear todos os trabalhos de conclusão de curso, teses e dissertações de alunos da Univali para identificar projetos com potencial para empreender e inovar nas mais diversas áreas do conhecimento. Esse sistema visa aproximar os conhecimentos científicos e tecnológicos desenvolvidos na universidade às necessidades da indústria e do mercado. É um processo inovador que permitirá reverberar a produção viva e pulsante que há no espaço acadêmico – coletando, catalogando e analisando todas as produções desenvolvidas na universidade e projetando-as em propriedade intelectual e possibilidades de negócios.

É nesse contexto que a Univali, uma das maiores universidades comunitárias de Santa Catarina, reconhece seu importante papel no ecossistema de inovação em que está inserida, fomentando, por meio das ações que desenvolve, o crescimento econômico e social, atuando de forma responsiva, adaptável e densamente interligada, não apenas com a comunidade interna e seus parceiros acadêmicos, mas também com seus *stakeholders* em seus diferentes níveis, sejam estes regional, estadual, nacional ou global.*

ALGUNS ASPECTOS RELACIONADOS À INTERAÇÃO ENTRE UNIVERSIDADES E INDÚSTRIAS FARMACÊUTICAS

A efetiva operacionalização do modelo da tríplice hélice no Brasil é oscilante, tendo como maior gargalo a interação entre universidades e empresas, estando essas interações mais avançadas em algumas áreas em detrimento de outra. Além disso, o protagonismo governamental, tanto estadual quanto federal, e das empresas varia muito de acordo com as políticas e as capacidades orçamentárias. Diante dessas situações, muitas barreiras e dificuldades são cotidianamente enfrentadas por ambas as partes. Por um lado, geralmente a academia tem como premissa permitir maior liberdade e autonomia aos seus professores e pesquisadores – estimulando a geração de produção científica (ver Capítulo 1) –, e atuar de forma lenta em relação ao processo decisório, o qual percorre várias instâncias até a decisão final. Por outro lado, o trâmite por parte das empresas é bem diferente: há estímulo à cultura do sigilo, da proteção e das patentes, pois o foco é no mercado, o que resulta em um processo decisório é ágil e desburocratizado. Portanto, para o maior êxito

---

* Em comunicação pessoal com J. Tomio, no ano 2023.

dessa relação, é de fundamental importância a superação dessas barreiras. A ausência de um efetivo canal de interlocução de ambas as partes prejudica sensivelmente a evolução de parcerias produtivas, uma vez que é consabido que as interações, os interesses, as inovações, entre tantos outros fatores, são executados por pessoas. Portanto, decisões tomadas por pessoas certas nos lugares certos permitirão que as metas estabelecidas por ambas as partes sejam atingidas em sua plenitude.

Quando avaliamos especificamente a área farmacêutica, que possui um estrondoso e bilionário mercado[3,12,13] e que tem como grandes desafios a pesquisa e o desenvolvimento de novos, efetivos e seguros medicamentos, nos deparamos com muitas variáveis e especificidades que devem ser consideradas. Para se ter ideia da magnitude do mercado farmacêutico, dados da Agência Nacional de Vigilância Sanitária (Anvisa) demonstram que, em 2019, o Brasil movimentou R$ 85,9 bilhões, relacionados a 5.897 produtos.[14]

Conforme já descrito nesta obra, a obtenção de novos medicamentos a partir de fontes tanto naturais quanto sintéticas (mas vamos nos ater aqui aos produtos naturais) necessita de complexas etapas e investimentos até que um extrato vegetal (ou mistura, ou parte dele, ou substância pura) seja aproveitado pelo mercado farmacêutico. O necessário investimento em recursos humanos qualificados, custos com equipamentos e outros custos diretos e indiretos, assim como dificuldades com a legislação, entre outros fatores, acabam muitas vezes tornando inviável a tão esperada comercialização de um novo medicamento de origem natural, mesmo que os estudos relativos a ele já estejam avançados.

Dados recentes publicados em um portal de notícias sobre o setor farmacêutico[15] indicam que o Brasil comercializa cerca de 1.700 medicamentos fitoterápicos, porém somente 300 destes são nacionais registrados na Anvisa, os outros 1.400 medicamentos são importados de diferentes países. Mesmo que o Brasil tenha influência da cultura indígena e tradicional além de deter a maior biodiversidade do mundo, somente cerca de 1,5% dos medicamentos usados por sua população são fitoterápicos ao passo que em países como a Alemanha, 50% dos medicamentos utilizados são fitoterápicos.

Se, por um lado, as grandes indústrias farmacêuticas, que geralmente atuam em países desenvolvidos, dispõem de recursos próprios para altos investimentos, as pequenas e médias empresas precisam de apoio governamental, sempre oscilante, e parcerias com universidades para poderem avançar nessa competitiva área.[13,16]

Tal interação é muito próxima do que se entende como modelo da tríplice hélice ideal, por meio do qual universidade, indústria e governo precisam atuar em sintonia para que as metas sejam atingidas. No entanto, embora as universidades continuem fazendo sua parte, gerando resultados e subsídios para as indústrias, em alguns países, incluindo o Brasil, períodos de crise e escassez de recursos têm prejudicado sensivelmente o avanço nessa e em outras áreas, cujos principais fatores descreveremos mais adiante.

O Brasil possui todas as propriedades para avançar na área de produtos medicinais naturais, uma vez que detém cerca de 1/3 da biodiversidade mundial, especialmente em relação à rica flora, além de ter inúmeros grupos de pesquisa e pesquisadores renomados que trabalham na área de produtos naturais bioativos, com relevante geração de produção científica e subsídios para transferência de tecnologia às indústrias farmacêuticas.

Santos e Siani[17] avaliaram o conteúdo do Diretório dos Grupos de Pesquisa (DGP) do Conselho Nacional de Desenvolvimento Científico e Tecnológico (CNPq), considerando os temas "plantas medicinais", "fitoterápicos", "produtos naturais" e "biodiversidade", e confirmaram o significativo crescimento quantitativo de cientistas que atuam nessas linhas de pesquisa e geram produção científica qualificada com concretas possibilidades de produção de novos, efetivos e inovadores medicamentos de origem natural. Há 10 anos, o estado da arte, portanto, já era bem mais animador e bastante diferente do cenário evidenciado há cerca de 20 anos, conforme descrito por Yunes e colaboradores.[18] Berlinck e colaboradores[19] analisaram e concluíram quão importante é a área de produtos naturais para o país, que vem crescendo e se diversificando ao longo do século XXI. Mesmo com a desigualdade evidenciada em termos regionais, a área se revela promissora no que tange aos benefícios da biodiversidade brasileira.

O Brasil despertou efetivamente para os medicamentos fitoterápicos a partir de 2005, quando foi lançado, pela Aché Laboratórios Farmacêuticos, com a devida aprovação pela Anvisa, o primeiro fitomedicamento de origem nacional, denominado Acheflan®, com ação anti-inflamatória de uso tópico. Formulado à base do óleo essencial da planta *Cordia verbenacea* DC. (Figura 6.4), conhecida popularmente como "erva-baleeira", contém 2,3 a 2,9% do sesquiterpeno alfa-humuleno (Figura 6.5). O produto foi estudado por cerca de sete anos, com a participação de mais de 100 profissionais de diferentes áreas de conhecimento, incluindo químicos, farmacêuticos, médicos, agrônomos etc., e o investimento de aproximadamente R$ 15 milhões por parte da Aché.[20] O medicamento, desenvolvido ini-

Figura 6.5

ESTRUTURA MOLECULAR DA *CORDIA VERBENACEA* DC. E SEU PRINCIPAL CONSTITUINTE, O SESQUITERPENO ALFA-HUMULENO.

cialmente na forma de creme, depois, como aerossol, atualmente está disponível também em outras formulações, inclusive para crianças, sendo um dos medicamentos mais vendidos pelo laboratório responsável.[3]

A iniciativa pioneira do Acheflan® e o sucesso das vendas do medicamento foram fundamentais para o despertar de outras indústrias farmacêuticas brasileiras, que entenderam a factibilidade de aproveitar o potencial humano e a rica biodiversidade nacional para produzir eficazes e inovadores medicamentos de origem natural.

É importante destacar que alguns fatores específicos podem explicar a maior preferência da sociedade pelos produtos de origem natural, sobretudo por aqueles oriundos de plantas, os quais incluem sinergismo, diferentes mecanismos de ação, diversidade molecular, menores efeitos colaterais, custo mais baixo de pesquisa e desenvolvimento, credibilidade etc.[2,16] Por outro lado, no Brasil, os medicamentos de origem sintética encontram barreiras que dificultam a sua evolução. Pinto e Barreiro[22] indicam alguns fatores críticos relacionados aos medicamentos sintéticos: falta de laboratórios adequados para escalonamento primário, certificados e capacitados para adaptação das rotas de sínteses propostas pelas universidades; falta de interesse da indústria farmacêutica, em função do alto

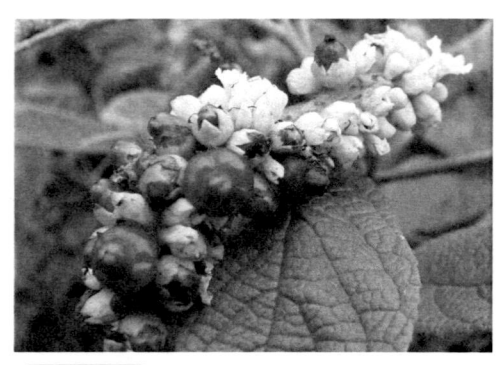

Figura 6.4

CORDIA VERBENACEA DC (ERVA-BALEEIRA).
Fonte: Safari Garden.[21]

custo e risco; política rígida dos preços de medicamentos; falta de profissionais farmacêuticos com formação adequada; entre outros.

Existem muitas dificuldades para a pesquisa e o desenvolvimento de novos medicamentos (independentemente de sua natureza natural ou sintética), cujas barreiras têm sido continuamente descritas:[2,3,16,23,24]

- Elevados custos e riscos para pesquisar, desenvolver e produzir medicamentos.
- Longo tempo para a disponibilização no mercado.
- Poucas empresas farmacêuticas investindo em pesquisa e desenvolvimento.
- Maturidade e especialização incipiente em inovação tecnológica.
- Políticas instáveis (universidades, indústrias e governo), gerando contínua rotatividade de pessoas.
- Poucos pesquisadores (mestres e doutores) na indústria.
- Processo regulatório complexo, lento e dispendioso.
- Resistência da academia, uma vez que a maioria dos pesquisadores foca apenas na produção científica.
- Necessidade de maior valorização de patentes.
- Realização dificultosa e dispendiosa dos estudos clínicos.
- Migração de cientistas para países mais desenvolvidos.

Os supracitados fatores prejudicam sensivelmente a execução do modelo da tríplice hélice (universidade, indústria e governo) em sua plenitude. A academia ainda precisa despertar para a importância de sua participação nesse processo e criar mecanismos de incentivo para seus pesquisadores, conscientizando-os das vantagens que poderiam obter (ou seus alunos e sua instituição) em relação à participação no referido modelo, conforme descrito abaixo:

- Royalties – possibilidade de captação de recursos financeiros tanto para a univer-

sidade quanto para os recursos humanos envolvidos.
- Melhoria da infraestrutura – reformas e aquisição de equipamentos para uso no ensino (graduação e pós-graduação), na pesquisa e extensão, contribuindo para melhorar a qualidade e elevar os índices da instituição e dos pesquisadores envolvidos.
- Capacitação para certificação de laboratórios para realização de prestação de serviços às empresas e à comunidade interna.
- Aumento do número de pesquisadores, docentes e alunos bolsistas.
- Contribuição para a formação de recursos humanos qualificados (iniciação científica, mestrado, doutorado e pós-doutorado) e para o desenvolvimento socioeconômico da região e do país.
- Experiência em inovação tecnológica, contribuindo para o fortalecimento das indústrias, das universidades e do governo.

A Lei da Biodiversidade (Lei nº 13.123, de 20 de maio de 2015)[25] representou um incentivo para a área, pois desburocratizou o acesso e o uso da biodiversidade para a pesquisa, o desenvolvimento e a inovação em áreas afins, especialmente a farmacêutica. A partir da criação do Sistema Nacional de Gestão do Patrimônio Genético e do Conhecimento Tradicional Associado (SisGen), o pesquisador tornou-se responsável pelas informações cadastradas, pois a obrigatoriedade de solicitação de autorização prévia para acesso foi substituída pelo cadastro autodeclaratório de acesso, que deve ocorrer antes da divulgação dos resultados da pesquisa – por exemplo, apresentação de resultados em congresso, defesa de tese ou dissertação, publicação de artigo científico, ou a remessa e o envio de amostras para pesquisadores parceiros no exterior.

Além de legislar sobre o acesso para fins de pesquisa científica, a Lei da Biodiversidade também regulamentou o uso da biodiversidade para fins de desenvolvimento de produtos ou processos comercializáveis, como medicamentos e cosméticos, gerando segurança jurídica e a retomada de investimento em pesquisas e desenvolvimento pelo setor industrial, sobretudo por empresas brasileiras, já que a repartição de benefícios foi mais claramente definida quanto ao percentual e às modalidades.

No entanto, a necessidade de cadastro das plantas a serem estudadas junto ao Conselho de Gestão de Patrimônio Genético (CGen), mesmo sendo simplificada, acaba inibindo de certa forma os avanços em algumas áreas de estudo que envolvem espécies vegetais nativas e conhecimento tradicional associado. As pesquisas básicas com organismos nativos, como estudos na área de taxonomia, filogenia, evolução, ecologia, epidemiologia e biogeografia, que anteriormente não precisavam de autorização ou cadastro prévio, passaram a ter a obrigatoriedade de cadastro de acordo com a nova lei. Por serem pesquisas sem fins lucrativos, que visam somente ao conhecimento científico sobre espécies nativas, são desestimuladas ou permanecem não regularizadas, principalmente pelo nível de detalhamento necessário das dezenas e até centenas de espécies envolvidas em um único projeto de pesquisa. A solução apontada pelo CGen é a disponibilização do SisGen 2 com a simplificação para tais pesquisas; assim, as informações podem ser anexadas por meio de planilhas ou base de dados vinculadas ao cadastro.

Outro ponto conflitante da legislação diz respeito à definição de "comunidade tradicional" ou "agricultor tradicional", pois, exceto no que se refere a comunidades indígenas e quilombolas, não há clareza quanto aos critérios que definem uma comunidade como tradicional. Na área farmacêutica, para os estudos etnobotânicos, a obrigatoriedade de Conhecimento Tradicional Associado (CTA) (o conhecimento prévio informado do representante dos detentores do conhecimento, ou seja, da comunidade), mesmo que de fonte secundária, é um fator limitante para a regularização junto ao CGen, pois embora o SISGen apresente a opção de CTA não identificado, o

cadastro não é aprovado, pois todo CTA deve ser identificado e, portanto, os documentos de autorização de acesso devem ser regularizados antes do início da pesquisa.

Além do exposto, outra situação que ainda requer maior discussão e regularização é a repartição de benefícios. Embora se tenha observado uma retomada de investimento em desenvolvimento tecnológico, este ainda está muito aquém de todo o potencial terapêutico e econômico que a nossa biodiversidade pode proporcionar, com reflexos em todos os setores envolvidos, tais como o dos produtores locais, o da academia, o da indústria e o dos usuários que serão beneficiados.*

Os desafios da indústria farmacêutica brasileira ainda são muitos, particularmente em relação à área de síntese, conforme previamente mencionado. Pinto e Barreiro[22] atribuem a existência de poucos grupos de pesquisa com reconhecida competência acadêmica na área de síntese orgânica como um dos importantes desafios a serem vencidos. Entretanto, independentemente da natureza do medicamento, a realização dos estudos clínicos, muitas vezes com custos altíssimos, adicionalmente aos processos burocráticos governamentais que engessam o processo (como aqueles requeridos pela Comissão Nacional de Ética em Pesquisa [Conep] e pela Anvisa), entre outros, são fatores que inibem o crescimento da área. Outro desafio considerável é a busca pelo investimento de empresários nessa área, já que estes geralmente preferem investir em projetos e produtos de menores riscos, como na produção de medicamentos genéricos e similares, em vez de na produção de medicamentos radicais e inovadores. Destaca-se, também, a ausência de políticas governamentais específicas e continuadas, as quais têm seus recursos "pulverizados", em vez de aplicados em projetos e/ou programas induzidos, focados na busca de

---

* Em comunicação pessoal com Lucinda da Silva, no ano 2023.

medicamentos para o tratamento de determinadas doenças que afetam a população, que não tem acesso a medicamentos eficazes.

No entanto, mesmo com os desafios e as dificuldades mencionadas, as perspectivas são otimistas. Algumas indústrias e universidades estão avançando, mesmo que não na velocidade desejada, e contando com esporádicas iniciativas governamentais, no âmbito federal e/ou estadual. Nesse contexto, ilustraremos a seguir algumas parcerias existentes entre a Univali e indústrias farmacêuticas.

PARCERIA ENTRE A UNIVALI E OS LABORATÓRIOS EUROFARMA E HERBARIUM: ESTADO DA ARTE E PERSPECTIVAS

A parceria entre a Univali e o Laboratório Eurofarma (localizado em São Paulo e, atualmente, também no município de Itapevi-SP, onde a Eurofarma mantém seu complexo industrial) iniciou no ano de 1997, quando a referida empresa decidiu avançar no desenvolvimento de medicamentos de origem nacional. Após uma identificação dos potenciais grupos de pesquisa que estavam dispostos a estabelecer parceria, deu início às primeiras etapas. Bresolin e colaboradores[26] publicaram a história detalhada referente ao projeto em cooperação da Univali com a Eurofarma, que será descrita suscintamente a seguir. Após contatos com cerca de 20 grupos, a Eurofarma aprovou 10 deles inicialmente, incluindo o grupo da Univali, aportando recursos módicos, mas muito importantes, para que o recém implantado Núcleo de Investigações Químico-Farmacêuticas (Niqfar) pudesse equipar os laboratórios com o mínimo necessário, assim como para adquirir material de consumo para uso no projeto. Este consistia na realização de estudos químicos e biológicos com a planta *Aleurites mollucanus* Willd., conhecida como "nogueira-de--iguape" ou "nogueira-da-índia" (Figura 6.6), e que já estava sendo estudada pelos pesquisadores do Niqfar, com resultados promissores em relação a alguns modelos de dor e inflamação em camundongos. Os resultados adicionais demonstraram excelentes perspectivas, e a empresa continuou apostando no projeto (e descontinuando alguns projetos menos promissores de outras instituições).

No ano de 2002, foi aprovado, por meio de edital específico do CNPq (denominado Fundo Verde Amarelo, visando aprofundar a interação entre universidades e empresas), um importante projeto em parceria com a Universidade Federal de Santa Catarina (UFSC), permitindo a aquisição de equipamentos de maior porte para a Univali e, consequentemente, a implementação de técnicas de cromatografia líquida de alta eficiência (CLAE) para aprofundar as investigações fitoquímicas e continuar com os estudos farmacológicos pormenorizados.

A aprovação de um novo projeto no edital MCT/FINEP/Ação Transversal – Cooperação ICTs-Empresas, em conjunto com o Laboratório Farmacêutico Eurofarma, e, depois, em 2010, aprovação no edital Bioinova/CNPq, foram marcos muito relevantes, pois permitiram a inserção de uma equipe interdisciplinar, envolvendo outras áreas além daquelas de fitoquímica e farmacologia, como a tecnologia farmacêutica e o desenvolvimento analítico, todas concebidas na Univali. Viabilizou-se, ainda, uma relevante parceria com a empresa Centroflora (Botucatu, SP), contratada para a realização dos estudos agronômico-botânicos.

Considerando a dificuldade de isolamento e purificação dos marcadores ativos nas condições da escala laboratorial, a empresa Lychnoflora (Ribeirão Preto, SP) participou do projeto, viabilizando maiores quantidades de swertisina e swertisina-2"-O-ramnosil (marcador selecionado) (Figura 6.7) previamente isolados pela equipe da Univali.

Os estudos farmacológicos pré-clínicos mais detalhados foram realizados na Univali

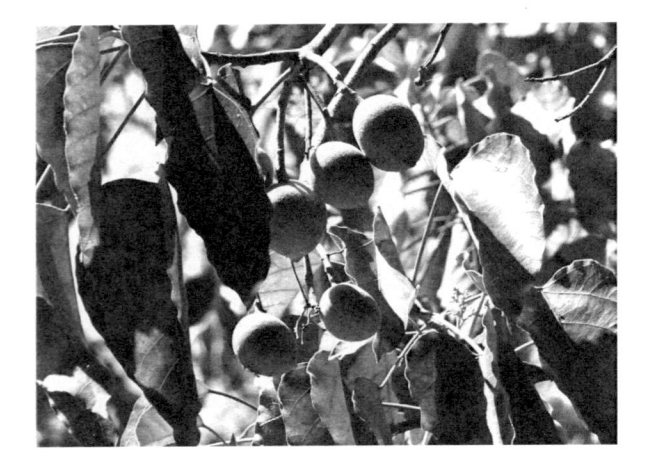

Figura 6.6

ALEURITES MOLUCCANUS WILLD.

com a avaliação da atividade anti-inflamatória (oito modelos), atividade analgésica em modelos agudos e crônicos (seis modelos) e elucidação do mecanismo de ação analgésico e anti-inflamatório, além da avaliação da atividade anti-inflamatória tópica e da utilização de um modelo experimental de artrite reumatoide. Os estudos de farmacocinética com o marcador selecionado foram conduzidos pela Eurofarma, enquanto os estudos toxicológicos não clínicos em duas espécies animais (ratos e mini-pigs) foram realizados pelas empresas Tecam (Campinas, SP) e Ciallyx (São Paulo, SP). Com a Centroflora, foram ainda realizados imprescindíveis estudos de prospecção e sustentabilidade agronômica, *scale-up* do processo de coleta e extração (coleta de 6.340 kg de folhas secas, a partir de 20 árvores), produção de lotes piloto (3 lotes de 5 kg), estudo de reprodutibilidade industrial (3 lotes de 100 kg), estabelecimento das especificações e estudos de estabilidade nos lotes industriais.

É importante destacar a finalização exitosa da fase clínica I (fase que consiste na avaliação da segurança em seres humanos), com os comprimidos obtidos das folhas de *A. moluccanus* Willd., que foi conduzida pela empresa Synchrophar (Campinas, SP). Por motivos internos e de prioridades, a Eurofarma interrompeu a condução dos estudos em 2015,

em que pese a aprovação pela Anvisa ainda em 2013 para realização da fase clínica II. Por esse motivo, em 2019, o estado da arte do projeto foi redirecionado com a inserção de um novo laboratório nacional (Laboratório Botânico Herbarium, Colombo, PR), para a continuidade do projeto e realização de novos experimentos farmacológicos visando o protocolo da fase clínica II junto à Anvisa. Adicionalmente, estudos agronômicos destinados a melhores condições de cultivo foram recentemente introduzidos no projeto, cujas etapas estão em andamento, sendo conduzidas por um agricultor capacitado no município de Camboriú, SC.

A longa e exitosa parceria entre a Univali e a Eurofarma foi de extrema importância para ambas as partes, com um imenso e peculiar aprendizado e muitas conquistas acadêmico-científicas relevantes.[2,3,26] Além de investimentos financeiros por parte da Eurofarma, a Univali envolveu uma significativa quantidade de alunos de graduação e de pós-graduação, assim como de docentes pesquisadores, e conseguiu infraestrutura necessária para o desenvolvimento do projeto. Cerca de 10 professores doutores da Univali e 120 alunos (de graduação e pós-graduação, especialmente oriundos do Programa de Pós-Graduação em Ciências Farmacêuticas) foram envolvidos nas

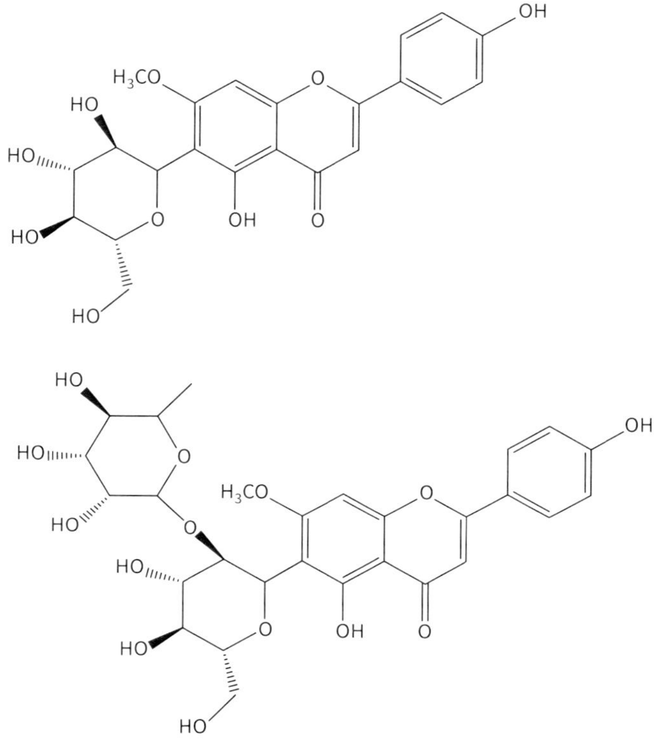

Figura 6.7

ESTRUTURAS MOLECULARES DOS FLAVONOIDES SWERTISINA E SWERTISINA-2"-*O*-RAMNOSIL, PRINCIPAIS CONSTITUINTES DAS FOLHAS DE *ALEURITES MOLUCCANUS* WILLD.

etapas experimentais. Adicionalmente, outros 15 a 20 doutores e 50 alunos oriundos dos parceiros terceirizados tiveram participação no projeto. Um marco muito importante para a Univali foi ter recentemente obtido, entre tantas relevantes conquistas, a concessão da primeira patente junto ao Instituto Nacional da Propriedade Intelectual (INPI) de um medicamento fitoterápico a partir do extrato da *Aleurites moluccanus* Willd. com propriedades analgésicas, anti-inflamatórias e antifebris (Figura 6.8). Com isso, a universidade recebeu autorização para explorar a produção do medicamento, após as demais etapas necessárias serem cumpridas. Além dessa patente, foi depositado o Tratado de Cooperação em matéria de Patentes em 2008 (PCT, do inglês *Patent Cooperation Treaty* – BR2008/000319), com extensão para a Comunidade Europeia, Estados Unidos e Canadá e depósitos de outras paten-

tes internacionais na Venezuela, Argentina, Chile, Colômbia e México, que foram descontinuadas por distintos motivos.[26]

A Eurofarma viabilizou o envolvimento direto de cerca de 20 profissionais – presidente e vice-presidente, diretor ,médico, diretor de pesquisa e desenvolvimento, gerência de pesquisa clínica, coordenador de pesquisa clínica, coordenador de assuntos regulatórios etc. A Universidade responsabilizou-se pela parte técnica, gerando subsídios científicos, nas áreas de sua competência, enquanto o laboratório supervisionou e deu todo o suporte logístico e financeiro para a execução de outras ações terceirizadas, previamente mencionadas, incluindo o patenteamento nacional e internacional, a interação com os órgãos regulatórios (Anvisa etc.), entre outros, com destaque para a participação dos órgãos governamentais de fomento. Tal integração,

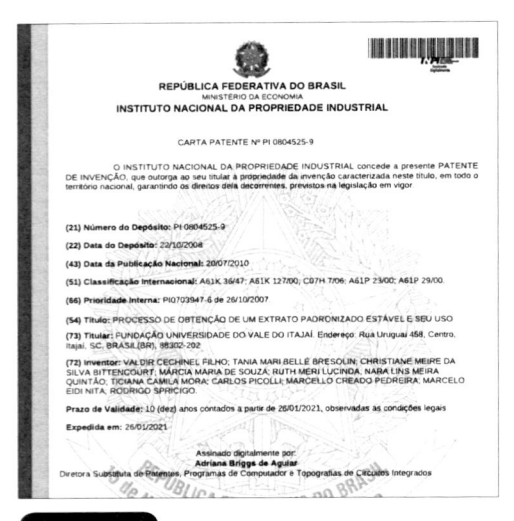

Figura 6.8

CARTA PATENTE Nº PI 0804525-9,
REFERENTE À PARCERIA ENTRE UNIVALI
E EUROFARMA, TENDO A UNIVALI
COMO TITULAR DO PROCESSO.

Fonte: Univali.

mesmo a longo prazo, permitiu, na prática, a execução da tríplice hélice, que só não culminou com o produto final almejado (fitoterápico eficaz, seguro e inovador) em função de situações alheias à vontade dos participantes.

As vantagens para a Univali foram muito relevantes na participação da parceria, destacando-se:

- Melhoria significativa da infraestrutura, contribuindo para otimização e qualificação do ensino, pesquisa, extensão e internacionalização, com a aquisição de novos equipamentos de ponta e construção de novos laboratórios na área farmacêutica.
- Relevante contribuição para a formação de recursos humanos especializados, por meio de bolsas concedidas aos alunos de graduação e pós-graduação (mestrado/doutorado).
- Aumento da produção científica de qualidade, com publicações em periódicos de impacto, de capítulos de livro e participa-

ção em eventos científicos nacionais e internacionais, patentes nacionais e internacionais etc.
- Premiações e reconhecimentos pelos resultados técnicos-científicos alcançados, gerando maior visibilidade institucional.
- Consolidação da marca da instituição junto à sociedade e à comunidade acadêmica, tanto pela difusão da parceria quanto pela contribuição do projeto para elevar a Univali nos diversos *rankings* nacionais e internacionais.

Os principais resultados alcançados pela empresa Eurofarma incluíram:

- Extensão de parcerias para novos projetos e negócios.
- Demonstração de investimento em projetos radicais com possibilidades de novos produtos inovadores.
- Maior visibilidade no mercado (premiações, publicações, patentes etc.).

As principais conquistas (premiações e reconhecimentos), indicadas a seguir, demonstraram, inequivocamente, o êxito da parceria entre a Univali e a Eurofarma. Embora ainda sejam necessárias outras etapas fundamentais (estudos clínicos – fases 2 e 3), os esforços foram recompensadores para a universidade, considerando os seguintes aspectos: aprendizagem e experiência, melhoria da infraestrutura institucional, formação de recursos humanos especializados e consolidação da imagem institucional.

Premiações

1º Lugar no Prêmio Caspar Stemmer de Inovação (Fapesc) na categoria Protagonista de Inovação, 2012; finalista do Prêmio Santander, Guia do Estudante – Parceria com o Setor Privado, 2013; contribuição do projeto para o reconhecimento de Pesquisador Inovador (Etapa Santa Catarina) – Prêmio Confap de

Ciência, Tecnologia e Inovação, 2021; contribuição do projeto para a classificação como finalista do Prêmio Caspar Stemmer de Inovação (Fapesc) na modalidade Pesquisador-Inovador, 2022.

publicações científicas em periódicos especializados internacionais de impacto (ver Quadro 6.1), além de patentes depositadas no Brasil, na América Latina, nos Estados Unidos, entre outros.

Produção científica

O projeto gerou uma relevante produção científica, incluindo capítulos de livro e várias

Formação de recursos humanos

O projeto permitiu a inserção de projetos de iniciação científica com a participação de

Quadro 6.1

PRINCIPAIS PUBLICAÇÕES RELACIONADAS À PARCERIA ENTRE UNIVALI E EUROFARMA REFERENTE À PLANTA *ALEURITES MOLUCCANUS* WILLD

Título do artigo	Autoria	Referência
Aleurites moluccanus and its main active constituent, the flavonoid 2-O-rhamnosylswertisin, in experimental model of rheumatoid arthritis	Quintão NLM, Pastor MVD, Antonialli CD, Silva GF, Rocha LW, Berté TE, et al.	J Ethnopharmacol. 2019;235:248-254.
Development of an oral suspension containing dry extract of *Aleurites moluccanus* with anti-inflammatory activity	Mac Donald R, Camargo SS, Meyre-Silva C, Quintão NLM, Cechinel Filho V, Bresolin TMB, et al.	Rev Bras Farmacogn. 2016;26(1):68-76.
Topical anti-inflammatory activity of semisolid containing standardized *Aleurites moluccana* L. Willd. (Euphorbiaceae) leaves extract	Hoepers SM, Souza HGT, Quintão NLM, Santin JR, Cechinel Filho V, Silva RM, et al.	J Ethnopharmacol. 2015;173:251-5.
Contribution of α,β-Amyrenone to the Anti-Inflammatory and Antihypersensitivity Effects of *Aleurites moluccana* (L.) Willd.	Quintão NL, Rocha LW, Silva GF, Reichert S, Claudino VD, Lucinda-Silva RM, et al.	Biomed Res Int. 2014;2014:636839.
Antinociceptive, anti-inflammatory and wound healing features in animal models treated with a semisolid herbal medicine based on *Aleurites moluccana* L. Willd. Euforbiaceae standardized leaf extract: semisolid herbal	Cesca TG, Faqueti LG, Rocha LW, Meira NA, Meyre-Silva C, Souza MM, et al.	J Ethnopharmacol. 2012;143(1):355-62.
Aleurites moluccana and its main active ingredient, the flavonoid 2"-O-rhamnosylswertisin, have promising antinociceptive effects in experimental models of hypersensitivity in mice	Quintão NL, Antonialli CS, Silva GF, Rocha LW, Souza MM, Malheiros A, et al.	Pharmacol Biochem Behav. 2012;102(2):302-11.

Quadro 6.1

PRINCIPAIS PUBLICAÇÕES RELACIONADAS À PARCERIA ENTRE UNIVALI E
EUROFARMA REFERENTE À PLANTA *ALEURITES MOLUCCANUS* WILLD

Título do artigo	Autoria	Referência
Aleurites moluccana (L.) Willd. Leaves: Mechanical Antinociceptive Properties of a Standardized Dried Extract and Its Chemical Markers	Quintão NL, Meyre-Silva C, Silva GF, Antonialli CS, Rocha LW, Lucinda-Silva RM, et al.	Evid Based Complement Alternat Med. 2011;2011:179890.
Isolation of a C-Glycoside Flavonoid with Antinociceptive Action from *Aleurites moluccana* Leaves	Meyre-Silva C, Yunes RA, Santos AR, Magro JD, Delle-Monache F, Cechinel-Filho V.	Planta Med. 1999;65(3):293-4.

alunos de graduação, além de dissertações de mestrado e teses de doutorado sobre o tema.

Captação de recursos

Aprovação de projetos, conforme previamente mencionados, por meio de órgãos de fomento governamentais, como Finep e CNPq, possibilitando a aquisição de modernos equipamentos para melhoria da qualidade de ensino, pesquisa, extensão e internacionalização.

CONSIDERAÇÕES FINAIS

Considerando as mudanças tecnológicas constantes pelas quais passam os países, a interação entre universidades e empresas tem um papel cada vez mais relevante, em que pese os desafios e as incertezas para que seja colocado em prática, em sua plenitude, o modelo da tríplice hélice. Tal interação consiste em um vetor de extrema importância para consolidar o referido modelo e criar modelos de parceria, propiciando a geração de novos, úteis e inovadores produtos e/ou processos que podem contribuir fortemente para a melhoria da qualidade de vida de toda a socie-

dade. O exemplo da Univali expõe a evolução das ações voltadas à inovação e ao empreendedorismo, fomentando gradualmente, por meio de ações específicas, o crescimento econômico e social, atuando junto à comunidade interna e a seus parceiros acadêmicos, assim como com seus *stakeholders* em diferentes níveis, sejam estes regional, estadual, nacional ou global. Na área farmacêutica, existem algumas peculiaridades que precisam ser discutidas para que o cenário seja modificado e para que os desafios demonstrados neste capítulo sejam vencidos. No Brasil, existem fatores especiais que fazem a diferença e que podem tornar o país muito mais competitivo nessa área, como a rica biodiversidade, a competência da academia e a quantidade de indústrias farmacêuticas de portes médio e grande. O cenário exige a implantação de políticas induzidas para fortalecimento da área, tornando obrigatória uma maior e mais efetiva participação tanto a nível governamental quanto privado, possibilitando a consolidação do modelo de tríplice hélice no país. O uso de estratégias exequíveis certamente irá permitir que uma das maiores metas dos cientistas da área farmacêutica seja colocada em prática, ou seja, o desenvolvimento de novos, eficazes e seguros medicamentos com valores de venda mais acessíveis à população. É importante também flexibilizar as questões regulatórias envolvendo a biodiversidade, motivando a comunidade científica a uma maior participação em projetos, visando ao melhor aproveitamento sustentável. Cabe ressaltar que a experiência da parceria da Univali com a empresa Eurofarma foi e tem sido imprescindível, mesmo após suspensa, gerando vantagens para ambas as partes, conforme previamente evidenciado, em adição aos subsídios científicos para a continuidade do projeto com outra indústria farmacêutica (Laboratório Botânico Herbarium).

REFERÊNCIAS

1. Cechinel Filho V, editor. Plant bioactives and drug discovery: principles, practice, and perspectives. Hoboken: John Wiley & Sons; 2012.
2. Cechinel Filho V. Medicamentos de origem vegetal: atualidades, desafios, perspectivas. Itajaí: Univali; 2017.
3. Cechinel Filho V, Zanchett CCC. Fitoterapia avançada: uma abordagem química, biológica e nutricional. Porto Alegre: Artmed; 2020.
4. Sábato J, Botana N. La ciencia e la tecnología em el desarrollo futuro de América Latina. Rev Integr. 1968;2:15-36.
5. Etzkowitz H, Leydesdorff L. The triple helix of university-industry-government relations and the globalization of national systems of innovation. Science under pressure proceedings. Aarhus: The Danish Institute for Studies in Research and Research Policy; 2001.
6. Sbragia R, Stal E, Campanário M, Andreassi T. Inovação: como vencer esse desafio empresarial. São Paulo: Clio; 2005.
7. Paula RM, Ferreira MP, Ferreira MF, Pereira S. O modelo hélice tríplice como incentivo no processo de vantagem competitiva. LAJBM. 2017;8(2):93-116.
8. Valente L. Hélice tríplice: metáfora dos anos 90 descreve bem o mais sustentável modelo de sistema de inovação. Conhec Inov. 2010;6(1):6-9.
9. Vailati PV, Trzeciak DS, Coral E. Estruturação e gestão de núcleos de inovação tecnológica: modelo PRONIT. Blumenau: Nova Letra; 2012.
10. Silva JE, Santos RA. Cadernos de Inovação: manual do inventor da Univali. Itajaí: Univali; 2013.
11. Universidade do Vale do Taquari. Núcleo de Inovação Tecnológica da Univali (Uniinova). Atividades gestão 2018-2022. Itajaí: Uniinova; 2021.
12. Niero R. Fármacos, fitofármacos e fitoterápicos: abordagem econômica e de mercado. In: Bresolin TMB, Cechinel Filho V, editores. Fármacos e medicamentos, uma abordagem multidisciplinar. São Paulo: Santos; 2010. p. 1-17.
13. Cechinel Filho V, editor. Natural products as source of molecules with therapeutic potential: research & development, challenges and perspectives. Gewerbestrasse: Springer; 2018.
14. Brasil. Agência Nacional de Vigilância Sanitária. Divulgados dados do anuário sobre a indústria farmacêutica no Brasil [Internet]. Brasília: Anvisa; 2021 [capturado em 27 jul. 2023]. Disponível em: https://www.gov.br/anvisa/pt-br/assuntos/noticias-anvisa/2021/divulgados-dados-do-anuario--sobre-a-industria-farmaceutica-no-brasil.
15. 2A+Farma. Com a maior biodiversidade do mundo, apenas 1,5% dos medicamentos brasileiros são fitoterápicos [Internet]. [capturado em 23 fev. 2023]. Disponível em: https://www.doisamaisfarma.com.br/noticias/com--a-maior-biodiversidade-do-mundo-apenas--15-dos-medicamentos--brasileiros-sao-fitoterapicos/.
16. Cechinel Filho V, Niero R, Yunes RA. Cooperation between the pharmaceutical industry and academic institutions in drug discovery. In: Cechinel Filho V, editor. Plant bioactives and drug discovery: principles, practice, and perspectives. Hoboken: John Wiley & Sons; 2012. p. 529-44.
17. Santos PG, Siani AC. Consolidação dos grupos de pesquisa em plantas medicinais e fitoterápicos no Brasil. Rev Virtual Quim. 2013;5(3):438-49.
18. Yunes RA, Pedrosa RC, Cechinel Filho V. Pharmaceutics and phytotherapics: the need for development of the industry of phytopharmaceutics and phytotherapics in Brazil. Quim Nova. 2001;24:143-52.
19. Berlinck RGS, Borges WS, Scotti MT, Vieira PC. A química de produtos naturais do Brasil do século XXI. Quim Nova. 2017;40(6):706-10.
20. Ereno D. Da natureza para a farmácia. Rev Pesq Fapesp. 2005;110:1-3.
21. Safari Garden. Muda de Erva Baleeira - Cordia Verbenacea [Internet]. Ibitinga: Safari Garden; c2023 [capturado em 2 ago. 2023]. Disponível em: https://safarigarden.commercesuite.com.br/muda-de-erva-baleeira-cordia-verbenacea.
22. Pinto AC, Barreiro EJ. Desafios da indústria farmacêutica brasileira. Quim Nova. 2013;36(10):1557-60.

23. Rodrigues E. A parceria universidade-empresa privada na produção de fitoterápicos no Brasil. Rev Farm Medic. 2005;37:30-9.

24. Calixto JB, Siqueira JM, Jr. Desenvolvimento de medicamentos no Brasil: desafios. Gazeta Med Bahia. 2008;78:98-106.

25. Brasil. Lei nº 13.123, de 20, de maio de 2015. Brasília: Presidência da República; 2015.

26. Bresolin TMB, Silva RML, Meyre-Silva C, Quintão NLM, Cechinel Filho V. Desenvolvimento de fitoterápicos a partir das folhas da nogueira-da--índia (Aleurites moluccanus): relato de experiência de parceria entre uma Universidade Comunitária e indústrias farmacêuticas nacionais. Rev Fitos. 2020;14(4):538-46.

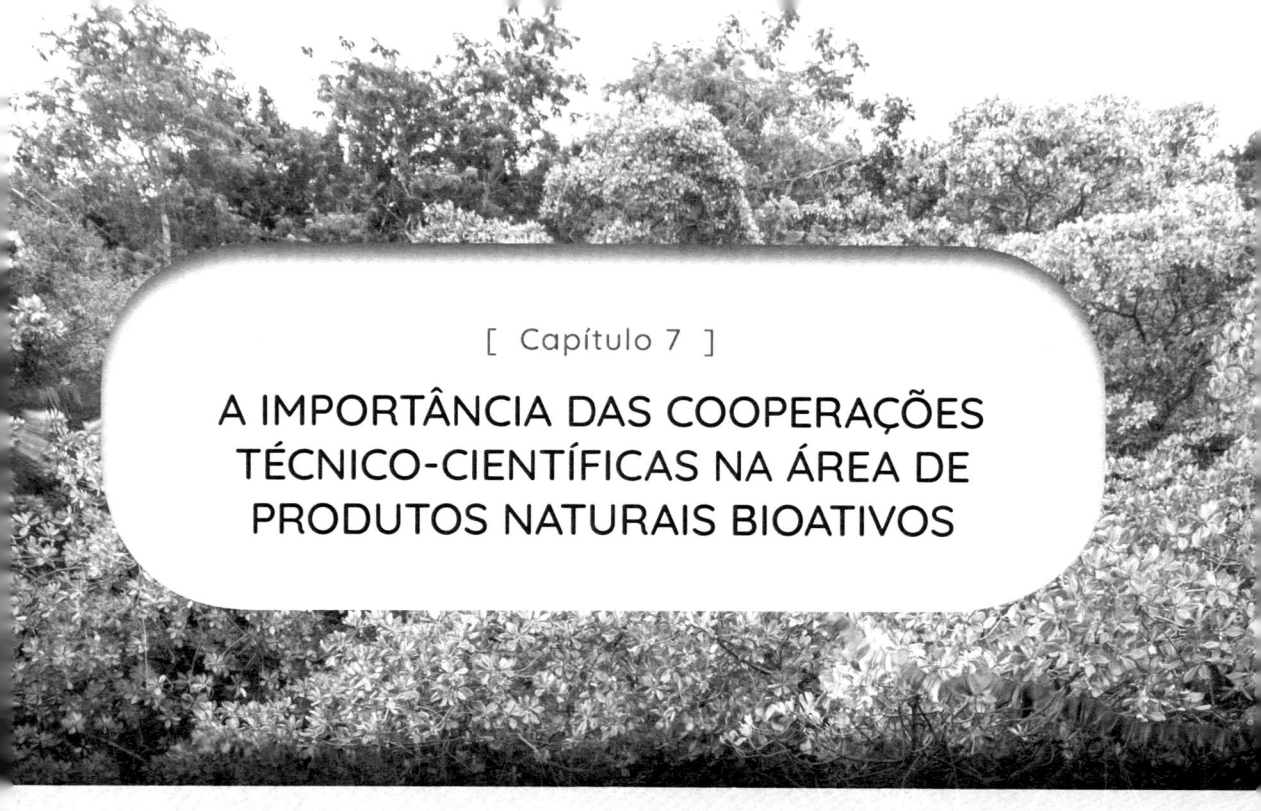

[Capítulo 7]

A IMPORTÂNCIA DAS COOPERAÇÕES TÉCNICO-CIENTÍFICAS NA ÁREA DE PRODUTOS NATURAIS BIOATIVOS

Resumo

Cooperações técnico-científicas são consideradas importantes, em virtude das relevantes vantagens para os envolvidos, como o aumento da produção científica, a formação de recursos humanos e a consequente melhoria da qualidade de vida da sociedade. As parcerias incluem atividades de ensino, de pesquisa, de extensão e de inovação, tanto no âmbito da graduação quanto no da pós-graduação *Stricto sensu*. O *Programa Iberoamericano de Ciencia y Tecnología para el Desarrollo* (Cyted) é um importante exemplo de fomento às parcerias, com aprovação e execução de duas redes internacionais – Ribiofar e Ribecancer – que são coordenadas pela Universidade do Vale do Itajaí (Univali).

É cada vez mais estreita a aproximação entre pesquisadores, grupos de pesquisa e instituições, seja de âmbito específico ou multidisciplinar, nacional ou internacional. "Cooperação" tem sido a palavra de ordem, e, nesse contexto, as colaborações evoluem e se expandem velozmente em variadas áreas de conhecimento.

As parcerias permeiam atividades de ensino (troca de experiências, intercâmbio de professores, dupla diplomação, etc.), de pesquisa (realização de eventos científicos, projetos em conjunto, redes de pesquisa, publicações, etc.), de extensão (realização de eventos, projetos em colaboração, etc.), de inovação (desenvolvimento de novos processos ou produtos em cooperação, etc.), seja no âmbito da graduação ou da pós-graduação *Stricto sensu* (mestrado e doutorado).

Além da perspectiva de incrementar a produção científica, as cooperações técnico-científicas permitem promover a formação de recursos humanos em áreas específicas e de interesse para o desenvolvimento científico, tecnológico, econômico e social dos grupos, das instituições e dos países envolvidos.

Este capítulo tratará da importância das cooperações técnico-científicas, sobretudo na área de produtos naturais bioativos, com exemplos do Programa Cyted (com apoio do Conselho Nacional de Desenvolvimento Científico e Tecnológico [CNPq]), cujo imprescindível apoio ao desenvolvimento de projetos e redes tem contribuído, há cerca de 35 anos, para o avanço científico e tecnológico na Ibero-américa.

A Rede Ibero-americana de Estudo e Aproveitamento Sustentável da Biodiversidade Regional de Interesse Farmacêutico (Ribiofar) e a Rede Ibero-americana de Investigação em Câncer (Ribecancer), coordenadas internacionalmente pela Univali, demonstram a importância do Programa Cyted/CNPq e a capacidade de aglutinação e integração de pesquisadores de diversos países que trabalham com investigação na área de produtos naturais e sintéticos bioativos na busca de novos fármacos com potencial terapêutico.

COLABORAÇÕES INTER E MULTIDISCIPLINARES NA EVOLUÇÃO DA PRODUÇÃO CIENTÍFICA E NA MELHORIA DA QUALIDADE DE VIDA

As colaborações inter e multidisciplinares nas mais distintas áreas de conhecimento têm sido de grande relevância para o estudo da ciência no Brasil. Pessoa Junior e colaboradores[1] realizaram uma sólida e contundente análise sobre a importância das colaborações interdisciplinares nas redes de coautoria brasileira, considerando a plataforma Lattes do CNPq como fonte de dados. Os pesquisadores avaliaram oito grandes áreas: Ciências Agrárias, Ciências Biológicas, Ciências da Saúde, Ciências Exatas e da Terra, Ciências Humanas, Ciências Aplicadas e Sociais, Engenharias e Linguística, Letras e Artes. Os resultados indicaram o crescimento significativo dessas redes, demonstrando que mais de 37% das colaborações são interdisciplinares, em comparação com os dados coletados em 2017.

Os benefícios viabilizados pelas colaborações na produção científica são visíveis. De acordo com Cavalcante,[2] alguns estudos confirmaram que os pesquisadores que atuam na área de pesquisa, desenvolvimento e inovação e que participam de projetos em cooperação com empresas apresentam produção científica até 20% superior do que aqueles que não interagem em projetos semelhantes. Na mesma direção, porém com maior intensidade, acredita-se que as cooperações técnico-científicas têm levado a um significativo aumento da produção científica de um considerável número de instituições, incluindo a Univali, conforme demonstraremos a seguir na área específica de Medicina Natural, tema deste livro.

Entre as várias estratégias para intensificar as referidas cooperações, cabe destacar o importante papel aglutinador e motivador das associações científicas, tanto as regionais quanto as nacionais e internacionais, as quais têm influenciado positivamente na geração e difusão da produção científica, além de contribuir para a formação de jovens pesquisadores. Witter[3] ressaltou a dificuldade de manter ativas as sociedades científicas no país, que praticamente sobrevivem à base de anuidades, sendo sempre complicado aumentar ou até mesmo manter o número de sócios, necessitando de muita persistência, esforço e determinação para que haja manutenção e avanços. Passados mais de 15 anos dessa constatação, a situação não mudou muito, com grandes oscilações em relação ao crescimento das referidas associações. Mesmo carecendo de um olhar mais atento da comunidade científica e governamental, não há dúvida sobre a importância dessas associações para o crescimento científico do país, sendo cada vez mais primordiais sua evolução e sua consolidação.

Em termos mundiais, a Organização das Nações Unidas para a Educação, a Ciência e a Cultura (UNESCO) tem enfatizado sobre a importância das cooperações científicas mundiais, salutares para o combate aos desafios que enfrentamos para a melhoria da qualidade de vida. A pandemia da covid-19, por exemplo, trouxe à tona a necessidade de reforçar a cooperação entre os seres, pois voltou a nos lembrar que todos vivemos em um só planeta. A velocidade recorde com que as vacinas contra a covid-19 foram desenvolvidas deve-se, em parte, à colaboração científica global.[4]

O EXEMPLO DO PROGRAMA CYTED/CNPQ

Os países ibero-americanos têm viabilizado, com muito êxito, as cooperações técnico-científicas multidisciplinares por meio de relevantes possibilidades de fomento e incentivo, destacando o Programa Cyted, criado em 1984, e que envolve um macroacordo entre 21 países da América Latina, Espanha e Portugal (Tabela 7.1). Ele é definido como um programa internacional de cooperação multilateral de caráter horizontal,[5] e é considerado estratégico para aumentar a produção científica de qualidade e promover a formação de recursos humanos em áreas específicas e de interesse para o desenvolvimento científico, tecnológico, econômico e social dos países envolvidos, com consequente melhoria da qualidade de vida.

O Programa Cyted tem como principal objetivo contribuir para o desenvolvimento sustentável da Ibero-américa por meio da cooperação nas áreas de ciência, tecnologia e inovação, promovendo e incentivando a realização de projetos colaborativos direcionados ao desenvolvimento científico e tecnológico, permitindo, como um diferencial, a mobilidade de pesquisadores e a formação de recursos humanos, além de viabilizar a interação entre universidades e empresas.

O referido programa tem contribuído imensamente para o aumento da produção científica ibero-americana, possibilitando a formação de inúmeros jovens investigadores por meio de estágios (de pesquisa, mestrado, doutorado e pós-doutorado), cursos, oficinas,

Tabela 7.1

PAÍSES QUE FAZEM PARTE DO PROGRAMA CYTED

Região	País
América Latina	Argentina, Bolívia, Brasil, Chile, Colômbia, Equador, Paraguai, Peru, Uruguai, Venezuela
América Central	Costa Rica, Cuba, El Salvador, Guatemala, Honduras, México, Nicarágua, Panamá, República Dominicana
Europa	Espanha, Portugal

Fonte: CITED.[5]

congressos, jornadas etc. Desde a sua criação até 2015, o Programa Cyted financiou 504 redes temáticas e 700 projetos de inovação, com a participação de mais de 8.500 grupos de pesquisa envolvendo cerca de 30.000 pesquisadores ibero-americanos.[6,7] Esse número tem aumentado significativamente, conforme pode ser observado diretamente no site do programa.

A Univali, por meio do Curso de Farmácia e do Programa de Pós-graduação em Ciências Farmacêuticas, participou ativamente da concepção, execução e coordenação de duas redes na área de produtos naturais bioativos obtidos da biodiversidade ibero-americana, ambas apoiadas pelo Programa Cyted e pelo CNPq, denominadas Ribiofar (2006-2009) e Ribecâncer (2012-2015), as quais, embora finalizadas oficialmente, continuam executando suas atividades informalmente. As metodologias utilizadas, os principais resultados obtidos, as ações realizadas e a produção científica gerada, além de outros tópicos, serão apresentadas e discutidas a seguir.

Ribiofar (2006 até o presente)

No final de 2005, a Ribiofar foi aprovada pelo Programa Cyted e pelo CNPq, e suas atividades foram iniciadas em 2006. Em 2025, completará 20 anos de atividades (durante quatro anos, teve apoio oficial; a partir de 2010, começou a funcionar informalmente). A referida rede internacional contou com a intensa participação de vários grupos de pesquisadores compostos por cientistas ibero-americanos renomados, muito ativos e com ampla experiência na área de produtos naturais e sintéticos bioativos (das áreas de química, farmacologia e afins).

A sua implantação estava focada em viabilizar a formação de uma rede científico-tecnológica multidisciplinar, com a participação efetiva de grupos de pesquisa ibero-americanos ativos e com relevante produção científi-

ca e tecnológica, direcionada ao estudo e ao aproveitamento sustentável da biodiversidade regional de interesses químico, farmacêutico e medicinal. Os objetivos específicos estão indicados a seguir:[8]

- Elaborar uma base de dados interativa contendo as espécies vegetais de interesse farmacêutico que ocorrem na região e nas sub-regiões do Programa Cyted.
- Elaborar uma base de dados composta pelos grupos de pesquisadores que trabalham nos distintos aspectos relacionados à rede.
- Realizar a prospecção, seleção e avaliação farmacológica de espécies vegetais de interesse farmacêutico.
- Promover o isolamento e a identificação de moléculas bioativas com potencial terapêutico.
- Viabilizar o aproveitamento de recursos inexplorados por meio do desenvolvimento tecnológico sustentável da biodiversidade ibero-americana.
- Avaliar o potencial terapêutico de plantas medicinais selecionadas, com base em estudos prévios e uso tradicional.
- Promover a capacitação técnica dos pesquisadores pertencentes aos grupos menos desenvolvidos vinculados à rede proposta, por meio de cursos, estágios e oficinas, aplicando-se os princípios básicos da integração e da solidariedade, característicos do programa.
- Transferir os resultados mais promissores às indústrias farmacêuticas instaladas na região do Programa Cyted.
- Promover estudos de domesticação e cultivo de plantas promissoras, permitindo aos pequenos agricultores uma fonte de renda alternativa.
- Elaborar propostas de novos projetos concretos de pesquisa, desenvolvimento e aproveitamento no âmbito de atuação da rede.
- Difundir os avanços produzidos entre os grupos envolvidos e a comunidade cientí-

fica ibero-americana e internacional, por meio da apresentação e publicação dos resultados obtidos.

JUSTIFICATIVA PARA A IMPLEMENTAÇÃO DA RIBIOFAR

Estudos relacionados à biodiversidade como fonte de novos e eficazes medicamentos vêm sendo exponencialmente desenvolvidos, contribuindo imensamente para elevar as instituições ibero-americanas nos *rankings* internacionais de qualidade e no particular *ranking* de produção científica. Tais estudos têm proporcionado valioso suporte para o desenvolvimento de novos e potentes fitoterápicos, fitofármacos e fármacos. Inúmeros medicamentos promissores para o tratamento das mais distintas doenças, algumas ainda sem cura ou profilaxia adequada, como o câncer, a síndrome da imunodeficiência adquirida (Aids, do inglês *acquired immunodeficiency syndrome*) etc. estão sendo preparados por meio da utilização de moléculas naturais como modelos ou protótipos.[7,9,10-14] Conforme também demonstrado em outros capítulos deste livro, uma parcela desses avanços está relacionada às cooperações envolvidas quando há busca de novos agentes terapêuticos, com a participação de diferentes áreas e cientistas (químicos, farmacêuticos e bioquímicos, farmacólogos, toxicologistas, médicos, botânicos, agrônomos etc.) de distintas origens e nacionalidades.

A região ibero-americana de abrangência do Programa Cyted (ver Tabela 7.1) possui uma imensa biodiversidade, constituindo, portanto, rica fonte de substâncias de interesse medicinal. Destaca-se que algumas descobertas permitiram o desenvolvimento de medicamentos já disponíveis no mercado farmacêutico para uso clínico. A aprovação da Ribiofar tem propiciado, além de prospectar novas plantas com potencial terapêutico, reavaliar diversas plantas previamente analisadas, com relevantes resultados experimentais, aprofundando as investigações, tanto no âmbito químico quanto no biológico e/ou farmacológico.

METODOLOGIA E PLANO DE TRABALHO

Algumas estratégias consideradas imprescindíveis para que as metas propostas fossem atingidas foram implementadas, incluindo as reuniões presenciais de coordenação dos grupos participantes da rede (geralmente, uma reunião por ano), visando analisar e discutir os resultados obtidos, dar encaminhamentos, além de outros assuntos de interesse, conforme explicitado a seguir:

- Definição das etapas prioritárias a serem implantadas.
- Discussão a respeito da necessidade e da importância de capacitação de jovens pesquisadores.
- Discussão e encaminhamentos de temas específicos para projetos cooperativos de investigação relacionados com os objetivos da rede.

A primeira reunião de coordenação (informalmente chamada de "reunião de arranque") foi sediada pela Univali em Itajaí, SC, em junho de 2006. Tal reunião foi muito importante e possibilitou extrair e incorporar dados detalhados sobre as principais necessidades para o bom funcionamento da rede e para a definição de potenciais novos grupos a serem incorporados, entre outros avanços.

As principais atividades delegadas aos grupos que participam da rede incluem:

- Prospecção, seleção e coleta do material vegetal a ser estudado.
- Preparação de extratos e frações das plantas selecionadas.
- Avaliação do potencial biológico/farmacológico dos extratos em distintos modelos experimentais *in vitro* e *in vivo* de domínio dos pesquisadores dos grupos participantes (atividades antinociceptiva/analgésica,

anti-inflamatória, antidiabética, antifúngica, antibacteriana, antiparasitária etc.).

- Realização de estudos pormenorizados para a confirmação de atividade biológica/farmacológica dos produtos mais relevantes e promissores, avançando para elucidar o mecanismo de ação, quando possível.
- Isolamento, purificação e identificação dos principais princípios ativos.
- Modificação estrutural e síntese de análogos visando a substâncias mais potentes.
- Utilização de modelos de relação estrutura química e atividade biológica/farmacológica.

RESULTADOS ALCANÇADOS

Os quatro anos de atividades oficiais (2006-2010) e os mais de 10 anos de atividades informais (2011-2022) permitiram que as principais metas almejadas fossem atingidas, destacando os seguintes resultados:

- Forte dinâmica e produtiva interação entre os grupos de pesquisa participantes da rede e geração de volumosa produção científica (a ser verificada no decorrer deste capítulo) com relevantes resultados que permitiram a aprovação de importantes projetos bilaterais, dois destes envolvendo o Brasil (Brasil x México e Brasil x Costa Rica).
- Participação expressiva na formação de recursos humanos qualificados, capacitando muitos jovens investigadores ibero-americanos, por meio de cursos, estágios, e particularmente pela realização de eventos relevantes, como o consolidado Simpósio Ibero-americano de Plantas Medicinais (SIPM), criado pela Ribiofar em 2006, que será explorado com mais detalhes posteriormente.
- Interação com as indústrias farmacêuticas da região, com participação de algumas delas nas reuniões de coordenação, expondo suas potencialidades e necessidades.
- Definição e elaboração de uma base de dados de plantas medicinais ibero-americanas de interesse medicinal, com indicações de potencial terapêutico, e de uma segunda base de dados composta pelos pesquisadores que desenvolvem pesquisas nas áreas de atuação da rede.
- Divulgação dos principais resultados alcançados, por meio de publicações científicas impressas e virtuais, palestras em congressos, cursos, seminários e oficinas, além da veiculação nas mídias impressa e eletrônica (jornais, revistas, boletins), nas redes sociais e entrevistas em rádios e TVs.

PUBLICAÇÕES ENVOLVENDO A RIBIOFAR

O Quadro 7.1 indica a produção científica da Ribiofar (2008-2022), destacando que parte dos resultados foram previamente relatados na literatura.[6-8] A dedicação, o comprometimento e a competência dos pesquisadores participantes dos grupos envolvidos na rede permitiram a geração de expressiva, relevante e promissora produção científica, com publicações em periódicos especializados de alto impacto. O Quadro 7.2 demonstra a publicação de livros e capítulos de livros feita por autores participantes da Ribiofar.

Quadro 7.1

PUBLICAÇÕES EM PERIÓDICOS CIENTÍFICOS GERADAS PELAS PARCERIAS ORIUNDAS DA RIBIOFAR NO PERÍODO DE 2008 A 2022

Amayo-Castillo G, Vásquez V, Ríos MI, Rodríguez MV, Solano G, Zacchino S, Gupta MP. Isolation of major components from the roots of Godmania aesculifolia and determination of their antifungal activities. Planta Med. 2013;79(18):1749-55.

Quadro 7.1

PUBLICAÇÕES EM PERIÓDICOS CIENTÍFICOS GERADAS PELAS PARCERIAS
ORIUNDAS DA RIBIOFAR NO PERÍODO DE 2008 A 2022

Bedoya LM, Alvarez A, Bermejo M, González N, Beltrán M, Sánchez-Palomino S, Cruz SM, et al. Guatemalan plants extracts as virucides against HIV-1 infection. Phytomedicine. 2008;15(6-7):520-4.

Breviglieri E, Silva LM, Boeing T, Somensi LB, Cury BJ, Gimenez A, et al. Gastroprotective and anti-secretory mechanisms of 2-phenylquinoline, an alkaloid isolated from Galipea longiflora. Phytomedicine. 2017;25:61-70.

Buzzi FC, Fracasso M, Cechinel Filho V, Escarcena R, del Olmo E, San Feliciano A. New antinociceptive agents related to dihydrosphingosine. Pharmacol Rep. 2010;62(5):849-57.

Calderón AI, Romero LI, Ortega-Barría E, Solís PN, Zacchino S, Gimenez A, et al. Screening of Latin American plants for antiparasitic activities against malaria, Chagas disease, and leishmaniasis. Pharm Biol. 2010;48(5):545-53.

Campos A, Souza GM, Monache FD, Butassi E, Zacchino S, Cechinel Filho V. Antifungal Activity of Pyranonaphthoquinones Obtained from Cipura paludosa Bulbs. Nat Prod Commun. 2015;10(9):1589-92.

Campos-Buzzi F, Fracasso M, Clasen BK, Ticona JC, Gimenez A, Cechinel-Filho V. Evaluation of antinociceptive effects of Galipea longiflora alkaloid extract and major alkaloid 2-phenylquinoline. Methods Find Exp Clin Pharmacol. 2010;32(10):707-11.

Carretero ME, López-Pérez JL, Abad MJ, Bermejo P, Tillet S, Israel A, et al. Preliminary study of the anti-inflammatory activity of hexane extract and fractions from Bursera simaruba (Linneo) Sarg. (Burseraceae) leaves. J Ethnopharmacol. 2008;116(1):11-5.

Cavichioli FJ, Bernal GNB, Holzmann I, Klein JB, Escarcena R, Del Olmo E, et al. Anti-hyperalgesic effects of two sphingosine derivatives in different acute and chronic models of hyperalgesia in mice. Pharmacol Rep. 2018;70(4):753-759.

Cechicel Filho V, Meyre-Silva C, Niero R, Mariano LNB, Nascimento FG, et al. Evaluation of antileishmanial activity of selected brazilian plants and identification of the active principles. Evid Based Complement Alternat Med. 2013;2013:265025.

Chaves-Carballo K, Lamoureux GV, Perez AL, Bella Cruz A, Cechinel Filho V. Novel one-pot synthesis of a library of 2-aryloxy-1,4-naphthoquinone derivatives. Determination of antifungal and antibacterial activity. RSC Adv. 2022;12(29):18507-23.

Claudino VD, Silva KC, Cechinel Filho V, Yunes RA, Delle Monache F, Giménez A, et al. Drimanes from Drimys brasiliensis with leishmanicidal and antimalarial activity. Mem Inst Oswaldo Cruz. 2013;108(2):140-4.

Faqueti LG, Farias IV, Sabedot EC, Delle Monache F, San Feliciano A, Schuquel IT, et al. Macrocarpal-like Compounds from Eugenia umbelliflora Fruits and Their Antibacterial Activity. J Agric Food Chem. 2015;63(37):8151-5.

Faqueti LG, Petry CM, Meyre-Silva C, Machado KE, Cruz AB, Garcia PA, et al. Euglobal-like compounds from the genus Eugenia. Nat Prod Res. 2013;27(1):28-31.

Holzmann I, Cattani D, Corso M, Perondi D, Zanella S, Burger C, et al. Psychopharmacological Profile of Hydroalcoholic Extract and P-Hydroxybenzoic Acid Obtained from Bourreria huanita (Boraginaceae) in Mice. Pharm Pharmacol. 2014;5(11):983-95.

Quadro 7.1

PUBLICAÇÕES EM PERIÓDICOS CIENTÍFICOS GERADAS PELAS PARCERIAS
ORIUNDAS DA RIBIOFAR NO PERÍODO DE 2008 A 2022

Holzmann I, Cechinel Filho V, Mora TC, Cáceres A, Martínez JV, Cruz SM, et al. Evaluation of Behavioral and Pharmacological Effects of Hydroalcoholic Extract of Valeriana prionophylla Standl. from Guatemala. Evid Based Complement Alternat Med. 2011;2011:312320.

Kouznetsov VV, Vargas Méndez LY, Sortino M, Vásquez Y, Gupta MP, Freile M, et al. Antifungal and cytotoxic activities of some N-substituted aniline derivatives bearing a hetaryl fragment. Bioorg Med Chem. 2008;16(2):794-809.

Lavrado J, Cabal GG, Prudêncio M, Mota MM, Gut J, Rosenthal PJ, Díaz C, et al. ncorporation of basic side chains into cryptolepine scaffold: structure-antimalarial activity relationships and mechanistic studies. J Med Chem. 2011;54(3):734-50.

Leal PC, Mascarello A, Derita M, Zuljan F, Nunes RJ, Zacchino S, et al. Relation between lipophilicity of alkyl gallates and antifungal activity against yeasts and filamentous fungi. Bioorg Med Chem Lett. 2009;19(6):1793-6.

Lima B, Agüero MB, Zygadlo J, Tapia A, Solis C, Rojas de Arias A, et al. Antimicrobial activity of extracts, essential oil and metabolites obtained from Tagetes mendocina. J Chil Chem Soc. 2009;54(1):68-72.

Mariott M, Mariano LNB, Boeing T, Cechinel Zanchett CC, Salamanca E, Bella Cruz A, et al. Preparations from Campomanesia reitziana reduce the gastrointestinal motility and castor oil-induced diarrhea in a non-opioid and non-dopaminergic pathway in mice and display antimicrobial activity in vitro. Neurogastroenterol Motil. 2022;34(2):e14277.

Meira NA, Klein LC, Jr., Rocha LW, Quintal ZM, Monache FD, Cechinel Filho V, et al. Anti-inflammatory and anti-hypersensitive effects of the crude extract, fractions and triterpenes obtained from Chrysophyllum cainito leaves in mice. J Ethnopharmacol. 2014;151(2):975-83.

Meléndez Gómez CM, Kouznetsov VV, Sortino MA, Alvarez SL, Zacchino SA. In vitro antifungal activity of polyfunctionalized 2-(hetero)arylquinolines prepared through imino Diels-Alder reactions. Bioorg Med Chem. 2008;16(17):7908-20.

Melim C, Guimarães K, Martin-Quintal Z, Alves AD, Martins DT, Delle Monache F, et al. Antimicrobial activity of extracts and fractions from aerial parts of selected plants (Garcinia achachairu, Macrosiphonia velame, Rubus niveus and Pilea microphylla) against some pathogenic microorganisms. Nat Prod Commun. 2013;8(11):1567-9.

Molinari A, Ojeda C, Oliva A, Del corral JM, Castro MA, García PA, et al. Synthesis, characterisation, and antineoplastic cytotoxicity of hybrid naphthohydroquinone–nucleic base mimic derivatives. Med Chem Rev. 2009;18(1):59-69.

Molinari A, Oliva A, Ojeda C, del Corral JM, Castro MA, Cuevas C, et al. Cytotoxic-antineoplastic derivatives of prenyl-1,2-naphthohydroquinone. Arch Pharm (Weinheim). 2008;341(5):301-6.

Nesello LA, Campos A, W agner T, Feliciano AS, Buzzi FC, Cechinel Filho V. Chemical Composition and Antinociceptive Potential of Campomanesia reitziana Fruits. J Med Food. 2016;19(5):518-20.

Olmedo DA, López-Pérez JL, del Olmo E, Vásquez Y, San Feliciano A, Gupta MP. A new cytotoxic friedelane acid--pluricostatic acid--and other compounds from the leaves of Marila pluricostata. Molecules. 2008;13(11):2915-24.

Pacciaroni Adel V, Gette Mde L, Derita M, Ariza-Espinar L, Gil RR, Zacchino SA, et al. Antifungal activity of Heterothalamus alienus metabolites. Phytother Res. 2008;22(4):524-8.

Quadro 7.1

PUBLICAÇÕES EM PERIÓDICOS CIENTÍFICOS GERADAS PELAS PARCERIAS
ORIUNDAS DA RIBIOFAR NO PERÍODO DE 2008 A 2022

Puebla P, Oshima-Franco Y, Franco LM, Santos MG, Silva RV, Rubem-Mauro L, et al. Chemical constituents of the bark of Dipteryx alata vogel, an active species against Bothrops jararacussu venom. Molecules. 2010;15(11):8193-204.

Quintão NL, Silva GF, Antonialli CS, Rocha LW, Cechinel Filho V, Cicció JF. Chemical composition and evaluation of the anti-hypernociceptive effect of the essential oil extracted from the leaves of Ugni myricoides on inflammatory and neuropathic models of pain in mice. Planta Med. 2010;76(13):1411-8.

Rebollo O, del Olmo E, Ruiz G, López-Pérez JL, Giménez A, San Feliciano A. Leishmanicidal and trypanocidal activities of 2-aminocyclohexanol and 1,2-cyclohexanediamine derivatives. Bioorg Med Chem Lett. 2008;18(1):184-7.

Rosa PW, Niero R, Zacchino S, Machado MDS. Seasonal Phytochemical Variation and Antifungal Evaluation of Different Parts of Epidendrum Mosenii. Nat Prod Commun. 2003(4):535-8.

Schmeda-Hirschmann G, Tapia A, Lima B, Pertino M, Sortino M, Zacchino S, et al. A new antifungal and antiprotozoal depside from the Andean lichen Protousnea poeppigii. Phytother Res. 2008;22(3):349-55.

Silva KABS, Klein LC, Jr., Cruz SM, Cáceres A, Quintão NLM, Cechinel Filho V. Anti-inflammatory and anti-hyperalgesic evaluation of the condiment laurel (Litsea guatemalensis Mez.) and its chemical composition. Food Chem. 2012;132(4):1980-6.

Sortino M, Cechinel Filho V, Corrêa R, Zacchino S. N-Phenyl and N-phenylalkyl-maleimides acting against Candida spp.: time-to-kill, stability, interaction with maleamic acids. Bioorg Med Chem. 2008;16(1):560-8.

Sortino M, Garibotto F, Cechinel Filho V, Gupta M, Enriz R, Zacchino S. Antifungal, cytotoxic and SAR studies of a series of N-alkyl, N-aryl and N-alkylphenyl-1,4-pyrrolediones and related compounds. Bioorg Med Chem. 2011;19(9):2823-34.

Sortino MA, Cechinel Filho V, Zacchino SA. Highly enantioselective reduction of the C–C double bond of N-phenyl-2-methyl- and N-phenyl-2,3-dimethyl-maleimides by fungal strains. Tetrah Asymm. 2009;20(10):1106-8.

Svetaz L, Zuljan F, Derita M, Petenatti E, Tamayo G, Cáceres A, et al. Value of the ethnomedical information for the discovery of plants with antifungal properties. A survey among seven Latin American countries. J Ethnopharmacol. 2010;127(1):137-58.

Vechi G, Tenfen A, Capusiri ES, Gimenez A, Cechinel Filho V. Antiparasitic activity of two Brazilian plants: Eugenia mattosii and Marlierea eugeniopsoides. Nat Prod Res. 2021;35(22):4876-4880.

Zanatta F, Gandolfi RB, Lemos M, Ticona JC, Gimenez A, Clasen BK, et al. Gastroprotective activity of alkaloid extract and 2-phenylquinoline obtained from the bark of Galipea longiflora Krause (Rutaceae). Chem Biol Interact. 2009;180(2):312-7.

Zapata-Estrella HE, Sánchez-Pardenilla AD, García-Sosa K, Escalante-Erosa F, Buzzi FC, Quintão NL, et al. Bioactive metabolites from Cnidoscolus souzae and Acmella pilosa. Nat Prod Commun. 2014;9(9):1319-21.

Quadro 7.2

PUBLICAÇÕES EM LIVROS GERADAS PELAS PARCERIAS
ORIUNDAS DA RIBIOFAR NO PERÍODO DE 2008 A 2022

Hernández-Bolio GI, Peña-Rodrigues LM. NMR identification of biologically active natural products: strategies and challenges. In: Cechinel Filho V, editor. Natural products as source of molecules with therapeutic potential. Switzerland: Springer; 2018. p. 465-94.

Perez AL. Current approaches to the isolation and structural elucidation of active compounds from natural products. In: Cechinel Filho V, editor. Natural products as source of molecules with therapeutic potential. Switzerland: Springer; 2018. p. 209-32.

San Feliciano AP. Determinação estrutural de substâncias naturais: aspectos práticos. In: Yunes RA, Cechinel Filho V, editores. Química de produtos naturais, novos fármacos e a moderna farmacognosia. 5. ed. Itajaí, Univali, 2016. p. 145-83.

San Feliciano AP, editor. Manual de determinación estructural de compuestos naturales. Bogotá: CYTED, Convenio Andrés Bello; 2008.

San Feliciano AP. The importance of structural modifications in drug discovery. In: Cechinel Filho V, editor. Bioactive principles from plants and drug discovery: practice and perspectives. New York: Wiley; 2012. p. 127-60.

Svetaz L, Zuljan F, Derita M, Petenatti E, Tamayo G, Caceres A, et al. Importance of the ethnomedical information for the detection of antifungal extracts from plants of the Angentine lora. In: Martino V, Muschetti L, editors. South American medical plants as sources of bioactive compound. Kerala: Research Signpost; 2008.

Zacchino AS, Gupta MP. The role of natural products for the discovery of new anti-infective agents. In: Cechinel Filho V, editor. Bioactive principles from plants and drug discovery: practice and perspectives. New York: Wiley; 2012. p. 205-39.

O SIMPÓSIO IBERO-AMERICANO DE PLANTAS MEDICINAIS

Toda a gênese do já consolidado SIPM foi estabelecida ainda em 2006, após a implantação da Ribiofar/Cyted/CNPq. A realização desse evento científico trata-se de uma das principais atividades formativas da rede. O simpósio, de caráter internacional e que envolve cientistas de diversas áreas de conhecimento que investigam plantas medicinais (farmacologia, química, botânica, agronomia, farmácia, fitoterapia, toxicologia etc.), além de setores governamentais e produtivos, entre outros, ocorreu anualmente até a sua 5ª edição; após, passou a ser bianual. O SIPM consiste em conferências plenas, miniconferências, minicursos, mesas-redondas e sessão de pôster e apresentações orais, sendo as plantas medicinais e os fitoterápicos os principais temas. Os palestrantes convidados são cientistas renomados geralmente oriundos de países da região ibero-americana.

O referido simpósio pretende intercambiar experiências acadêmico-científicas que permitam estabelecer estratégias de pesquisa, desenvolvimento e inovação, além de formas de colaborações interinstitucionais atuantes em programas e/ou projetos com plantas medicinais, valorizando a multidisciplinaridade, a integração com o terceiro setor (sistema produtivo) e com as políticas públicas de saúde.

O SIPM tem como principais objetivos:

- Discutir a respeito dos estudos das plantas medicinais realizados na ibero-américa, considerando a situação atual e as perspectivas futuras.

- Fortalecer e consolidar as pesquisas científicas feitas pelos países ibero-americanos na área de plantas medicinais, procurando aproveitar a biodiversidade de forma otimizada.
- Integrar os pesquisadores ibero-americanos na área de plantas medicinais e áreas afins.
- Estabelecer mecanismos de interação entre as comunidades científicas nacional e internacional, o governo e o setor produtivo.

O público-alvo consiste nos alunos de graduação e pós-graduação *Lato* e *Stricto sensu* em áreas afins, professores, pesquisadores do Brasil e do exterior, além de profissionais da área da saúde que atuam em empresas privadas e/ou em órgãos governamentais e não governamentais.

Mais de 10 mil pessoas já participaram direta ou indiretamente dos simpósios anteriores, a saber: I SIPM (Itajaí, SC, 2006), II SIPM (Itajaí, SC, 2007), III SIPM (Ponta Grossa, PR, 2008), IV SIPM (Cuiabá, MT, 2009), V SIPM (Itajaí, SC, 2010), VI SIPM (Ponta Grossa, PR, 2012) e VII SIPM (Ilhéus, BA, 2014). Alguns dos simpósios continuam com suas páginas web disponíveis, com todas as palestras, os minicursos etc., com inúmeros acessos mesmo após o encerramento do evento. O VIII SIPM ocorreu em outubro de 2016, em Itajaí, SC, contando com cerca de 1.000 inscritos, 40 renomados palestrantes, com recorde de apresentação de trabalhos – cerca de 700 pôsteres apresentados e discutidos. Outras importantes iniciativas têm sido realizadas como atividades derivadas do SIPM, como o mais recente evento, promovido pela Univali entre os dias 28 e 30 setembro de 2022, o 3º Simpósio Internacional em Investigações Químico-Farmacêuticas, além do 1º Congresso Luso-Brasileiro de Ciências e Tecnologias em Saúde e o 1º Encontro Ibero-Americano de Plantas Medicinais Dr. Mahabir Gupta, este último diretamente relacionado às redes do Programa Cyted, em homenagem ao Professor Doutor Mahabir Gupta, da Universidade do Panamá e Doutor *Honoris causa* da Univali, renomado cientista ibero-americano e atuante juntos às redes Ribiofar (líder de grupo participante) e Ribecancer (gestor de área do Cyted).

Ribecancer (2012-2015)

HISTÓRICO

Após o término oficial da Ribiofar, alguns de seus membros elaboraram uma nova proposta de rede internacional, considerando a *expertise* da equipe e um tema da maior relevância, o câncer. A Ribecancer, que foi aprovada pelo Programa Cyted e pelo CNPq em 2011, vigorou oficialmente durante três anos, de 2012 a 2015.[6,7]

OBJETIVOS GERAIS E ESPECÍFICOS

A Ribecancer objetivou o estabelecimento de uma rede internacional de caráter multidisciplinar sobre o câncer, para a pesquisa e para o desenvolvimento de novos fármacos com potencial terapêutico, obtidos a partir da biodiversidade ibero-americana, além de seus derivados semissintéticos ou sintéticos, para análise em diferentes modelos neoplásicos e elucidação de seus mecanismos de ação. Desenvolveu, também, a mobilidade e a formação de pesquisadores, além de difundir conhecimento entre os grupos da rede, bem como transferir as descobertas mais relevantes para a indústria farmacêutica na região e aplicar ferramentas de diagnóstico molecular modernas, permitindo a identificação e o desenvolvimento de novas estratégias terapêuticas contra o câncer.

OBJETIVOS ESPECÍFICOS

- Promover a cooperação em estudos sobre câncer e a caracterização de mecanismos neoplásicos e antineoplásicos.

- Avaliar os produtos e compostos naturais da biodiversidade ibero-americana e substâncias derivadas ou sintéticas em diferentes modelos de câncer *in vitro* e *in vivo* e realizar os estudos necessários para estabelecer seus mecanismos de ação molecular.
- Promover o desenvolvimento de novas metodologias para a síntese e a caracterização molecular de compostos bioativos.
- Viabilizar a formação de pesquisadores na pesquisa, no desenvolvimento e na otimização de novos fármacos terapêuticos, com ênfase na prevenção, no controle e no tratamento do câncer.
- Capacitar pesquisadores para o isolamento e a identificação, a desenho e a síntese de novas substâncias bioativas com potencial anticâncer.
- Capacitar pesquisadores na padronização e na gestão de bioensaios e modelos para prevenção, controle e tratamento do câncer.
- Configurar uma base de dados de produtos naturais da América Latina (espécies e substâncias) com propriedades anticancerígenas ou suas aplicações.
- Configurar uma base de dados dos grupos de pesquisa da América Latina que trabalham na área de câncer.
- Localizar e integrar grupos de pesquisa ibero-americanos que atuem na área do câncer.
- Promover reuniões de grupos da Ribecancer com a indústria farmacêutica, auxiliados por agências de ciência, tecnologia e inovação dos respectivos países.
- Difundir, após proteção, ou transferir os resultados da cooperação entre os grupos, na internet, por meio de apresentações (conferências, cursos) e elaboração de publicações conjuntas internacionais, além de outros tipos de mídia (jornais, TV).
- Editar livros relativos à área do câncer.
- Desenvolver o site da Ribecancer.
- Desenvolver propostas específicas multidisciplinares focadas no desenvolvimento de medicamentos anticâncer naturais ou sintéticos.

JUSTIFICATIVA PARA A IMPLEMENTAÇÃO DA RIBECANCER

As principais justificativas para a aprovação e a implementação da Ribecancer consistem em quatro principais pontos: antecedentes epidemiológicos; agentes terapêuticos anticâncer; capacidade dos grupos de pesquisa; e originalidade. As descrições abaixo seguem o padrão do projeto aprovado e dados já publicados,[6,7] por isso as referências não foram atualizadas.

Antecedentes epidemiológicos Câncer é um termo geral usado para designar mais de 100 doenças diferentes que podem afetar qualquer parte do corpo. Essas doenças são caracterizadas por uma rápida proliferação de células anormais que crescem para além dos limites normais e podem invadir áreas adjacentes e se espalhar para outros órgãos. O câncer continua sendo uma doença temível apesar do progresso científico, o qual promoveu um aumento da expectativa de vida, mas infelizmente o problema tende a piorar. A doença é uma das principais causas de morte em todo o mundo. Segundo a Organização Mundial da Saúde (OMS), do número total de óbitos registrados em todo o mundo, em 2008, 13% (7,6 milhões) foram devido ao câncer. Condições que mais contribuem para a mortalidade anual são as de pulmão (1,4 milhão de mortes); de estômago (740 mil); de fígado (700 mil); do colo do intestino (610 mil) e de mama (460 mil). Segundo as últimas estatísticas, mais de 70% das mortes ocorreram em países de rendas baixa e média, o que coloca o câncer entre as doenças relativas às condições de pobreza. O número deverá aumentar para 11 milhões em 2030. Os tipos mais frequentes de câncer em homens são de pulmão, estômago, fígado, colo do intestino e reto; em mulheres, são os de mama, pulmão e estômago. A mortalidade por câncer na região da América Latina, em 2005, foi de 14%, com projeção significativa de aumento para os próximos anos.[15]

Agentes terapêuticos anticâncer Na busca de novos agentes terapêuticos, os produtos naturais têm sido, tradicionalmente, excelentes alternativas e importantes fontes de novos fármacos. As estatísticas são claras e motivadoras, uma vez que cerca de metade do mercado de fármacos são de origem natural ou são seus derivados. Os autores Newman e Cragg, do National Cancer Institute, nos Estados Unidos, conduziram um debate aprofundado sobre a importância dos produtos naturais como fontes de novos fármacos ao longo dos últimos 30 anos, entre 1981 e 2010.[16] Particularmente na área de medicamentos anticâncer, eles evidenciaram que em torno de 49% são de origem natural ou derivados diretos, e cerca de 75% podem ser considerados compostos naturais estruturalmente relacionados, ou seja, foram usados produtos naturais como modelos para a sua síntese em laboratórios. Suas conclusões são claras: as contribuições de produtos naturais como fontes de novas estruturas, mas não necessariamente como um medicamento final, são muito válidas e aplicáveis. Os autores recomendam a continuação do estudo multidisciplinar na área de descoberta de fármacos, combinado com metodologias de síntese parcial ou total combinatória. Com as estratégias adequadas, os produtos naturais consistem em verdadeiras caixinhas de surpresas para o desenvolvimento de novos agentes anticâncer, podendo ainda ser usados como modelos para a síntese de derivados ou análogos e terem suas propriedades medicinais melhoradas. Os países tropicais participantes da rede são conhecidos por sua grande biodiversidade, alguns com ambientes especiais, como deserto, montanha e mar, que podem gerar novos compostos anticancerígenos.

Capacidade dos grupos de pesquisa Os grupos de pesquisa envolvidos elaboram pesquisas consolidadas nas áreas de produtos naturais, química sintética, estudos experimentais anticâncer *in vitro* e *in vivo* etc. Tais grupos são compostos por equipes de cientistas com experiência substancial em estudos fitoquímicos, síntese orgânica, etnobotânica e biologia molecular, além de possuírem recursos adequados de infraestrutura para o uso de técnicas de extração, isolamento e caracterização de compostos bioativos, assim como para realizar transformações químicas e bioensaios em diversos modelos e tipos de câncer. A rede tem a participação de biólogos, farmacólogos, químicos e farmacêuticos muito experientes em suas respectivas áreas de trabalho e de cooperação científica, com plena capacidade de descobrir e viabilizar os estudos pré-clínicos de novas substâncias que podem se tornar futuros instrumentos eficazes contra o câncer. Os grupos contam com o apoio de suas instituições e órgãos de fomento de seus países de origem e os fundos necessários para desenvolver a investigação proposta, bem como para enviar ou receber pesquisadores de outros grupos para apoiar a colaboração horizontal formativa.

Originalidade Muitos dos compostos obtidos e avaliados são inéditos, com procedência de ambientes especiais, destacando-se a abordagem tripla para a análise biológica, técnica que não é comumente utilizada pela maioria dos grupos de pesquisa que trabalham com substâncias com potencial anticâncer. Tal abordagem, por exemplo, testa a ativação ou a inibição de sirtuínas, proteínas protetoras contra o câncer em alguns casos e indutoras de apoptose e morte celular em outros. Alguns grupos da rede estão atualmente trabalhando sobre essa questão, em cooperação com centros externos, que, por sua vez, podem facilitar metodologias acessíveis aos grupos da rede. Como uma nova metodologia, destaca-se a implantação de estudos *in vitro* e *in vivo* para avaliação de metástase (disseminação descontrolada da neoplasia para outros órgãos), definida como a principal causa de óbitos de câncer.

O conjunto de possibilidades estruturais dos produtos oriundos de plantas terrestres (deserto andino tropical) e marinhos (Caribe e Pacífico) e seus análogos ou derivados sintéticos, bem como as habilidades especiais referentes à parte biológica e aos estudos de mecanismos de ação, constituem um expressivo diferencial para a Ribecancer.

METODOLOGIA E AÇÕES PROGRAMADAS

A referida rede foi configurada considerando quatro grupos de especialistas:

- Grupo de Produtos Naturais.
- Grupo de Síntese Orgânica.
- Grupo de Avaliação Biológica.
- Grupo de Modulação Molecular.

Os grupos "Produtos Naturais" e "Síntese Orgânica" são responsáveis pela geração e caracterização das substâncias a serem avaliadas, enquanto o grupo de "Avaliação Biológica" irá realizar a avaliação da atividade anticâncer e a sua eficácia em diferentes modelos experimentais para determinar a toxicidade e contribuir para a compreensão e elucidação de possíveis mecanismos de ação, a fim de descobrir e caracterizar novos agentes para a prevenção, o controle e o tratamento do câncer. O grupo "Modulação Molecular" está atrelado a todos os especialistas da rede com o objetivo de definir os alvos moleculares e os estudos da relação quantitativa estrutura-atividade (QSAR, do inglês *quantitative structure activity relationship*) para a adequada formulação farmacêutica/fitofarmacêutica para a administração por várias vias.

A pesquisa ocorre em termos multidisciplinar e complementar, com base na participação ativa e na interação efetiva entre os grupos. Os progressos serão monitorados continuamente desde a coordenação da rede e, anualmente, durante as reuniões de coordenação, por meio de relatórios de atividades de cooperação e realizações dos representantes de todos os grupos na rede. A atividade de pesquisa será complementada com a formação de pesquisadores responsáveis por áreas específicas, especialmente a de estudo de novos produtos para prevenir, controlar e tratar os distintos tipos de câncer.

Por meio dessa rede cooperativa, busca-se o investimento em pesquisa básica e aplicada contra o câncer e a agilização da transferência dos resultados dessa pesquisa para a prática clínica. Ao mesmo tempo, solicita-se que as organizações de diferentes países da região colaborem, troquem informações e definam objetivos de investigação complementar, a fim de otimizar o uso dos recursos disponíveis limitados para pesquisa sobre o câncer e reduzir a duplicação de esforços.

Para concluir com êxito os objetivos propostos, foram previstas reuniões de coordenação. Nestas reuniões, seriam definidas as principais estratégias e atividades para o melhor funcionamento da rede, como:

- Identificar as espécies terrestres e marinhas da biodiversidade ibero-americana a partir de informações de uso oficial ou tradicional para fins terapêuticos ou paliativos contra doenças neoplásicas ou inflamatórias crônicas.
- Com base nos resultados da avaliação preliminar, selecionar as espécies mais promissoras para o estudo mais aprofundado.
- Identificar os compostos de origem natural (a partir de várias fontes) ou anticâncer sintéticos candidatos a possíveis fármacos ou fitofármacos.
- Implementar modificações estruturais em compostos bioativos selecionados, visando melhorar as suas qualidades (atividade/eficácia/toxicidade) contra o câncer.
- Compilar informações quimiotaxonômicas e etnofarmacológicas existentes nos países que compõem a rede, tanto sobre a utilidade terapêutica quanto sobre as reações adversas dos produtos, para definir as sinergias possíveis e interações favoráveis ou negativas com fármacos anticâncer em uso.

- Selecionar o tipo de ensaio para verificar a atividade anticâncer de acordo com as experiências e capacidades dos grupos participantes.
- Validar metodologias de testes e modelos selecionados.
- Desenvolver estudos de relação estrutura-atividade com os compostos estudados, visando otimizar os efeitos anticâncer obtidos.

PRINCIPAIS RESULTADOS ALCANÇADOS

Em três anos de atuação formal (2012-2015) e atuação informal após este prazo, os principais resultados alcançados estão indicados resumidamente a seguir:

Elaboração do site As informações sobre os grupos envolvidos, a produção científica, as atividades de formação, como as conferências e cursos, além de outras informações relevantes sobre a Ribecancer puderam ser obtidas no site www.Ribecancer.com.br, que desde sua implementação já superou 15 mil acessos e foi, durante muito tempo, atualizado e usado pela comunidade científica ibero-americana como fonte de informações. No entanto, foi descontinuado por motivos alheios à vontade da rede.

Reuniões Foram realizadas várias reuniões técnicas e de coordenação visando estabelecer estratégias, firmar compromissos técnico-científicos, discutir e apresentar resultados e definir as etapas para o atingimento das metas propostas. As reuniões de coordenação ocorreram em Itajaí (novembro de 2012), Campinas (outubro de 2013), Ilhéus (outubro de 2014) e cidade do Panamá (outubro de 2015), enquanto as reuniões técnicas aconteceram em Salamanca (março de 2012), Ponta Grossa (junho de 2012), Madri (julho de 2013), cidade da Guatemala (junho de 2014) e Campinas (junho de 2015).

Atividades formativas Parte dos objetivos da rede inclui a participação em atividades formativas. Nesse contexto, os membros da rede participaram de várias atividades em congressos, simpósios, seminários etc., além de ministrarem cursos, incluindo o curso anual, com 30 horas de duração, ministrado pelos professores espanhóis Arturo San Feliciano, José Luis Lopez Perez e Atanasio Pandiella. Em 2013, o curso foi realizado em Itajaí, SC; em 2014, em Antigua, Guatemala; e, em 2015, em Campinas, SP, com a participação de pesquisadores selecionados das mais distintas regiões em cada edição. Outra atividade formativa de destaque foi o apoio da rede para a mobilidade de alunos de pós-graduação e professores pesquisadores, contribuindo para a elaboração de dissertações e teses, assim como para a capacitação em áreas afins relacionadas ao câncer.

Da mesma forma exitosa da iniciativa da Ribiofar, a Ribecancer criou, em 2013, o Simpósio Ibero-americano de Investigação em Câncer, cuja primeira edição foi realizada em Campinas, SP, com mais de 300 participantes e a presença, como conferencistas, de destacados cientistas nacionais e internacionais que atuam na área de câncer. A segunda edição ocorreu em Ilhéus, BA, juntamente com o SIPM, com mais de 700 inscritos e 580 pôsteres em ambos os eventos. A terceira edição ocorreu em outubro de 2016 em Itajaí, SC, juntamente com o VIII SIPM, com expressiva participação da comunidade científica, conforme já mencionado. Cabe destacar que ambos os simpósios devem ser realizados a cada dois anos, concomitantemente, permitindo, além da formação de recursos humanos, a continuidade das parcerias estabelecidas durante o desenvolvimento de ambas as redes, Ribiofar e Ribecancer. No entanto, em função do período de pandemia vivenciado, as atividades foram suspensas desde 2020, havendo a perspectiva de retomada nos próximos anos.

Quadro 7.3

PRODUÇÃO CIENTÍFICA GERADA PELA RIBECANCER

Artigos publicados

BATISTA, R.; GARCÍA, P.A.; CASTRO, M.A.; MIGUEL DEL CORRAL, SPEZIALI, J.M.; DE P. VAROTTI, F.; DE PAULA, R.C.; GARCÍA-FERNÁNDEZ, L.F.; FRANCESCH, A.M.; SAN FELICIANO, A.; BRAGA, A. Synthesis, cytotoxicity and antiplasmodial activity of novel ent-kaurane derivatives. *European Journal of Medicinal Chemistry*, v. 62, p.168-76, 2013.

CAMPOS, A., VENDRAMINI-COSTA, D.B., FIORITO, G.F., RUIZ, A.L.G.T., ERNESTO DE CARVALHO, J., DE SOUZA, G.M.R., DELLE-MONACHE, F., CECHINEL FILHO, V. Antiproliferative effect of extracts and pyranonaphthoquinones obtained from *Cipura paludosa* bulbs. *Pharmaceutical Biology*, v. 54, p. 1022-1026, 2016.

CAMPOS, A.; VENDRAMINI-COSTA, D.B.; LONGATO, G.B.; ZERMIANI, T.; RUIZ, A.L.T.G.; DE CARVALHO, J.E.; PANDIELLA, A,; CECHINEL FILHO, V. Antiproliferative effect of *Synadenium granti-i* Hook f. stems (Euphorbiaceae) and a rare phorbol diterpene ester. International Journal of Toxicology, v. 35, p. 666-671, 2016.

GARCÍA-BARRANTES, P.M.; LAMOUREUX, G. V.; PÉREZ, A.L.; GARCÍA-SÁNCHEZ, R.N.; MARTÍNEZ, A.R.; SAN FELICIANO, A. Synthesis and biological evaluation of novel ferrocene-naphthoquinones as antiplasmodial agents. *European Journal of Medicinal Chemistry*, v. 70, p. 548-57, 2013.

MARIANO, L.N.B.; VENDRAMINI-COSTA, D.B.; RUIZ, A.L.T.G.; DE CARVALHO, J.E.; CORRÊA, R.; CECHINEL FILHO, V.; DELLE MONACHE, F.; NIERO, R. In vitro antiproliferative activity of extract, fractions and uncommon xanthones obtained from branches of *Garcinia achachairu* Rusby (Clusiaceae). *Pharmaceutical Biology*, v. 54, p. 1697-1704, 2016.

MOLINARI, A.; OLIVA, A.; OJEDA, C.; MIGUEL DEL CORRAL, J.M.; CASTRO, M.A.; MOLLINEDO, F.; SAN FELICIANO, A. Synthesis and evaluation as antitumor agents of 1,4-naphthohydroquinone derivatives conjugated with amino acids and purines. *Archiv der Pharmazie- Chemistry in Life Sciences*, v. 346, p. 882-90, 2013.

PETREANU, M., FERREIRA, E.K., SAGAZ, A.P., VENDRAMINI-COSTA, D.B., RUIZ, A.L., DE CARVALHO, J.E., CAMPOS, A., CECHINEL FILHO,V. DELLE MONACHE, F., NIERO, R. Uncommon trimethoxylated flavonol obtained from *Rubus rosaefolius* leaves and its antiproliferative activity. *Evidence-Based Complementary and Alternative Medicine*, v. 2015, p. 341216, 2015.

STIZ, D., CAMPOS, A., RUIZ, A.L.T.G.; , ERNESTO DE CARVALHO, J., CORRÊA, R., CECHINEL-FILHO V. Antiproliferative effect of synthetic cyclic imides (methylphtalimides, carboxylic acid phtalimides and itaconimides) against human cancer cell lines. *Zeitschrift für Naturforschung* C, v. 71, p. 423-427, 2016.

Livro publicado

Na ocasião do Simpósio Ibero-americano de Investigação em Câncer (2014), foi lançado o livro Descoberta, Desenho e Desenvolvimento de Novos Agentes Anticâncer no Âmbito do Programa Ibero-americano Cyted (Editora Univali, Itajaí-SC, 495 p., 2014), elaborado pelos membros da rede (editado por CECHINEL FILHO, V.; SAN FELICIANO, A.) e que teve a participação de alguns convidados especiais. Os capítulos escritos pelos membros da rede foram:

Capítulo 1: "A Rede Ribecancer e suas implicações na pesquisa e desenvolvimento de novos produtos antineoplásicos oriundos da biodiversidade ibero-americana". Autores: Alice Pérez, Arturo San Feliciano e Valdir Cechinel Filho.

Quadro 7.3

PRODUÇÃO CIENTÍFICA GERADA PELA RIBECANCER

Capítulo 4: "Importancia de la Etnofarmacología en la búsqueda de Productos Naturales con actividad anticáncer en América Latina". Autores: Armando Cáceres y Patricia Saravia-Otten.

Capítulo 5: "La peculiar flora Chilena como fuente de nuevos agentes anticáncer". Autores: Glauco Morales y Adrián Paredes.

Capítulo 6: "Productos naturales marinos como fuente de agentes anticáncer". Autores: Marcelino Gutiérrez G., Sergio Martínez-Luis, Armando Durant.

Capítulo 7: "Biodiversidade brasileira (terrestre e marinha): uma vasta fonte de agentes anticâncer". Autores: Adriana Campos, Angela Malheiros, Rivaldo Niero e Valdir Cechinel Filho.

Capítulo 8: "Estrategias químicas para mejorar la actividad y la selectividad de compuestos naturales anticáncer". Autores: María Ángeles Castro, José Luis López-Pérez, Esther del Olmo y Arturo San Feliciano.

Capítulo 9: "Recent synthetic antineoplasic agents and their mechanisms of action". Autora: Cecilia Díaz Oreiro.

Capítulo 12: "Targeting PARP-1 in breast cancer: the paradigm of a DNA repair-based therapeutic strategy". Autores: Francisco Javier Oliver*, Jara Majuelos-Melguizo, José Manuel Rodríguez-Vargas, Ariannys González-Flores, Andreína Peralta-Leal, Juan Manuel Martí, Santiago Serrano, Laura López, María Isabel Rodríguez.

Capítulo 14: "Interés de los polifenoles en la inflamación crónica y el cáncer". Autores: Virginia Motilva, Elena Talero, Sofía García Mauriño y Antonio Alcaide.

Capítulo 15: "Terapias personalizadas en cáncer". Autores: Juan Carlos Montero, Azucena Esparís-Ogando y Atanasio Pandiella.

CONSIDERAÇÕES FINAIS

São inegáveis a importância e o valioso papel das parcerias nos âmbitos regional, nacional ou internacional. As cooperações técnico-científicas têm avançado imensamente nos últimos anos, justamente devido aos resultados práticos e imediatos aos envolvidos, especialmente nas áreas de ensino, de pesquisa, de extensão e de inovação. No ensino, há destaque para as parcerias de dupla diplomação entre as instituições brasileiras e estrangeiras; na pesquisa, há projetos de ponta de grande repercussão e perspectivas; na extensão, há projetos nacionais que minimizam as dificuldades da sociedade; e, na inovação, há o desenvolvimento de produtos inovadores revolucionários.

Acerca do tema sobre produtos naturais bioativos, é necessário reverenciar o imprescindível suporte recebido do CNPq (órgão de fomento brasileiro) e do Programa Cyted (órgão de fomento ibero-americano), os quais têm possibilitado a aprovação de importantes iniciativas, como projetos internacionais bilaterais, redes internacionais, entre outras. As duas redes de pesquisa internacionais aprovadas por esses órgãos, Ribiofar e Ribecancer, não apenas cumpriram seus objetivos propostos como avançaram muito além, vigorando até os dias atuais, mesmo de forma extraoficial, conforme demonstrado no decorrer deste capítulo.

Ressalta-se, portanto, que um dos pontos fundamentais foi o estabelecimento, desde o início das atividades, de compromissos entre os grupos envolvidos, pela colaboração envolvendo dois ou mais grupos participantes, em atividades que se complementavam, para geração de produção científica de qualidade. As redes Ribiofar e Ribecancer contribuíram e ainda contribuem de forma relevante para a formação de recursos humanos, por meio de simpósios, cursos, oficinas etc., com mais de 10 mil pessoas envolvidas desde o início de seus funcionamentos.

Diante do exposto, é altamente necessário que as instituições e os pesquisadores, além dos órgãos governamentais, continuem estabelecendo conexões e oportunidades para que as cooperações sejam cada vez mais fortalecidas e consolidadas.

REFERÊNCIAS

1. Pessoa GJ, Jr., Dias TMR, Silva THP, Laender AHF. Importância das colaborações interdisciplinares nas redes de coautoria Científica. In: 7th Brazilian Workshop on Social Network Analysis and Mining (BRASNAM), 2018, Natal. Anais. Porto Alegre: Sociedade Brasileira de Computação; 2018.

2. Cavalcante F. Benefícios da colaboração na produção científica. São Paulo: FMUSP-Oficial; 2019.

3. Witter GP. Importância das sociedades/associações científicas: desenvolvimento da ciência e formação profissional-pesquisador. Bol Psicol. 2007;57(126):1-8.

4. UNESCO. Scientific research cooperation: Why collaborate in science? Benefits and examples [Internet]. 2023 [capturado em 25 maio 2022]. Disponível em: https://www.unesco.org/en/scientific-research-cooperation-why-collaborate-science-benefits-and-examples.

5. CYTED Programa Iberoamericano de Ciencia Y Tecnología para el Desarrollo [Internet]. [capturado em 05 jul. 2023]. Disponível em: https://www.cyted.org/.

6. Cechinel Filho V. Medicamentos de origem vegetal: atualidades, desafios, perspectivas. Itajaí: Univali; 2015.

7. Cechinel Filho V. Medicamentos de origem vegetal: atualidades, desafios, perspectivas. 2. ed. Itajaí: Univali; 2017.

8. Cechinel Filho V. A Rede RIBIOFAR/CYTED/CNPq e suas implicações na busca de princípios ativos de origem natural. Rev Fitos. 2011;6:57-64.

9. Harvey AL. Natural products as a screening resource. Curr Opin Chem Biol. 2007;11(5):480-4.

10. Campos A, Malheiros A, Niero R, Cechinel Filho V. Biodiversidade brasileira (terrestre e marinha): uma vasta fonte de agentes anticâncer. In: Cechinel Filho V, San Feliciano A, editores. Descoberta, desenho e desenvolvimento de novos agentes anticâncer no âmbito do programa Iberoamericano CYTED. Itajaí: Univali; 2014. p.193-218.

11. Cragg GM, Grothaus PG, Newman DJ. New horizons for old drugs and drug leads. J Nat Prod. 2014;77(3):703-23.

12. Cechinel Filho V, Cechinel-Zanchett CC. Fitoterapia avançada: uma abordagem química, biológica e nutricional. Porto Alegre: Artmed; 2020.

13. Newman DJ, Cragg GM. Natural products as sources of new drugs over the nearly four decades from 01/1981 to 09/2019. J Nat Prod. 2020;83(3):770-803.

14. Adegboye O, Field MA, Kupz A, Pai S, Sharma D, Smout M.J, Wangchuk P, ET AL. Natural-product-based solutions for tropical Infectious diseases. Clin Microbiol Rev. 2021;34(4):e0034820.

15. Organização Pan-Americana da Saúde. Câncer [Internet]. Washington: OPAS; 2020 [capturado em 09 jul. 2023]. Disponível em: https://www.paho.org/pt/topicos/cancer.

16. Newman DJ, Cragg GM. Natural products as sources of new drugs over the 30 years from 1981 to 2010. J Nat Prod. 2012;75(3):311-35.

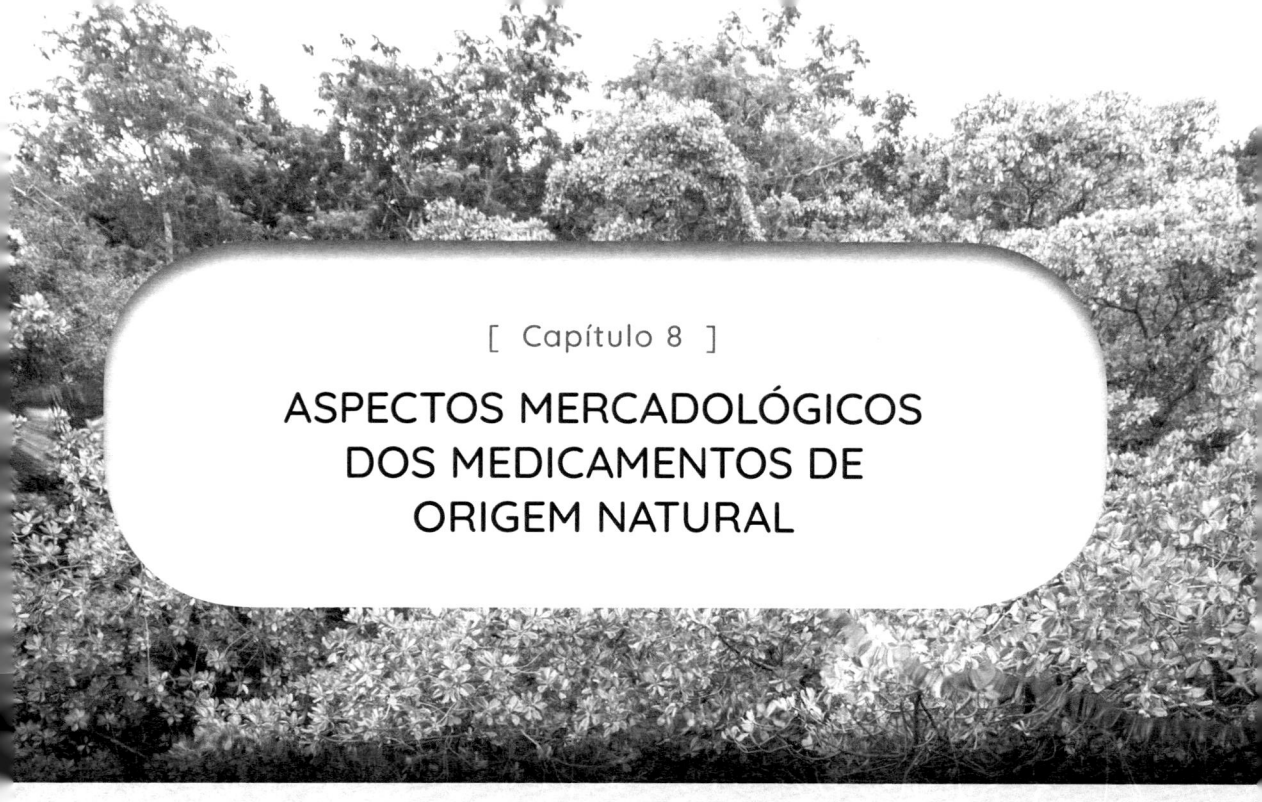

ASPECTOS MERCADOLÓGICOS DOS MEDICAMENTOS DE ORIGEM NATURAL

Resumo

Este capítulo aborda os dados mais recentes sobre o mercado de fitoterápicos no Brasil e no mundo. Apresenta, ainda, os principais desafios e perspectivas referentes ao aumento de consumo de produtos naturais com finalidade terapêutica, bem como as vantagens de investir na busca de novos e eficazes agentes medicinais fitoterápicos que poderiam servir como inspiração e estímulo para o avanço da área no Brasil.

Embora a biodiversidade brasileira represente em torno de 1/3 da biodiversidade do planeta, especialmente em relação à flora, outros países, incluindo os Estados Unidos, o Japão e a Alemanha, são os que mais manufaturam e comercializam produtos de origem natural. Um dos motivos, segundo Klein e colaboradores,[1] consiste nos altos custos relacionados à pesquisa, ao desenvolvimento e à produção de um medicamento, seja fitoterápico ou alopático, embora os gastos financeiros referentes a um medicamento fitoterápico sejam significativamente menores. Como o investimento é alto, mesmo que haja êxito comercial, o tempo para que a indústria farmacêutica comece a ter lucro é considerado excessivo, levando as indústrias a investirem em outras áreas, como em medicamentos já existentes com quebra de patente, medicamentos genéricos e similares, com lucro certo a curto e médio prazos.

Outro fator importante a ser considerado consiste na necessidade de maior avanço, não só no Brasil, mas também em outros países, em relação à interação entre as universidades e as empresas, passando pela imprescindível participação efetiva do governo, conforme previamente descrito[2,3] e novamente abordado nesta obra.

Os motivos para o aumento do uso de produtos oriundos da natureza são os mais diversos e já foram explicitados por várias fontes, porém é sempre importante destacar: o fácil acesso, já que poucos deles necessitam de receita médica, favorecendo a automedicação; a visão equivocada de que "tudo que é natural é bom e não causa efeito adverso"; e, especialmente, a comprovação científica da segurança e eficácia das plantas e seus derivados em experimentos pré-clínicos e clínicos, tanto por meio das mídias sociais quanto pela veiculação de informações nas mídias impressas e digitais, em eventos científicos, livros e artigos em periódicos científicos. Além desses motivos, a Associação Brasileira das Empresas do Setor Fitoterápico, Suplemento Alimentar e de Promoção da Saúde (Abifisa)[4] indica outros,

como a inclusão de novos produtos tradicionais fitoterápicos, o aumento da prescrição médica por conta do crescente volume de estudos de segurança e eficácia terapêutica e o aumento das licitações públicas pelas Secretarias Municipais e Estaduais de Saúde.

Os dados publicados pelo Guia da Farmácia[5] indicam que houve um significativo crescimento no consumo de fitoterápicos durante a pandemia de covid-19, especialmente em relação aos calmantes, com destaque para a *Passiflora incarnata* L., e em relação aos imunomoduladores, com destaque para os medicamentos à base de *Pelargonium sidoides* DC. e de *Echinacea purpurea* (L.) Moench. Já em relação às indústrias ou aos laboratórios farmacêuticos que produzem fitoterápicos, o Laboratório Botânico foi o grande destaque com um expressivo crescimento de vendas.

Esses e outros aspectos acerca do mercado de plantas medicinais e seus derivados serão detalhados a seguir, incluindo os produtos e plantas mais comercializados, as principais empresas produtoras desses produtos, e os principais desafios e perspectivas para aumentar o consumo desses produtos, uma vez que o Brasil possui a maior biodiversidade mundial e está atrás de países menos favorecidos em relação à grandeza territorial.

O MERCADO DE PLANTAS MEDICINAIS E FITOTERÁPICOS NO BRASIL

A literatura especializada e os *sites* relacionados à área de medicamentos têm demonstrado que o Brasil tem avançado na comercialização de produtos naturais, especialmente aqueles compostos por plantas e seus derivados, como os fitoterápicos. No entanto, apesar de tal crescimento, de possuir a maior biodiversidade do mundo e de compreender uma cultura indígena relevante, a população brasileira consome somente cerca de 1,5% de fitoterápicos, enquanto na Alemanha, por exemplo, esse valor chega a cerca de 50%, e tal país não apresenta nem a metade da biodiversidade brasileira. Acredita-se que, dos 1,7 mil medicamentos vendidos no Brasil, somente cerca de 300 são de origem nacional.[6] Os principais motivos dessa discrepância, os desafios e as estratégias a serem adotadas serão discutidos mais adiante.

Carvalho e colaboradores[7] verificaram que, no Brasil, havia (com ligeiro acréscimo atualmente) 332 fitoterápicos simples e 27 fitoterápicos combinados, totalizando 359 produtos medicinais à base de plantas licenciados no país. Destes, 214 podem ser comercializados sem prescrição médica, enquanto 145 exigem prescrição médica, e somente 1 requer a retenção da prescrição. É importante mencionar que os fitoterápicos tradicionais não foram considerados. Existiam 101 espécies vegetais licenciadas para uso em fitoterápicos no país, sendo 39 nativas, adaptadas ou cultivadas.

Um dos estudos mais recentes[8] demonstrou que a recente pandemia da covid-19, causada pelo coronavírus SARS-CoV-2, elevou sobremaneira a preocupação da população com a sua imunidade, e a fez buscar alternativas visando evitar os danos causados pela doença e sua letalidade. Os autores evidenciaram que, dos cerca de 150 indivíduos entrevistados, 90,1% e 50,3% afirmaram consumir plantas medicinais e fitoterápicos, respectivamente. Verificaram, também, que houve um aumento no consumo – 27% para plantas medicinais e 21,9% para fitoterápicos durante a pandemia. Inúmeras espécies medicinais foram elencadas, as mais citadas foram hortelã, camomila, gengibre, canela, alho e alecrim, e muitas das plantas listadas estão disponíveis na Relação Nacional de Plantas Medicinais de Interesse ao SUS (Renisus). Acerca dos fitoterápicos citados, a preferência era por diferentes preparações, incluindo xaropes, óleos, extratos, cremes, tinturas e cápsulas.

Conforme Carvalho e colaboradores,[7] 77 laboratórios farmacêuticos tinham licenciado produtos à base de plantas, mas um número não tão significativo dessas empresas domina o mercado. Os laboratórios estão localizados em 11 estados brasileiros, e São Paulo, que lidera o *ranking* de empresas farmacêuticas, tem quase a metade deles. Rio de Janeiro, Goiás e Rio Grande do Sul apresentavam de 5 a 10 empresas.

De acordo com a Revista da Farmácia,[9] o Laboratório Botânico Herbarium, localizado no município de Colombo, no Paraná, lidera a venda de medicamentos fitoterápicos no país. Com 37 anos de existência, a empresa possui amplo portfólio de produtos fitoterápicos e é reconhecida por seu pioneirismo e sua excelência em desenvolvimento de medicamentos fitoterápicos, respeito ao meio ambiente e por seus processos inovadores que cooperam para a saúde e o bem-estar da sociedade. Recentemente, dois novos medicamentos fitoterápicos foram por ela introduzidos no mercado, Hipersinus® e Rinospray® baby, indicados para o tratamento de congestão nasal causada por sinusite, rinite, entre outras enfermidades, com a previsão de lançamento de outros produtos em 2023.

A Abifisa[4] publicou recentemente a lista dos medicamentos fitoterápicos mais vendidos no Brasil, com distintas finalidades terapêuticas, em termos de valores, conforme indicado abaixo:

- *Hedera helix* L.
- *Passiflora incarnata* L.
- *Pelargonium sidoides* DC.
- *Cassia fistula* L. + *Senna alexandrina* Mill.
- *Ginkgo biloba* L.
- *Crataegus rhipidophylla* Gand. + *Passiflora incarnata* L. + *Salix alba* Linné
- *Silybum marianum* (L.) Gaertn.
- *Cassia angustifolia* Vahl. + *Cassia fistula* L. + *Coriandrum sativum* L. + *Tamarindus indica* L.
- *Plantago ovata* Forssk.
- *Harpagophytum procumbens* DC. ex Meissn.

Um estudo realizado por Esteves e colaboradores[10] abordou os fitoterápicos mais usados no país, no período de 2014 a 2018, com base na literatura, verificando que os mais empregados pela população são o guaco (*Mikania glomerata* Spreng.), medicamentos à base de *Passiflora incarnata* L., chá verde e fitoterápicos à base de *Curcuma longa* L.

De acordo com Oliveira,[11] do portal Senado Notícias, a busca por remédios naturais no sistema público de saúde do Brasil tem demonstrado um crescimento expressivo, possivelmente devido à política de produção de fitoterápicos tradicionais, além do já mencionado costume da população em lançar mão de produtos de origem natural para o combate e a profilaxia das mais variadas doenças que afligem a humanidade.

É importante salientar que a Organização Mundial da Saúde (OMS) estimula fortemente a utilização de plantas medicinais e suas preparações (fitoterápicos) para o tratamento de várias enfermidades, incluindo feridas, constipação, dispepsia, artrite, hiperlipidemia, infecções do trato respiratório, afecções do trato gastrintestinal etc.[12,13]

Em publicação recente no *site* Fitobula, Soares[14] conclui que

> *os fitoterápicos apresentam crescente valor de mercado e expansão no consumo, mas o Brasil ainda possui poucos produtos licenciados e apresentou tendência de redução para novos licenciamentos, apesar dos incentivos de mercado, aceitação do consumidor e da megadiversidade vegetal.*

O MERCADO DE PLANTAS MEDICINAIS E FITOTERÁPICOS NO MUNDO

O mercado internacional de fitoterápicos cresce a uma taxa relativamente muito alta, de 10 a 20% ao ano, movimentando quantias impressionantes, muito acima do que é verificado no Brasil.[7]

Segundo dados disponibilizados pela empresa Future Market Insights (FMI), o mercado de produtos fitoterápicos faturou um total de US$ 171,62 bilhões em 2021.[15]

Conforme o Departamento de Inteligência de Mercados (DIM)[16] do Peru, está prevista uma taxa de crescimento de cerca de 7,72% ao ano, considerando os anos de 2019 a 2024, para o mercado global de produtos terapêuticos à base de plantas, sendo que a Europa representava 38% desse mercado em 2018. A expectativa de crescimento na Ásia é um pouco maior – 9,29% – para esse mesmo período. Ainda, a tendência do mercado mundial para os próximos anos é o impulsionamento das vendas dos medicamentos naturais que ajudam a controlar os níveis de colesterol e a regular o sistema digestivo e que reduzem o estresse.

Os dados mais recentes disponibilizados pelo Guia da Farmácia[17] sobre o *ranking* da IQVIA (anteriormente conhecida como Quintiles and IMS Health, Inc.), que é a líder global no uso de informação, tecnologia, análises avançadas e *expertise* humana para ajudar seus clientes a impulsionar a área da saúde, indicam os 10 medicamentos fitoterápicos mais vendidos em farmácias em termos de unidade:

- *Hedera helix* L.
- *Passiflora incarnata* L.
- *Mikania glomerata* Spreng.
- *Aconitum napellus* L. + *Carapichea ipecacuanha* (Brot.) L.Andersson + *Mikania glomerata* Spreng. + *Myroxylon balsamum* Harms + *Nasturtium officinale* R.Br.
- *Ginkgo biloba* L.
- *Valeriana officinalis* L.
- *Operculina alata* (Ham.) Urb.
- *Cassia fistula* L. + *Senna alexandrina* Mill.
- *Crataegus rhipidophylla* Gand. + *Passiflora incarnata* L. + *Salix alba* Linné.
- *Aesculus hippocastanum* L.

Alguns deles, como *Hedera helix* L., *Passiflora incarnata* L., *Cassia fistula* L. + *Senna alexandrina* Mill. e *Ginkgo biloba* L. estão incluídos na lista dos medicamentos fitoterápicos mais vendidos no Brasil.

DESAFIOS E PERSPECTIVAS PARA O AUMENTO DO CONSUMO DE PRODUTOS NATURAIS COM FINALIDADE TERAPÊUTICA

Mesmo que, no Brasil, o mercado de fitoterápicos esteja usufruindo de mais adeptos e de uma maior visibilidade nos últimos anos, sobretudo durante e depois da pandemia de covid-19 (considerando ainda outros vírus e doenças que têm gerado a necessidade de mais cuidado e prevenção por parte da população), ainda está muito aquém de outros países, especialmente se levarmos em consideração a imensa, rica e variada biodiversidade que o país possui. Nesse contexto, estão listadas a seguir algumas estratégias importantes para mudar o panorama, que se apresenta instigante e desafiador.

- Difundir cada vez mais as propriedades medicinais dos produtos à base de plantas por meio de ações específicas junto à população.
- Incentivar maior engajamento de médicos e prescritores.
- Inserir a disciplina de fitoterapia em cursos da área da saúde, como medicina, enfermagem, odontologia etc.
- Aumentar a visibilidade desses medicamentos nas redes de farmácias, estabelecendo setores de exposição com atendentes capacitados que possam explicar os benefícios desses medicamentos.
- Criar políticas governamentais de apoio à interação entre universidade e empresa, visando à pesquisa e ao desenvolvimento de novos fitoterápicos a partir da biodiversidade brasileira.
- Estimular e agilizar o processo de inovação e lançamento de novos e eficazes produtos fitoterápicos.

- Aumentar as licitações públicas com a inserção mais forte das Secretarias Municipais de Saúde incluindo os medicamentos fitoterápicos.
- Estabelecer estratégias para minimizar a dependência da importação de insumos estrangeiros, que encarece sobremaneira o produto final.

Cechinel Filho e Cechinel-Zanchett[3] descreveram as principais vantagens do investimento na busca de novos e eficazes agentes medicinais fitoterápicos que poderiam servir como inspiração e estímulo no avanço de tal área no Brasil:

- Existência de imensa flora, correspondendo a cerca de 1/3 da flora mundial.
- Diversidade de estruturas moleculares produzidas pelas plantas: diferentes classes de substâncias produzidas, incluindo flavonoides, alcaloides, terpenos.
- Baixos efeitos tóxicos ou colaterais: geralmente são destituídos de reações adversas ao organismo humano, em que pese o cuidado que se deve ter com as plantas tóxicas.
- Uso crescente de fitoterápicos no sistema público de saúde.
- Interações sinérgicas entre os componentes químicos do fitoterápico, atuando por diferentes mecanismos de ação.
- Crença, da população e da classe médica, no potencial terapêutico dos fitoterápicos: alguns cursos de medicina, por exemplo, têm implementado a disciplina de Fitoterapia, ocasionando maior adesão da classe médica à receita de medicamento.
- Possibilidade de cultivo em alta escala de material vegetal para uso como insumo na produção de fitoterápicos: o país possui áreas com climas propícios para o cultivo de plantas.
- Imensa quantidade de cientistas brasileiros atuando no país, muitos com parcerias internacionais.
- Investimento muito menor em relação à produção de medicamentos alopáticos:

acredita-se que seja de 10 a 100 vezes menor, dependendo do caso e da finalidade.

- Para a padronização de fitoterápicos, requer-se somente uma substância marcadora, não necessariamente o principal princípio ativo.
- Homologação da Lei da Biodiversidade (Lei nº 13.123), sancionada em 20 de maio de 2015, com a intenção de evitar a burocracia, combater a biopirataria e garantir a repartição de benefícios obtidos a partir do uso da biodiversidade de forma justa e equitativa.

CONSIDERAÇÕES FINAIS

O Brasil é um país privilegiado, pois possui uma mega biodiversidade, com um riquíssimo arsenal de novas moléculas à disposição para o prosseguimento e o avanço da pesquisa e do desenvolvimento de novos agentes de origem natural. No entanto, a realidade é bem distinta, com uma baixa produção de medicamentos fitoterápicos, em comparação a alguns países europeus como a Alemanha e a França, que não apresentam nem a metade do território e da biodiversidade do Brasil. Tal situação é motivo de questionamento, considerando que o uso desses medicamentos tem aumentado, mas não há muita inovação em relação a eles, pois muito se copia ou se importa de países que, com certeza, apresentam menor densidade de biodiversidade. Na visão do autor, e de muitos cientistas que trabalham nessa área, existem vários impasses que dificultam os tão necessários avanços, como aqueles relacionados à legislação, por exemplo, mesmo com as evoluções, que precisariam ser revistas, com maior envolvimento da comunidade científica. Outro ponto importante consiste na necessidade de maior interação entre governo, universidade e empresa, induzida para a pesquisa e o desenvolvimento de medicamentos inovadores a partir da biodiversidade. Algumas iniciativas foram colocadas em prática, porém sem continuidade para que fosse atingida a meta final, ou seja, ter medicamentos genuinamente brasileiros seguros e eficazes para atender à população, especialmente a custos menores e com ação em doenças estratégicas para a saúde humana. Conforme já explicitado no Capítulo 6, a velocidade de geração de produção científica e de formação de recursos humanos pela comunidade científica (universidades, centros de pesquisa) não é acompanhada pelo desenvolvimento de produtos, indicando que novas estratégias precisam ser implementadas para um melhor aproveitamento da biodiversidade e para o combate a tantas doenças, muitas ainda sem cura ou sem profilaxia adequada. O caso específico do medicamento fitoterápico Acheflan® (ver Capítulo 6), que, na época de seu lançamento, ajudou a estimular a área e culminou em importantes investimentos, precisa ser usado sempre como exemplo de sucesso para que se descubra algum outro produto inovador que sirva de gatilho e inspiração para elevar o país em sua posição merecida, de destaque, na produção e comercialização de medicamentos de origem natural.

REFERÊNCIAS

1. Klein T, Longhini R, Bruschi ML, Mello JCP. Fitoterápicos: um mercado promissor. Rev Ciênc Farm Basica Apl. 2009;30(3):241-8.
2. Cechinel Filho V. Medicamentos de origem vegetal: atualidades, desafios e perspectivas. Itajaí: Univali; 2017.
3. Cechinel Filho V, Cechinel-Zanchett CC. Fitoterapia avançada: uma abordagem química, biológica e nutricional. Porto Alegre: Artmed; 2020.
4. Associação Brasileira das Empresas do Setor Fitoterápico, Suplemento Alimentar e de Promoção da Saúde. Fitoterápicos mais vendidos no Brasil em valor [Internet]. Curitiba: Abifisa; 2023 [capturado em 20 jun. 2023]. Disponível em: https://abifisa.org.br/fitoterapicos- -mais-vendidos-no-brasil-em-valor/.

5. Guia da Farmácia. Espaço para crescer [Internet]. São Paulo: Guia da Farmácia; 2022 [capturado em 30 jun. 2023]. Disponível em: https://guiadafarmacia.com.br/especial/espaco-para-crescer/.

6. 2A+Farma. Com a maior biodiversidade do mundo, apenas 1,5% dos medicamentos brasileiros são fitoterápicos [Internet]. São Paulo: 2A+Farma; 2023 [capturado em 06 jul. 2023]. Disponível em: https://www.doisamaisfarma.com.br/noticias/com-a-maior-biodiversidade-do-mundo-apenas-15-dos-medicamentos-brasileiros-sao-fitoter.

7. Carvalho ACB, Lana TN, Perfeito JPS, Silveira D. The Brazilian market of herbal medicinal products and the impacts of the new legislation on traditional medicines. J Ethnopharmacol. 2018;212:29-35.

8. Braga JCB, Silva LR. Consumo de plantas medicinais e fitoterápicos no Brasil: perfil de consumidores e sua relação com a pandemia de COVID-19. Braz J Health Rev. 2021;4(1):3831-9.

9. Revista da Farmácia. Herbarium completa 37 anos e é líder nas vendas de fitoterápicos no Brasil [Internet]. Rio de Janeiro: Revista da Farmácia; 2022 [capturado em 30 jun. 2023]. Disponível em: https://revistadafarmacia.com.br/industria/herbarium-completa-37-anose-e-lider-nas-vendas-de-fitoterapicos-no-brasil/.

10. Esteves CO, Rodrigues RM, Martins ALD, Vieira RA, Barbosa JL, Vilela JBF. Medicamentos fitoterápicos: prevalência, vantagens e desvantagens de uso na prática clínica e perfil e avaliação dos usuários. Rev Med. 2020;99(5):463-72.

11. Oliveira G. Tratamento com fitoterápicos aumenta na rede pública de saúde [Internet]. Brasília: Senado Federal; 2018 [capturado em 30 jun. 2023]. Disponível em: https://www12.senado.leg. br/noticias/especiais/especial-cidadania/tratamento-com-fitoterapicos-aumenta-na-rede-publica-de-saude.

12. Lombardo M. Fitoterápicos na atenção básica de problemas gastrintestinais. Rev Ciênc Saúde. 2021;6(1):34-47.

13. Ferreira EE, Carvalho ES, Sant'Anna CC. A importância do uso de fitoterápicos como prática alternativa ou complementar na atenção básica: revisão da literatura. Res Soc Dev. 2022;11(1):e44611124643.

14. Soares J. O mercado brasileiro de fitoterápicos [Internet]. São Paulo: Fitobula; 2022 [capturado em 30 jun. 2023]. Disponível em: www.fitobula.com/post/o-mercado-brasileiro-de-fitoterápicos.

15. Spalletta BM, Corazza RI. A regulação do setor de fitoterápicos: estratégias metodológicas e temas críticos para um estudo comparativo entre Brasil e Alemanha [Internet]. In: XXX Congresso de Iniciação Científica Unicamp, Campinas, SP, 2022 [capturado em 07 jul. 2023]. p. 1-5. Disponível em: https://www.prp.unicamp.br/inscricao-congresso/resumos/2022P20387A533O2954.pdf.

16. Departamento de Inteligencia de Mercados. Mercado de productos a base de hierbas em Europa [Internet]. Lima: DIM; 2019 [capturado em 20 jun. 2023]. Disponível em: https://boletines.exportemos.pe/recursos/boletin/635393276radCA639.pdf.

17. Guia da Farmácia. Exclusive: os 10 medicamentos fitoterápicos mais vendidos em unidades [Internet]. São Paulo: Guia da Farmácia; 2023 [capturado em 30 jun. 2023]. Disponível em: https://guiadafarmacia.com.br/exclusivo-os-10-medicamentos-fitoterapicos--mais-vendidos-em-unidades/.

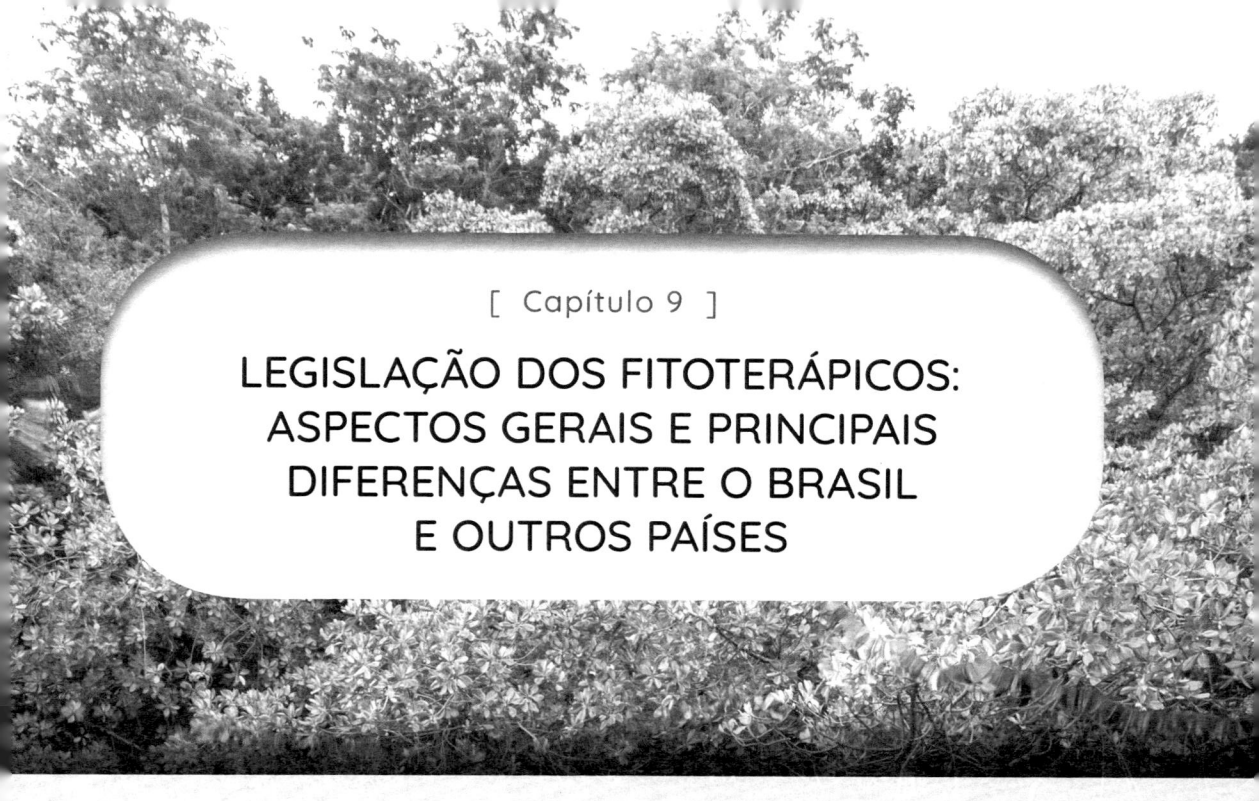

[Capítulo 9]

LEGISLAÇÃO DOS FITOTERÁPICOS: ASPECTOS GERAIS E PRINCIPAIS DIFERENÇAS ENTRE O BRASIL E OUTROS PAÍSES

Resumo

Este capítulo aborda relevantes tópicos sobre a legislação brasileira a respeito dos medicamentos fitoterápicos, os quais são regulados pela Agência Nacional de Vigilância Sanitária (Anvisa). Enfoca, ainda, de maneira resumida, mas elucidativa, alguns aspectos relacionados à regulação de medicamentos fitoterápicos nos membros do Mercosul, na Europa, nos Estados Unidos e em outros países, incluindo a Austrália, o Canadá, a China, o Japão e a Nova Zelândia, indicando algumas peculiaridades. Também aborda a legislação de casos específicos no Brasil, como a dos fitoterápicos à base de *Cannabis sativa* L. e canabidiol.

A Anvisa é o órgão brasileiro que tem o papel de regulamentar todos os medicamentos do país, incluindo os fitoterápicos, fitofármacos e alopáticos. O órgão acompanha, ainda, a comercialização desses medicamentos, podendo retirá-los do mercado, caso entenda que seu uso possa prejudicar os usuários.

É importante destacar que a Anvisa trabalha em sintonia com os órgãos de vigilância sanitária municipais, estaduais e distritais, e tais órgãos são responsáveis pela fiscalização de farmácias e indústrias que produzem os medicamentos, focando na proteção e na promoção da saúde da sociedade.

Entre as várias ações da Anvisa, salienta-se a orientação sobre o uso correto de fitoterápicos, por meio da publicação de guias, cartilhas e orientações em geral, como a mais recente publicação, indicada na Figura 9.1, disponível no site da Anvisa.[1]

Anteriormente, outros materiais de suporte foram publicados pela Anvisa, na linha de orientações gerais sobre o uso de fitoterápicos, destacando-se o Memento Fitoterápico da Farmacopeia Brasileira e o Formulário de Fitoterápicos da Farmacopeia Brasileira (disponíveis no *site* da Anvisa), conforme ilustrados nas Figuras 9.2 e 9.3.

A seguir, serão descritos alguns aspectos gerais relacionados à legislação de medicamentos fitoterápicos nos membros do Mercosul, na Europa, nos Estados Unidos e em outros países, como a Austrália, o Canadá, a China, o Japão e a Nova Zelândia, a título de ilustração.

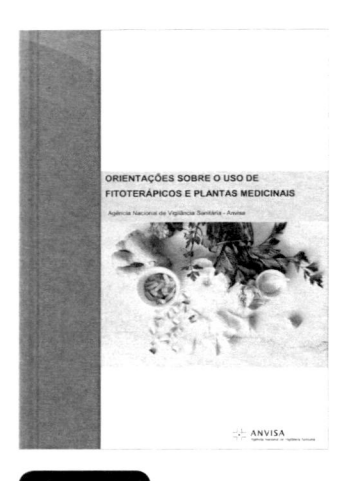

Figura 9.1

CARTILHA CONTENDO ORIENTAÇÕES SOBRE O USO DE FITOTERÁPICOS E PLANTAS MEDICINAIS, PRODUZIDA PELA ANVISA, EM 2022, ELABORADA POR ANA CECÍLIA BEZERRA CARVALHO, FLORA DE AQUINO CARDOSO E INGRID ESTEFANIA MANCIA GUTIERREZ.

Fonte: Agência Nacional de Vigilância Sanitária.[1]

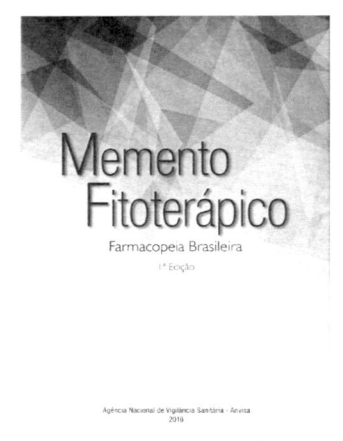

Figura 9.2

MEMENTO FITOTERÁPICO DA FARMACOPEIA BRASILEIRA (2016).

Fonte: Brasil.[2]

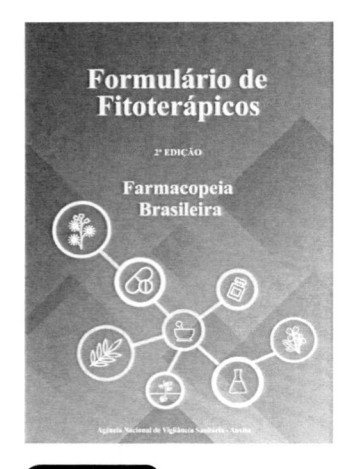

Figura 9.3

FORMULÁRIO DE FITOTERÁPICOS DA FARMACOPEIA BRASILEIRA (2021).

Fonte: Agência Nacional de Vigilância Sanitária.[3]

ASPECTOS GERAIS

BRASIL

Inicialmente, faz-se necessário definir, de acordo com a Anvisa, os fitoterápicos, que são medicamentos produzidos com plantas medicinais. Portanto, os fitoterápicos são comercializados ou distribuídos sob diferentes formulações farmacêuticas, como cápsulas, comprimidos, pomadas ou xaropes, constituídas por uma planta (ou mais de uma) ou pelos seus derivados e outras substâncias, as quais possuem diferentes funções, incluindo a melhoria do seu sabor ou da sua aparência. As formas farmacêuticas dos fitoterápicos podem conter a planta seca (que é conhecida como "droga vegetal", embora o termo "droga" muitas seja questionado pelos próprios cientistas da área ou pela sociedade) ou os produtos obtidos dela (conhecidos como "derivados vegetais"). A droga vegetal pode ser a planta inteira, parte dela ou a planta triturada ou pulverizada, e tais componentes levam à preparação dos derivados, incluindo o extrato (que pode gerar frações), o óleo ou a cera. Segundo a Anvisa, "o extrato se refere às substâncias extraídas da planta por meio de líquidos apropriados, como água e álcool, o qual pode ser seco ou ainda manter parte desses líquidos, como na tintura".[1]

Conforme a legislação da Anvisa, a adição de algumas substâncias aos fitoterápicos é proibida, incluindo:

- Uma ou mais substâncias previamente isolada(s) da planta.
- Uma ou mais substâncias de origem sintética.
- Substâncias ou partes de animais.
- Citaminas.
- Minerais.
- Proteínas.
- Aminoácidos.

Vários e importantes requisitos relacionados à qualidade, segurança e eficácia devem ser levados em consideração na preparação dos fitoterápicos, visando à preservação dos efeitos medicinais desejados. Alguns cuidados especiais devem ser considerados, como a correta identificação da planta, a dose adequada e a ausência de contaminantes (p. ex., areia, microrganismos, metais pesados, agrotóxicos etc.) que possam estar presentes durante o processo de coleta ou do processamento da planta medicinal. A indicação de fitoterápicos aos pacientes não é responsabilidade da Anvisa, e deve ser sempre orientada por profissionais que tenham familiaridade com a fitoterapia e que possuam autorização para a indicação, a qual é fornecida pelo conselho de cada profissão, como o Conselho Federal de Medicina ou o Conselho Federal de Farmácia (ou, ainda, o Conselho Federal de Nutrição). É importante ressaltar que aqueles fitoterápicos indicados para doenças de alta gravidade ou que necessitem de acompanhamento médico só podem ser prescritos por profissionais médicos.

A cartilha da Anvisa[1] é muito didática e detalhada, e sugere-se, portanto, a leitura dela para mais subsídios. Outro ponto de destaque consiste nos produtos que não são medicamentos fitoterápicos, mas muitas vezes são confundidos pela população. Entre esses produtos, estão incluídos as essências florais e aromatizantes de ambientes, os suplementos alimentares, própolis, fitofármacos, chás alimentícios prontos para consumo, produtos da medicina tradicional chinesa, cosméticos, plantas associadas a outras substâncias etc.

Muitos ainda confundem a própria fitoterapia com outras formas de tratamento, como a aromaterapia e a homeopatia, que apresentam outras características e formas de ação e são consideradas Práticas Integrativas Complementares (PICs).

Outro ponto importante que merece atenção diz respeito ao medicamento fitoterápico e ao produto tradicional fitoterápico, os quais apresentam diferenças relevantes, especialmente em relação à parte regulatória de autorização. Enquanto o medicamento fitoterápico deve seguir as normas da Anvisa (já descritas neste livro), o produto fitoterápico tradicional é autorizado a partir de dados concretos que demonstrem a utilização exitosa (eficácia) pela população por, no mínimo, 30 anos, sem dados que possam comprometer a segurança do usuário. Além disso, os produtos fitoterápicos tradicionais só devem ser indicados para o tratamento de doenças consideradas não graves ou que não precisem de monitoramento médico, bem como não podem ser de uso oftalmológico ou injetável e não podem conter outras substâncias (principalmente tóxicas) em sua formulação. Considerando que os produtos fitoterápicos tradicionais só podem ser utilizados para doenças de baixa gravidade, a Anvisa permitiu a sua regulação por meio de notificação, agilizando, portanto, a autorização. Em toda embalagem de fitoterápico deve ser demonstrado, em destaque, em qual categoria o produto é classificado.

Para saber se o medicamento fitoterápico está autorizado pela Anvisa, pode-se verificar, na sua embalagem, seu número de registro obrigatório, iniciando sempre com o número 1, contendo 13 dígitos, como, por exemplo, Reg. MS: 1.XXXX.XXXX-XXXX. Se o registro iniciar por outro número, significa que o produto está classificado em outras classes, não a de medicamentos, em sintonia com a legislação atual brasileira. Já o medicamento "notificado" apresentará em sua embalagem uma frase que indica que este foi notificado, de acordo com o seguinte modelo: "PRODUTO NOTIFICADO NA ANVISA nos termos da RDC nº 26/2014" (resolução vigente que trata da notificação de fitoterápicos).

No entanto, é preciso destacar que, mesmo que um produto fitoterápico possua as informações no formato correto em sua embalagem, ele pode ter sido falsificado; assim, sugere-se a verificação da regularidade dos produtos na página eletrônica da Anvisa.*

---

* Conferir o site: https://www.gov.br/anvisa/ptbr/sistemas/consulta-a-registro-de-medicamentos.

MERCOSUL

Cechinel-Zanchett[4] avaliou os dados documentais disponíveis relacionados aos medicamentos fitoterápicos nos países do Mercosul, incluindo as principais plantas comercializadas e os sistemas biológicos com maior prevalência, controle sanitário, dados de mercado e aspectos importantes relacionados às legislações. Os resultados demonstram que o Brasil apresentou a maior quantidade de regulamentações sobre o controle sanitário e o de qualidade de medicamentos fitoterápicos.

Os estudos evidenciaram a escassez de estudos e legislações principalmente no Paraguai, no Uruguai e na Venezuela. No Uruguai, os medicamentos fitoterápicos são enquadrados como medicamentos em geral; na Venezuela, como produtos naturais. A falta de resoluções específicas dos países, com exceção do Brasil e da Argentina, para nortear as etapas de produção e controle de medicamentos fitoterápicos dificulta o processo de descobertas de novos agentes bioativos naturais que possam ser utilizados para a produção de medicamentos fitoterápicos.[4]

Nesse contexto, iremos focar a questão legal somente da Argentina, que classifica os medicamentos fitoterápicos como aqueles que exclusivamente contêm como ingredientes ativos as matérias-primas vegetais e/ou as misturas destas, e que são caracterizados pela reprodutibilidade e consistência de sua qualidade, eficácia e segurança, validados por antecedentes etnofarmacológicos de utilização, documentos científicos seguros ou ensaios clínicos de fase III. Os medicamentos fitoterápicos necessitam de inscrição junto ao Registro de Especialidades Medicinais (REM), na definição de medicamento herbal ou medicamento herbal em uso tradicional. Autoriza-se a venda de plantas medicinais em *herboristerias* (ervanaria), porém as misturas são controladas pela Lei 16.463/64. Em 1993, o Ministério da Saúde regulamentou a obrigatoriedade do registro de plantas medicinais e dos laboratórios por meio dos Decretos 1890/92, 150/92 e 177/93, que dispõem sobre registro, elaboração, fracionamento, prescrição, comercialização, exportação e importação de medicamentos.[4]

Os requisitos técnicos para o registro dos medicamentos fitoterápicos – os quais somente podem ser administrados por via oral ou tópica – são definidos pela Disposição da Administración Nacional de Medicamentos, Alimentos y Tecnología Médica (ANMAT nº 2673/99). Existe, ainda, uma lista de drogas vegetais incluídas no registro de medicamentos fitoterápicos tradicionais. A Disposição 1788/00 estabelece uma lista com 112 espécies que não podem ser utilizadas para o preparo de fitoterápicos em razão da sua toxicidade em humanos.[4]

EUROPA

A legislação sobre fitoterápicos ou produtos à base de plantas começou a avançar na Europa a partir da metade do século XX, por meio de documentos legais que estabeleceram condições para garantir qualidade, eficácia e segurança a esses medicamentos. Já que havia diferenças culturais em relação ao uso de plantas medicinais nos países membros da União Europeia, distintas abordagens foram determinadas visando padronizar e facilitar o acesso ao mercado de medicamentos de origem natural, especialmente aqueles oriundos de plantas. Foi criado, em 2004, um comitê específico denominado Comitê em Produtos Medicinais de Plantas, vinculado à Agência Europeia de Medicina, que tem definido as atividades legais, destacando o desenvolvimento das monografias elaboradas na União Europeia, contendo informações padronizadas em relação à segurança e à eficácia das plantas e às preparações a partir delas. As referidas monografias são baseadas na análise de dados públicos e não confidenciais de conhecimento das autoridades. Essa iniciativa foi muito importante para oferecer evidências sobre o potencial terapêutico das plantas e suas preparações, sendo uma contribuição relevante à garantia da melhor saúde pública para a população dos países europeus.[5]

O cientista Dr. Werner Knöss, membro do Instituto para Dispositivos Médicos e de Medicamentos de Bonn, na Alemanha, publicou um objetivo e elucidativo material bibliográfico[6] intitulado Ambiente Regulatório Atual de Produtos Medicinais de Plantas na União Europeia, o qual destaca as principais características e os avanços na questão legal europeia, incluindo os procedimentos para estabelecer as já referidas monografias e a relação das plantas já descritas. Esse material permite, inclusive, que os pacientes tenham acesso às informações para o tratamento com essas plantas antes mesmo que esteja disponível no mercado. Mais detalhes poderão ser obtidos na literatura indicada; porém, a seguir, estão listadas as principais informações relacionadas às monografias que subsidiam as autoridades competentes para avaliação.

- Composição qualitativa e quantitativa.
- Forma farmacêutica.
- Particularidades clínicas:
  - Indicações terapêuticas.
  - Posologia e método de administração.
  - Contraindicações.
  - Efeitos tóxicos e precauções para uso.
  - Interações.
  - Gravidez, lactação e fertilidade.
  - Efeitos na habilidade de dirigir.
  - Efeitos indesejáveis ou colaterais.
  - *Overdose*.
- Propriedades farmacológicas:
  - Propriedades farmacodinâmicas.
  - Propriedades farmacocinéticas.
  - Dados pré-clínicos de segurança.
- Particularidades farmacêuticas.

A designação "medicinas herbáceas" é a preferida da União Europeia para definir os produtos medicinais obtidos a partir de plantas, ao contrário de outros países, como Brasil, Canadá e Estados Unidos, que utilizam as denominações "produtos fitoterápicos", "produtos naturais para a saúde" e "produtos botânicos", respectivamente.

ESTADOS UNIDOS

O processo regulatório nos Estados Unidos é atribuição da agência Food and Drug Administration (FDA), que regula, além dos medicamentos oriundos de plantas e das demais fontes, os suplementos dietéticos. A FDA regula os medicamentos que contêm ingredientes botânicos de diferentes formas, ou seja, produtos que voltados a diagnósticos, cura, mitigação, tratamento ou prevenção de doenças. Produtos nessa categoria devem seguir o processo de aprovação de pré-mercado apropriado.[7] Podemos indicar como exemplo dois medicamentos de origem botânica (termo preferido nos Estados Unidos) aprovados pela FDA, mas também comercializados em outros países: o Veregen® (pomada), usado para tratamento tópico de verrugas dos órgãos genitais, e o Mytesi® (proantocianidina oligomérica), usado para combater os sintomas de diarreia não infecciosa em pacientes com vírus da imunodeficiência humana (HIV, do inglês *human immunodeficiency virus*)/síndrome da imunodeficiência adquirida (Aids, do inglês *acquired immunodeficiency syndrome*) em terapia antirretroviral (Figura 9.4).[8]

OUTROS PAÍSES

O panorama regulatório de outros países, como Austrália, Canadá, China, Japão e Nova Zelândia, apresenta algumas similaridades e particularidades, conforme demonstrado por Thakkar e colaboradores,[8] em relação aos Estados Unidos. Em geral, esses países classificam seus produtos naturais em duas categorias: suplemento e medicação. Dependendo da jurisdição e do material utilizado, um mesmo produto pode ser classificado em ambas as categorias. No entanto, entre uma e outra ca-

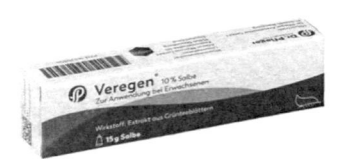

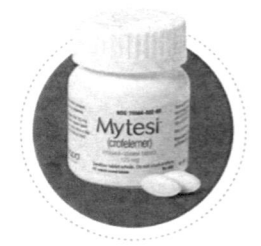

Figura 9.4

EXEMPLOS DE MEDICAMENTOS À BASE DE PLANTAS APROVADOS PELA FDA NOS ESTADOS UNIDOS E COMERCIALIZADOS TAMBÉM EM OUTROS PAÍSES.

Fonte: Divulgação.

tegoria, existem diferenças regulatórias atreladas às diferentes jurisdições, porém o foco é sempre na segurança do consumidor.

Os extratos de chá verde e a vitamina E consistem em bons exemplos que podem ilustrar as aplicações regulatórias para os produtos naturais. O chá verde é obtido a partir das folhas de *Camellia sinensis* (L.) Kuntze e é consumido há séculos nos países asiáticos como bebida. Dependendo da forma de produção, a composição química do chá verde pode mudar bastante. A vitamina E consiste em uma designação comum que abrange antioxidantes naturais, lipossolúveis, geralmente à base de tocoferóis e/ou tocotrienóis, que auxiliam na prevenção de danos causados pelos radicais livres. A Tabela 9.1 mostra como esses produtos naturais são classificados nos diferentes países.

Conforme pode ser observado, o chá verde é classificado como medicação na Austrália e no Canadá, enquanto é classificado como suplemento na China, no Japão, na Nova Zelândia e na União Europeia. Já nos Estados Unidos, apresenta ambas as classificações.

Tabela 9.1

EXEMPLOS DE CLASSIFICAÇÃO REGULATÓRIA DO CHÁ VERDE
E DA VITAMINA E EM DIFERENTES PAÍSES

País	Extrato de chá verde	Vitamina E
Austrália	Classificado como medicação	Classificada como suplemento
Canadá	Classificado como medicação	Classificada como medicação
China	Classificado como suplemento (alimento funcional)	Classificada como suplemento (alimento funcional)
Estados Unidos	Classificado como suplemento (dietético)	Classificada como suplemento (dietético)
	Classificado como medicação (Veregen®, pomada contendo chá verde)	
Japão	Classificado como suplemento (alimento funcional)	Classificada como suplemento (alimento funcional)
Nova Zelândia	Classificado como suplemento (dietético)	Classificada como suplemento (dietético)
União Europeia	Classificado como suplemento (alimentar)	Classificada como suplemento (alimentar)

A vitamina E é classificada como medicação somente no Canadá e, nos demais países, é considerada suplemento (alimentar ou dietético), e sua posologia varia significativamente – de 15 mg/dia a 1.000 mg/dia.

LEGISLAÇÃO DE FITOTERÁPICOS NO BRASIL: CASOS ESPECÍFICOS

CANNABIS SATIVA L. E CANABIDIOL

O uso da maconha (*C. sativa* L.) com finalidade terapêutica vem sendo discutido em muitos países nos últimos anos, conforme já mencionado em capítulos prévios deste livro. No Brasil, esse tema tem emergido com muita força, sendo amplamente discutido em congressos e eventos do gênero, na academia e nos meios políticos etc. Visando viabilizar à população brasileira produtos seguros e de qualidade à base de substâncias derivadas de *C. sativa* L. É importante apontar que esses produtos não se enquadram em nenhuma das categorias previstas na Lei nº 6.360/1976; assim, a Anvisa publicou, em dezembro de 2019, a Resolução de Diretoria Colegiada (RDC) nº 327, de 9 de dezembro de 2019, que dispõe sobre os procedimentos para a concessão da Autorização Sanitária (AS) para a fabricação e a importação, bem como estabelece requisitos para a comercialização, a prescrição, a dispensação, o monitoramento e a fiscalização de produtos de *C. sativa* L. para fins medicinais, e dá outras providências. Para a mencionada autorização, a Anvisa buscou subsídios na literatura e nas experiências de outros países, como Alemanha, Canadá, Estados Unidos, Israel e Portugal.[9]

Após a publicação dessa Resolução, a Anvisa foi bastante questionada, abrindo ao público um documento com Perguntas & Respostas, disponível no *site* da agência.[9]

Em 2022, conforme previamente mencionado, a Anvisa autorizou a importação e a comercialização de mais três produtos à base de canabidiol, composto isolado de *C. sativa* L., em farmácias e drogarias no Brasil (totalizando cerca de 14 produtos aprovados): o Canabidiol Belcher, 150 mg/mL; o Canabidiol Aura Pharma, 50 mg/mL; e o Canabidiol Greencare, 23,75 mg/mL. Os dois primeiros são fabricados na Suíça, e o último, na Colômbia. Esses produtos podem ser usados no tratamento de várias doenças neurológicas, incluindo doença de Alzheimer, doença de Parkinson, epilepsia e autismo. Mesmo com o elevado preço de venda, em função de serem importados, estão sendo bem comercializados no país. Recentemente, no entanto, o Brasil iniciou a produção de um medicamento à base de canabidiol por meio do Laboratório Ease Labs Pharma, de Belo Horizonte, Minas Gerais, comercializado somente com prescrição médica em soluções líquidas de 100 mg/mL.

Ultimamente, a mídia brasileira[12] noticiou que cientistas da Universidade Federal do Rio de Janeiro (UFRJ) evidenciaram a perspectiva de isolamento do canabidiol puro sem a interferência da substância tóxica presente na *C. sativa* L., denominada **tetra-hidroca-nabinol (THC)**, a partir de flores e frutas de uma planta brasileira, a *Trema micrantha (L.) blume* (Figura 9.5).

CONSIDERAÇÕES FINAIS

Os produtos naturais, especialmente as plantas, consistem em fontes inesgotáveis de moléculas com potencial terapêutico e imprescindíveis para a saúde humana e animal. Além de serem usadas na forma de extratos, frações ou como moléculas puras (fitofármacos), as plantas são bases para a síntese, em laboratórios, de inúmeros medicamentos usados mundialmente. A fitoterapia, usada corretamente, é muito útil para o bem-estar da sociedade, mas o consumidor deve estar sempre atento para que o produto utilizado tenha sido produzido de acordo com as normas preconizadas pelos órgãos reguladores e que tenha sido autorizado por tais órgãos (no caso do Brasil, pela Anvisa).

Infelizmente, ainda são muito comuns os casos de comercialização de fitoterápicos falsificados, muitas vezes adulterados com substâncias sintéticas proibidas e/ou tóxicas, microrganismos etc., prometendo curas milagrosas, ocasionando, com frequência, problemas de saúde sérios e danosos à população, internações hospitalares e óbitos. Por

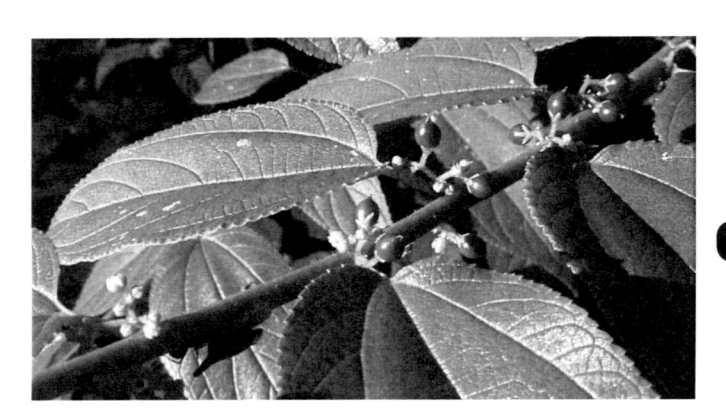

Figura 9.5

PARTES AÉREAS DE *TREMA MICRANTHA (L.)* BLUME, NOVA POSSÍVEL FONTE DE CANABIDIOL.

Fonte: Popovkin.[13]

isso, é muito importante que sejam usados somente medicamentos fitoterápicos (assim como outros tipos de medicamentos) regularizados, pois oferecem qualidade, eficácia e segurança ao consumidor.

Sempre que houver dúvidas ou reações adversas após o uso de medicamento fitoterápico, deve-se consultar os profissionais da área da saúde. Uma atenção especial deve ser dada a pacientes gestantes, mulheres em processo de amamentação, crianças e idosos. Deve-se, ainda, em casos de dúvida, buscar subsídios científicos na literatura especializada ou no *site* da Anvisa, que dispõe de relevantes documentos relacionados ao uso seguro de medicamentos de qualquer natureza.

Além do Brasil, que possui sua legislação bem definida, outros países também estão nessa mesma linha, enquanto outros, especialmente aqueles membros do Mercosul, precisam avançar significativamente, como é o caso do Uruguai, do Paraguai e da Venezuela.

Em que pese alguns países estarem mais avançados que outros, existe um imenso desafio no sentido de estabelecer um guia padrão, com normas de fabricação de medicamentos comuns e questões regulatórias padronizadas para a maioria dos países, visando maior segurança para a humanidade. Portanto, é cada vez mais necessária, neste ambiente de globalização, uma maior interação entre os países, envolvendo as indústrias farmacêuticas, os órgãos regulatórios governamentais e a comunidade científica.

REFERÊNCIAS

1. Agência Nacional de Vigilância Sanitária. Orientações sobre o uso de fitoterápicos e plantas medicinais [Internet]. Brasília: Anvisa; 2022 [capturado em 20 jun. 2023]. Disponível em: https://www.gov.br/anvisa/pt-br/centraisdeconteudo/publicacoes/medicamentos/publicacoes-sobre-medicamentos/orientacoes-sobre-o-uso-de-fitoterapicos-e-plantas-medicinais.pdf.

2. Brasil. Ministério da Saúde. Memento fitoterápico da farmacopeia brasileira [Internet]. Brasília: MS; 2022 [capturado em 05 jul. 2023]. Disponível em: https://www.gov.br/saude/pt-br/composicao/sectics/daf/pnpmf/publicacoes/memento-fitoterapico-da-farmacopeia-brasileira/view.

3. Agência Nacional de Vigilância Sanitária. Formulário de fitoterápicos: farmacopeia brasileira [Internet]. 2. ed. Brasília: Anvisa; 2021 [capturado em 05 jul. 2023]. Disponível em: https://www.gov.br/anvisa/pt-br/assuntos/farmacopeia/formulario-fitoterapico/2023-fffb2-1-er-2-atual-final-versao-com-capa-em-word-25-abr-2023.pdf

4. Cechinel-Zanchett C. Legislação e controle de qualidade de medicamentos fitoterápicos nos países do Mercosul. Infarma. 2016;28(3):123-39.

5. Cherobin F, Buffon MM, Carvalho DS, Rattman YD. Plantas medicinais e políticas públicas de saúde: novos olhares sobre antigas práticas. Rev Saúde Col. 2022;32(3):1-17.

6. Knöss W. Current regulatory environment of herbal medicinal products in the European Union. In: Cechinel Filho V, editor. Natural products as source of molecules with therapeutic potential. Switzerland: Springer; 2018. p. 365-89.

7. U.S. Food and Drug Administration. Dietary supplements: new dietary ingredient notification and related issues. Guidance for industry. Rockville: FDA; 2016.

8. Thakkar S, Anklam E, Xu A, Ulberth F, Li J, Li B, et al. Regulatory landscape of dietary supplements and herbal medicines from a global perspective. Regul Toxicol Pharmacol. 2020;114:104647.

9. Agência Nacional de Vigilância Sanitária. Perguntas e respostas: autorização sanitária de produtos de Cannabis [Internet]. Brasília: Anvisa; 2020. [capturado em 20 jun. 2023]. Disponível: https://www.gov.br/anvisa/pt-br/setorregulado/regularizacao/medicamentos/fitoterapicos-dinamizados-e-especificos/informes/fitoterapicos/perguntas-e-respostas-produtos-de-cannabis-1a-edicao.pdf.

10. Brasil. Lei nº 6.360, de 23 de setembro de 1976. Dispõe sobre a Vigilância Sanitária a que ficam sujeitos os Medicamentos, as Drogas, os Insumos Farmacêuticos e Correlatos, Cosméticos, Saneantes e Outros Produtos, e dá outras Providências. Brasília: Presidência da República; 1976.

11. Brasil. Ministério da Saúde. Resolução da Diretoria Colegiada - RDC Nº 327, de 9 de dezembro de 2019. Dispõe sobre os procedimentos para a con-

cessão da Autorização Sanitária para a fabricação e a importação, bem como estabelece requisitos para a comercialização, prescrição, a dispensação, o monitoramento e a fiscalização de produtos de Cannabis para fins medicinais, e dá outras providências. Brasília: MS; 2019.

12. Sanz R. Trema micrantha Blume: a planta nativa brasileira que carrega substância medicinal da maconha [Internet]. Revista Forum; 2023 [capturado em 20 jun. 2023]. Disponível em: https://revistaforum.com.br/blogs/outra-vibe/2023/6/13/trema-micrantha-blume-planta-nativa-brasileira-que-carrega-substncia-medicinal-da-maconha-137602.html.

13. Popovkin A. Trema micrantha [Internet]. Wikimedia [capturado em 05 jul. 2023]. Disponível em: https://upload.wikimedia.org/wikipedia/commons/c/c6/Trema_micrantha_%28L.%29_Blume_-_Flickr_-_Alex_Popovkin%2C_Bahia%2C_Brazil_%281%29.jpg.

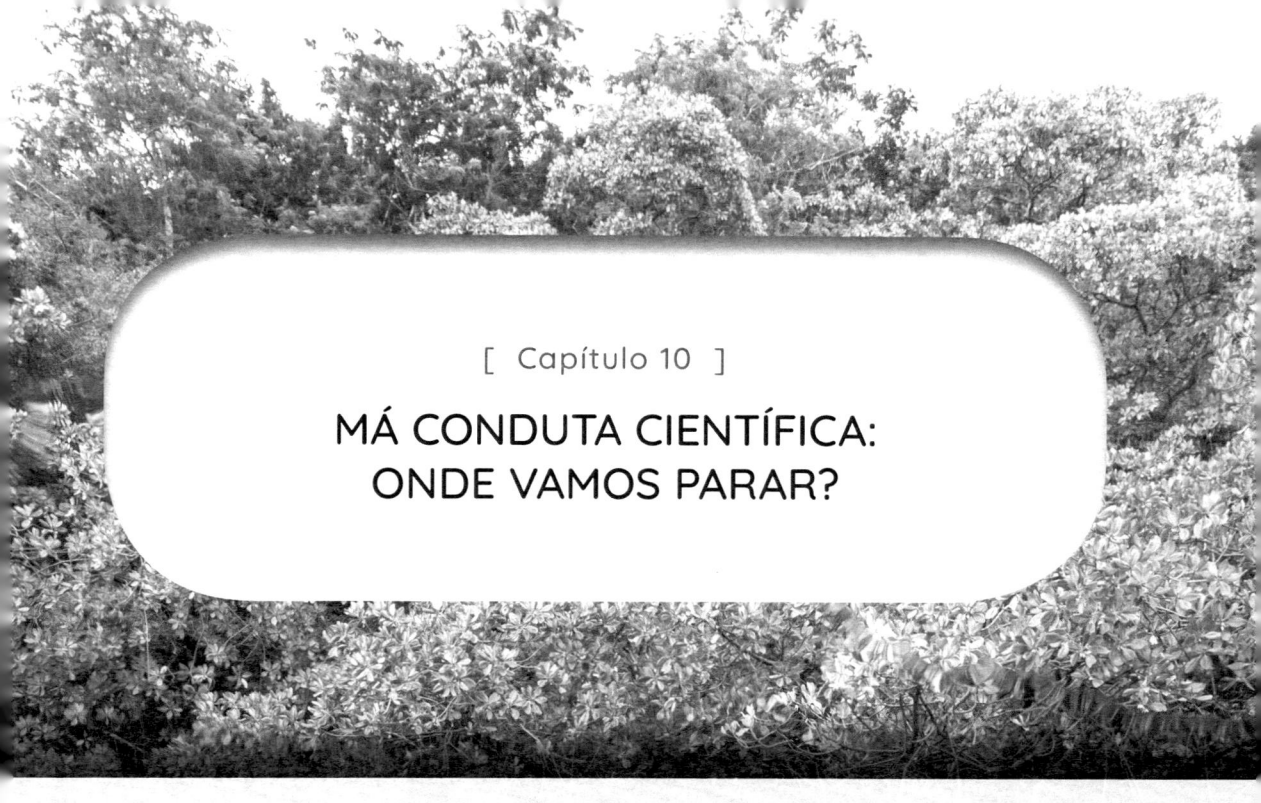

[Capítulo 10]

MÁ CONDUTA CIENTÍFICA: ONDE VAMOS PARAR?

Resumo

Este capítulo enfatiza relevantes aspectos éticos relacionados à má conduta científica, particularmente aqueles acerca da produção científica. Serão abordados temas como *rankings*, fator de impacto, sistema brasileiro de avaliação de periódicos Qualis Capes, tipos de má conduta, com marcantes exemplos históricos e atuais, além de aspectos relacionados à legislação vigente. Ainda, serão analisados alguns importantes pontos relacionados à área de produtos naturais bioativos, como a qualidade dos periódicos científicos.

Antes de adentrarmos especificamente no conteúdo ora proposto, trataremos sobre alguns termos conceitualmente, como aqueles relacionados à ética e à má conduta científica. Nesse contexto, iniciamos com o significado da palavra ética, relacionada à ciência do *ethos*, que indica um "conjunto de hábitos ou costumes fundamentais" de determinadas sociedades. A palavra *ethos* deu origem aos termos latinos *mos* e *moris*, que, traduzidos à língua portuguesa, significam moral.[1]

Pode-se definir pesquisa científica de várias formas, mas, como principal base, ela é considerada "um conjunto de procedimentos racionais e sistemáticos, na busca de respostas aos problemas que precisam ser resolvidos". Portanto, a ética é fundamental na pesquisa científica e em seus desdobramentos, como a produção científica, para garantir a veracidade dos resultados obtidos e difundidos.

A produção científica pode ser concebida sob diferentes aspectos, práticos e teóricos, mas, na sua essência, consiste naquilo "que se produz por meio da ciência ou pesquisa científica", com foco na sua geração e difusão. Academicamente, a produção científica está mais atrelada à produção bibliográfica, que representa a contribuição da comunidade científica na geração e na difusão do conhecimento. Nesse contexto, podemos classificá-la, de forma sucinta, em:

- Textos definitivos – livros, capítulos de livros e artigos publicados em periódicos científicos.
- Textos não publicados (também classificados como produção técnica) – dissertações, teses, relatórios de pesquisa (concluída ou em andamento), patentes, ensaios não publicados etc.
- Textos provisórios – trabalhos publicados em anais de encontros científicos.

Podemos, ainda, remeter a produção científica a alguns outros conceitos, não menos importantes, incluindo:

- Forma de estarmos presentes no cotidiano científico.
- Base para o desenvolvimento da sociedade.
- Elemento que contribui para a melhoria da qualidade de vida.
- Mecanismo de inserção científica, atual e futuramente.

Segundo o conceito de Dorsa,[2] que resume o que foi previamente exposto e a importância da produção científica para a sociedade, civil e acadêmica, a produção científica

> *é, no âmbito brasileiro e internacional, a forma mais eficaz de transmissão de conhecimentos, descobertas e teorias, com o objetivo de garantir o desenvolvimento de uma região/país, quebrar paradigmas e melhorar a qualidade de vida.*

É importante ressaltar que toda produção científica pressupõe utilização, pelo(s) autor(es), de procedimentos adequados científica e metodologicamente, cujos resultados são fidedignamente relatados/publicados. No entanto, infelizmente, ações antiéticas ou negligentes (ou má conduta científica) são muito comuns em todo o mundo, e a literatura está saturada de artigos contendo dados fabricados ou inventados, intencionalmente, comprometendo a veracidade das informações apresentadas.

EXEMPLOS HISTÓRICOS E RECENTES DE MÁ CONDUTA

Há muito tempo o homem utiliza procedimentos antiéticos para se promover, seja no campo pessoal ou no profissional, e inúmeros exemplos podem ser encontrados nos mais diversos veículos de comunicação. Selecionamos alguns casos emblemáticos que ilustram a capacidade humana de escolher o caminho mais inadequado para suas conquistas.

A Sereia de Fiji

Trata-se de um caso emblemático de fraude ocasionado, no século XIX, por um suposto pesquisador inglês denominado Dr. J. Griffin, pertencente a um Liceu Britânico de História Natural. Ele anunciou, em Nova York, a descoberta e captura de uma sereia (Figura 10.1) próximo ao arquipélago Fiji, na Oceania, mostrando o corpo dela para várias pessoas, causando um imenso furor e muitas expectativas. Foi estimulado e convencido a expor sua descoberta na Broadway, levando multidões a pagarem ingresso para ver a suposta sereia. Porém, em pouco tempo, descobriu-se que se tratava de uma farsa. A sereia foi "produzida" com um esqueleto de um macaco – torso e crânio – costurado ao corpo de um peixe, coberto com papel machê, dando ao material a aparência de uma sereia. Após, constatou-se que o suposto Dr. J. Griffin se chamava Levi Lyman, um conhecido vigarista.

O Gigante de Cardiff

Outro exemplo marcante de fraude foi a descoberta do suposto gigante de Cardiff (Figura 10.2). Mesmo logo desmascarada pela ciência, essa história permaneceu durante muito tempo como verdade para muitas pessoas. O fato ocorreu em outubro de 1869, quando um fazendeiro habitante da região de Cardiff, no estado de Nova York, Estados Unidos, anunciou a descoberta, em suas terras, de um fóssil de um homem de aproximadamente três metros de altura, um verdadeiro gigante. Diante dessa ocorrência, inúmeros religiosos acreditavam se tratar da prova prática da existência de gigantes, conforme apregoava a narrativa bíblica sobre Davi e Golias. No entanto, logo foi constatado pelos cientistas que, na realidade, o suposto gigante era uma peça esculpida em gesso que havia sido enterrada alguns anos antes. Mesmo assim, muitas pessoas viajavam e pagavam ingresso para ver o que acreditavam ser uma prova dos relatos bíblicos.

Sítio arqueológico japonês de 600 mil anos

Esse fato aconteceu há pouco mais de 20 anos no Japão. Um renomado pesquisador da área de arqueologia, Dr. Shinichi Fujimura, diretor do Instituto Paleolítico Tohoku, no Japão, e responsável por quase 200 grandes descobertas no currículo, admitiu publicamente ter enterrado vários objetos de pedra em um sítio arqueológico localizado a cerca de 300 km de Tóquio. Ele organizou um grandioso evento com a presença de órgãos de imprensa para anunciar e demonstrar sua mais relevante descoberta, celebrando a conquista, ou seja, a revelação do mais antigo tesouro japo-

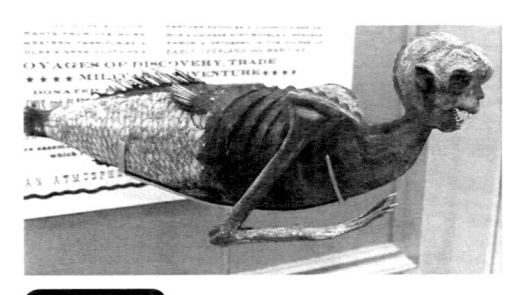

Figura 10.1
SEREIA DE FIJI.
Fonte: Como um capitão...[3]

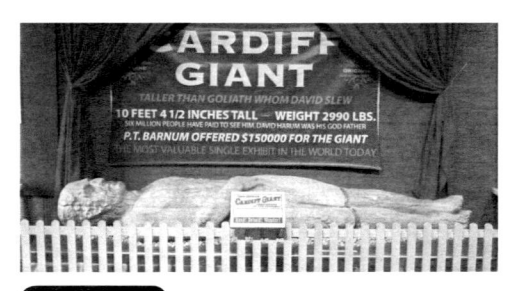

Figura 10.2
GIGANTE DE CARDIFF.
Fonte: Farmers' Museum.[4]

nês, com data de pelo menos 600 mil anos. Desmascarado, pois já havia suspeitas sobre seu desempenho científico, admitiu a fraude, colocando em descrédito toda a sua renomada carreira profissional. A propósito, a área de arqueologia é um solo fértil para fraudes e equívocos, estando a literatura repleta de exemplos dessas naturezas.

O caso da clonagem de células-tronco

Um dos artigos científicos mais impactantes e revolucionários publicados em 2005, realizado na Universidade de Seul, na Coréia do Sul, indicava que nove das 11 linhagens de células-tronco embrionárias humanas haviam sido criadas por clonagem. Tratava-se de uma das mais promissoras descobertas da medicina do século XXI. No entanto, ficou comprovado, após denúncias, que o estudo era fraudado, o que chocou a comunidade científica mundial. Um dos principais cientistas envolvidos na publicação, Woo-Suk Hwang, confessou a farsa, decepcionando pesquisadores e a sociedade, que estavam muito otimistas com a perspectiva para a produção de órgãos sob medida para transplante, sem riscos de rejeição, já que estes possuiriam o mesmo DNA do indivíduo doente.

Medicamentos falsificados

Há muito tempo, o Brasil e outros países vêm acompanhando uma preocupante situação na área da saúde: a falsificação de remédios, muitos deles essenciais para a recuperação da saúde humana. Dados da Organização Mundial da Saúde (OMS) indicavam que, em 2015, cerca de 20% dos medicamentos comercializados no Brasil eram ilegais ou falsificados, uma vez que o país está na rota da falsificação, trazendo consequências e prejuízos ao Estado Brasileiro e à saúde pública.[5] Tais medicamentos são geralmente advindos de países como Paraguai, China e Índia. Ainda assim, é um comércio que vem crescendo gradualmente, e cerca de 700 mil pessoas já foram a óbito pelo uso desses medicamentos falsificados, o que configura, portanto, um crime hediondo, podendo levar os responsáveis à prisão. Acredita-se que mais de 500 medicamentos falsificados circulem no mundo, gerando cifras inimagináveis (entre US$ 100 e 200 bilhões anualmente) aos criminosos.

Outras situações

Conforme já mencionado, há inúmeros exemplos negativos de má conduta, incluindo pessoas (cientistas ou não) consideradas idôneas, até mesmo sumidades em suas áreas de atuação. Entretanto, vamos nos ater a duas situações, a título de ilustração, que demonstram como o ser humano usa de artifícios para ludibriar a si mesmo e a sociedade, a fim de obter vantagens.

Nesse contexto, vamos relatar um caso inusitado ocorrido em 2019 e que foi amplamente noticiado pela mídia. O funcionário Lucas Soares Fontes, na época, com 24 anos, foi exonerado do Instituto Nacional de Seguro Social (INSS) de Minas Gerais após denúncia, comprovada, de que havia ocupado uma vaga destinada a cotista negro e que burlou todas as normas referentes, tingindo seu corpo com tinta escura e usando lentes de contato de cor castanha para esconder seus olhos claros.

Outro exemplo emblemático que impactou a sociedade científica brasileira ocorreu em 2019. Trata-se da revelação do caso de Joana D'Arc Félix de Souza. Sua história, que inicialmente era considerada exemplo de perseverança e de emocionantes conquistas, apresentou muitas dúvidas e poucas certezas sobre a veracidade das informações prestadas pela própria Joana, que difundiu a imagem de menina pobre excluída que, a partir de seu esforço, conseguiu "vencer na vida" e com maestria, tendo aprendido a ler aos 4 anos de idade, passado no vestibular e ingressado na

Universidade Estadual de Campinas (Unicamp) aos14 anos, encarado o racismo no Brasil e nos Estados Unidos, conquistado o título de pós-doutorado na Universidade de Harvard e retornado ao Brasil para se dedicar à educação de adolescentes em situação de vulnerabilidade social. Descobriu-se, depois, que a maioria das etapas de sua trajetória de sucesso não passava de exageros ao extremo e falácias. Joana não possui título da Universidade de Harvard, não ingressou na Unicamp aos 14 anos, nem conta com a quantidade de patentes que dizia ter registrado. Ela mesmo admitiu à Revista Veja (15 de maio de 2019) os excessos, colocando em xeque todo o legado que diz ter deixado, tirando jovens das ruas e transformando suas vidas. Mais detalhes sobre essa manobra podem ser verificados nas várias matérias exploradas pela mídia.[6]

TIPOS DE MÁ CONDUTA CIENTÍFICA

Além de incontáveis editoras e/ou periódicos científicos praticarem atos de deslizes ou desvios éticos, a mídia tem noticiado impactantes casos de professores e pesquisadores, muitos deles cientificamente renomados, que são acusados de plágio, autoplágio ou adulteração, entre outras atitudes consideradas má conduta científica. Lamentavelmente, inúmeros autores de livros, dissertações, teses de doutorado etc. são acusados de má conduta, manchando, além da própria imagem, a da instituição empregadora, conforme alguns exemplos comentados mais adiante. Algumas das principais ações consideradas má conduta científica estão indicadas a seguir.

Plágio

Certamente um dos mais expressivos e utilizados métodos de má conduta científica, basicamente definido como a cópia fiel de textos de terceiros, ou de parte deles, com omissão da fonte e consequente indução do leitor ao engano. O plágio é considerado crime de violação de direito autoral, conforme veremos mais adiante em detalhes.

Autoplágio

Trata-se de uma prática antiética de publicação do mesmo artigo ou de parte do artigo em diferentes meios de divulgação. Essa prática consiste em um dos principais motivos para o evidenciado aumento do número de artigos científicos retirados de publicação dos periódicos científicos.

Adulteração

Consiste na invenção, na manipulação ou na falsificação de dados para atingir um resultado almejado e que valorize o trabalho que está sendo produzido. Trata-se de prática muito comum no meio científico, conforme veremos no decorrer deste capítulo.

"Produção-salame"

Muito criticada pela comunidade científica, trata-se de uma estratégia comumente utilizada para aumentar o número de publicações, dividindo um trabalho de maior densidade científica em vários outros menores, os quais resultam em irrisórios impactos e relevância científica.

Clube da coautoria

Estratégia condenável, usada por muitos autores, que visa ao aumento da produção científica por meio de uma espécie de "toma lá dá cá", ou seja, inserindo como coautor(es) pessoa(s) que não participou(aram) do trabalho, esperando o mesmo retorno.

Máfia da citação

Muitas editoras e/ou periódicos têm utilizado essa prática, direcionando, forçando e, muitas vezes, obrigando os autores a citarem seus artigos para ocasionar o aumento do fator de impacto. Geralmente, ocorrem ações isoladas dos editores indicando a citação de seus próprios artigos com o intuito de aumentar seus índices de citação e, consequentemente, seu renome científico.

Roubo de ideias

Inacreditavelmente, trata-se de uma prática mundialmente utilizada, sobretudo na academia, por meio da qual ocorre a apropriação de ideias ou propostas de colaboradores ou colegas em publicações ainda não concretizadas. Por mais incrível que possa parecer, essa prática também é muitas vezes usada por avaliadores *Ad-Hoc** ou consultores de projetos de pesquisa ou de manuscritos submetidos para publicação.

ASPECTOS E EXEMPLOS DE MÁ CONDUTA CIENTÍFICA

A produção científica do Brasil tem crescido significativamente nos últimos anos, passando de 2.215 publicações (artigos científicos publicados em periódicos indexados junto ao serviço de publicação acadêmica Institute for Scientific Information [ISI]) em 1982 para aproximadamente 50.000 publicações em 2014, e é responsável por aproximadamente 60% da produção científica da América Latina e por cerca de 3% da produção científica mundial, ocupando a 13ª posição no *ranking* mundial e ultrapassando vários países desenvolvidos e considerados avançados em termos de ciência, como a Suíça, a Suécia e a Holanda.[7]

O papel do governo brasileiro tem sido primordial para essa conquista, mesmo com o decréscimo de investimentos em ciência, tecnologia e inovação nos últimos anos, talvez compensado com o aporte de um maior volume de recursos dos estados brasileiros para a área. Por exemplo, o estado de Santa Catarina, que, por meio da Fundação de Amparo à Pesquisa e Inovação do Estado de Santa Catarina (Fapesc), tem investido mais nos últimos quatro anos do que nos 10 anos anteriores. No entanto, cabe ressaltar que políticas governamentais pretéritas, como o aumento da oferta de programas de pós-graduação *Stricto sensu* (mestrado e doutorado) e a maior disponibilidade de recursos, estes oriundos especialmente da Coordenação de Aperfeiçoamento de Pessoal de Nível Superior (Capes), do Conselho Nacional de Desenvolvimento Científico e Tecnológico (CNPq) e da Financiadora de Estudos e Projetos (Finep), dos governos estaduais por meio de suas Fundações de Amparo à Pesquisa (FAPs), além de por meio de um maior engajamento e inserção das próprias instituições e do setor produtivo, têm contribuído ao longo do tempo para consolidar a produção científica nacional no âmbito quantitativo.

Um exemplo exitoso da importância das FAPs para os avanços da ciência, tecnologia e inovação no país consiste no estado de São Paulo, onde a Fapesp tem um papel fomentador reconhecido. O referido estado possui as melhores universidades em termos de infraestrutura e capital social (humano), detendo a maior produção científica de qualidade (aproximadamente metade dos artigos científicos publicados em periódicos internacionais).

Por outro lado, é importante ressaltar que o Brasil vem perdendo posições no *ranking* em

---

* *Ad-hoc* é uma expressão latina que significa, literalmente, "para esta finalidade". No caso de avaliadores *ad hoc*, são revisores externos que realizam uma avaliação científica de projetos.

relação ao número de citações de artigos científicos, item atrelado aos parâmetros de qualidade. Por exemplo, no ano de 2011, o país saiu da 31ª para 40ª colocação no *ranking* de citações. Surpreendentemente, em vez de avançarmos, retrocedemos significativamente nos últimos anos, conforme demonstrado na literatura. Um dos fatores relacionados a essa diminuição é a "produção-salame", previamente mencionada, que gera publicações de artigos com menor relevância científica. Outro fator contribuinte é a barreira linguística, levando os pesquisadores a publicarem seus artigos em revistas nacionais, com menor visibilidade e, consequentemente, com menor número de citações. Em direção similar, Oliveira Jr.[8] abordou os principais desafios e oportunidades para a pesquisa científica no Brasil, descrevendo a evolução da ciência brasileira, suas limitações, seus incentivos e ações para melhoria da qualidade e do impacto, concluindo que as principais causas do baixo impacto são:

- Variabilidade na infraestrutura e qualidade de instituições de pesquisa no país.
- Efeitos oriundos da educação básica precária.
- A barreira da linguagem.

Almeida e Guimarães[9] demonstraram que a densa produção científica nacional era gerada por quase 30 mil grupos de pesquisa, compostos por cerca de 130 mil pesquisadores oriundos de 452 instituições de ensino e pesquisa.

É importante destacar que, se o país se destaca notavelmente pela óptica da produção científica, pela óptica da inovação ainda precisa avançar e tem muitos desafios pela frente. Na década passada, o Brasil usufruiu seus melhores momentos nessa área, subindo, em 2011, 21 posições no Índice Global de Inovação (GII, do inglês Global Innovation Index) (mensurado principalmente pelo número de produção de patentes), chegando à 47ª colocação (era o 60º colocado em 2010),

ao passo que os dados de setembro de 2022 indicam a 54ª posição do Brasil no GII.[10]

Entre os principais fatores que podem explicar a oscilação e a relativamente baixa quantidade de patentes produzidas está a ainda incipiente inserção de cientistas (mestres e doutores) nas indústrias, os quais estão mais atuantes na academia, onde há muitas barreiras a serem superadas para a transformação do conhecimento produzido em produtos inovadores. Os países como a Suíça e os Estados Unidos, que estão no topo do GII e onde a maior parte dos cientistas está inserida na indústria, geram patentes e produtos inovadores.

A pressão pelo aumento da produção científica feita pelos pesquisadores, em busca da notoriedade e da própria satisfação pessoal, além da alta competição entre os pares por recursos públicos ou privados, tem estimulado muitos deles a escolherem caminhos inadequados, protagonizando ações de má conduta científica altamente condenável e muitas vezes impactante, levando, quando suas ações são descobertas e comprovadas, a perdas de cargos, de carreiras e outros tipos de punição. Até consagrados cientistas, premiados com o Prêmio Nobel, infelizmente têm trilhado os caminhos obscuros da má conduta científica.[11]

Também há um crescimento substancial do número de editoras e periódicos que trilham caminhos inadequados para sua consolidação, geralmente com foco econômico-financeiro. A veloz proliferação de novos periódicos, a maioria denominada predatórios, conhecidos como aqueles com insuficiente qualidade dos artigos publicados, é algo inimaginável. Tais periódicos não passam por criteriosa análise, não têm fator de impacto (medido pelo *Journal Citation Reports* [JCR], que complementa o ISI), cobram pela publicação (desde valores módicos a valores exorbitantes), e apresentam padrão de qualidade questionável, incluindo erros e equívocos tanto de mérito quanto de forma, de ortografia e de gramática.

Considerando que o fator de impacto é ainda um dos principais parâmetros para aferir a qualidade de um periódico científico, algumas editoras não medem esforços para aumentarem seus índices, mesmo que tenham que aderir à má conduta, o que de fato ocorre de várias maneiras, tanto por meio dos editores científicos quanto por meio de seus administradores. O referido fator de impacto foi proposto em 1995 por Eugene Garfield,[12] considerando o número de citações recebidas pelos artigos publicados no periódico nos dois anos anteriores à avaliação, dividido pelo número de artigos publicados no período. A Tabela 10.1 ilustra uma situação fictícia: um periódico que, em 2020, teve 200 artigos com 142 artigos citados e, em 2021, 220 artigos com 174 artigos citados, sendo seu fator de impacto de 0,752.

A Coordenação de Aperfeiçoamento de Pessoal de Nível Superior (Capes) utiliza, como um dos critérios de avaliação anual e quadrienal dos Programas *Stricto sensu* (mestrados e doutorados), o Qualis Capes, instrumento que avalia a produção intelectual dos professores, alunos e egressos dos programas a serem avaliados e que atualmente classifica os periódicos com base nos respectivos fatores de impacto, mas também considerando as bases de dados Scopus (CiteScore e percentis) e Google Scholar (índices h: h5 ou h10).

Os periódicos são classificados em nove estratos: A1, A2, A3, A4, B1, B2, B3, B4 e C, sendo A1 a maior classificação e C a menor classificação, que considera geralmente periódicos lançados e/ou sem fator de impacto relevante (peso zero na avaliação). A classificação dos periódicos agora é única e é atribuída pela área na qual o periódico possui maior uso (a classificação atual considerou os registros na plataforma Sucupira de 2013 até 2019). Recentemente, foi publicada pela Capes toda a documentação com o histórico da construção do modelo do Qualis e o detalhamento da metodologia adotada, objetivando elucidar, à comunidade acadêmica, os procedimentos usados na elaboração da classificação dos periódicos usada na avaliação do Quadriênio 2017 a 2020 (detalhes podem ser obtidos no site da Capes).[13]

A Tabela 10.2 mostra a classificação de algumas revistas científicas selecionadas nas áreas de química, farmácia e farmacologia, compreendendo produtos naturais bioativos e relacionados, cujos parâmetros foram utilizados para a avaliação quadrienal (Capes) dos programas de pós-graduação *Stricto sensu* de 2017 a 2020. A Tabela 10.3 apresenta algumas das principais revistas brasileiras na área de produtos naturais bioativos.

Visando aumentar o fator de impacto dos periódicos científicos, alguns autores têm utilizado práticas perversas e antiéticas como estratégias para atingir suas metas, incluindo o uso inadequado de autocitações. Além de praticarem essa estratégia diretamente, algumas editoras criam periódicos secundários com o propósito de citação de artigos do periódico principal, desta forma aumentando o fator de impacto. O uso de *stacking*, manobra que, na prática, consiste em uma citação cruzada (p. ex., um periódico A cita o periódico B e vice-versa, aumentando o número de citações de ambos), é também bastante comum no meio editorial. Mesmo com as punições estabelecidas pelo JCR-ISI da Thomson Reuters, como a suspensão do sistema e da divulgação junto à comunidade científica,

Tabela 10.1

EXEMPLO DO CÁLCULO DO FATOR DE IMPACTO PARA O ANO DE 2022 DE UM PERIÓDICO FICTÍCIO

Ano	Número de artigos citados	Artigos publicados
2020	142	200
2021	174	220
TOTAL	316	420

Fator de impacto (2022) =
$(142 + 174) \div (200 + 220) = 0,752.$

Tabela 10.2

QUALIS CAPES E FATOR DE IMPACTO (2020) DE ALGUMAS REVISTAS CIENTÍFICAS
SELECIONADAS NA ÁREA (OU RELACIONADAS À ÁREA) DE PRODUTOS NATURAIS BIOATIVOS

Título do periódico (abreviado)	Qualis Capes	Fator de impacto (2020)
J. Ethnopharmacol	A1	4,300
Planta Med.	A1	3,356
Phytother. Res.	A1	5,882
Biomed. Pharmacother.	A2	6,530
Inflammopharmacol.	A2	4,473
Behav. Pharmacol.	A3	2,293
J. Pharm. Pharmacol.	A3	3,765
Birth Defect Res.	A4	2,344
Chem. Biodiv.	A4	2,408
Quim. Nova	A4	0,961
Z. Naturforsch. C	B1	1,649
Nat. Prod. Comm.	B2	0,986
Fitos	C	NP

NP = Não possui fator de impacto registrado junto ao JCR.
Fonte: Brasil.[14]

Tabela 10.3

ALGUMAS REVISTAS CIENTÍFICAS BRASILEIRAS SELECIONADAS NA ÁREA
(OU RELACIONADA À ÁREA) DE PRODUTOS NATURAIS BIOATIVOS

Título do periódico (abreviado)	ISSN	Fator de impacto (2020)
An. Acad. Bras. Ciênc.	1678-2690	1,753
Braz. J. Chem. Soc.	1678-4790	2,135
Fitos	1808-9569	NP
Mem. Inst. Oswaldo Cruz	1678-8060	2,409
Quim. Nova	1678-7064	0,691
Rev. Bras. Ciênc. Farm.	1809-4562	NP
Rev. Bras. Farm.	2176-0665	NP
Rev. Bras. Farmacog.	0102-695X	2,010
Rev. Bras. Plant. Med.	1983-084X	NP
Rev. Eletr. Farm.	1808-0804	NP

NP = Não possui fator de impacto registrado junto ao JCR.
Fonte: Brasil.[14]

as práticas de má conduta continuam sendo correntes e até aperfeiçoadas.

Cabe também ressaltar que algumas editoras, conhecidas como predatórias, devido ao escopo puramente mercantilista e sem critérios científicos definidos, criam periódicos parecidos com alguns renomados já existentes, com o único intuito de enganar os autores. Muitas ainda utilizam outros tipos de fatores de impacto, não os oficiais estabelecidos pelo JCR, conforme já mencionado, como o *Scientific Journal Impact Factor* (SJIF), que são geralmente expressivos, objetivando os autores a pensarem que estão considerando o fator de impacto oficial.

Alguns periódicos têm alertado sobre essa situação, preocupados com a exacerbada e crescente quantidade de periódicos predatórios, conforme ilustrado pelo editorial da revista brasileira Infarma,[15] onde os editores são atentos aos cuidados e às complicações na divulgação dos resultados científicos. Para se ter noção da magnitude dessa estratégia, em 2011, cerca de 20 editoras eram consideradas predatórias; porém, em 2016, eram 1.100 editoras. Em relação aos periódicos predatórios, em 2013, eram 126; em 2016, eram praticamente 1.300.[15,16] A empresa norte-americana Cabell International indicou a existência de 15.059 periódicos predatórios em 2021.

Em 2013, o norte-americano John Bohannon,[17] inconformado com tais estratégias antiéticas, preparou uma armadilha para comprovar, na prática, o *modus operandi* de alguns periódicos. Ele organizou um manuscrito completamente aleatório, sem sentido algum, usando o nome fictício de Ocorrafoo Cobange, vinculado a um instituto de pesquisa também inexistente, denominado Wassee Institute of Medicine, com sede em Asmara. Ele o submeteu para 304 revistas científicas, resultando em 157 retornos positivos, e seu manuscrito foi aceito para publicação.

Outro exemplo nessa direção, visando comprovar a ausência de critérios das editoras predatórias, impactou a comunidade científica. Usando como título *"Dra. Fraude"*

se candidata para vaga de editoria, uma fictícia cientista (Anna Olga Szust), com currículo inexpressivo, submeteu uma mensagem por *e-mail* para 360 periódicos científicos de acesso aberto, se colocando à disposição para exercer o papel de editora. Surpreendentemente, 48 deles a aceitaram como editora, e quatro ainda ofereceram a ela o conceituado papel de editora-chefe, enquanto os periódicos sérios, indexados ao JCR, sequer responderam ao seu e-mail.[18]

Considerando as flagrantes detecções de artigos fraudulentos, alguns periódicos, ao detectarem o uso de resultados não confiáveis ou de plágio e autoplágio, estão adotando a prática da retratação (despublicação) independente da data de publicação, muitas vezes retroagindo vários anos. As Figuras 10.3 e 10.4 ilustram alguns exemplos.[19]

A literatura é repleta de exemplos de má conduta científica, e constantemente aparecem mais situações dessa natureza. Fang e colaboradores,[20] por exemplo, avaliaram 2.047 artigos científicos retirados de publicação

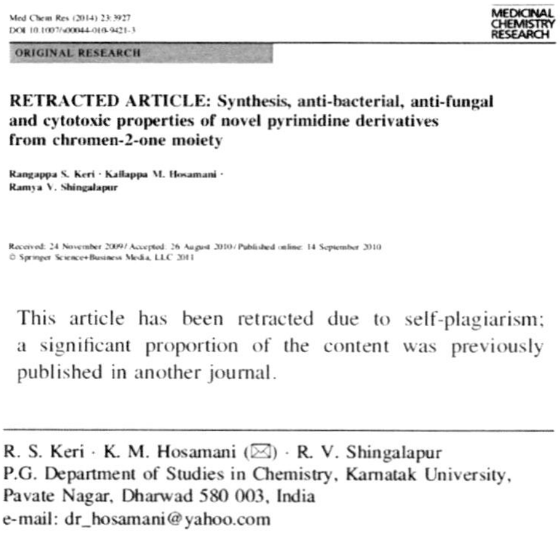

Med Chem Res (2014) 23:3927
DOI 10.1007/s00044-010-9421-3

ORIGINAL RESEARCH

RETRACTED ARTICLE: Synthesis, anti-bacterial, anti-fungal and cytotoxic properties of novel pyrimidine derivatives from chromen-2-one moiety

Rangappa S. Keri · Kallappa M. Hosamani · Ramya V. Shingalapur

Received: 24 November 2009 / Accepted: 26 August 2010 / Published online: 14 September 2010
© Springer Science+Business Media, LLC 2011

This article has been retracted due to self-plagiarism; a significant proportion of the content was previously published in another journal.

R. S. Keri · K. M. Hosamani (✉) · R. V. Shingalapur
P.G. Department of Studies in Chemistry, Karnatak University,
Pavate Nagar, Dharwad 580 003, India
e-mail: dr_hosamani@yahoo.com

Figura 10.3

EXEMPLO DE ARTIGO CIENTÍFICO RETIRADO DE PUBLICAÇÃO DEVIDO AO AUTOPLÁGIO.

Fonte: Cechinel Filho.[6]

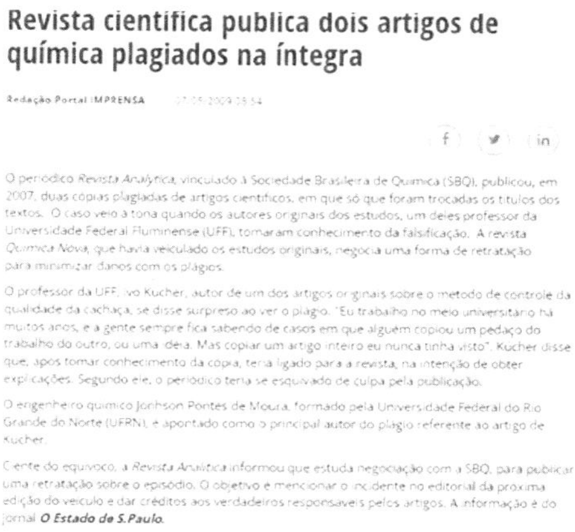

Revista científica publica dois artigos de química plagiados na íntegra

Redação Portal IMPRENSA

O periódico *Revista Analítica*, vinculado à Sociedade Brasileira de Química (SBQ), publicou, em 2007, duas cópias plagiadas de artigos científicos, em que só que foram trocados os títulos dos textos. O caso veio à tona quando os autores originais dos estudos, um deles professor da Universidade Federal Fluminense (UFF), tomaram conhecimento da falsificação. A revista *Química Nova*, que havia veiculado os estudos originais, negocia uma forma de retratação para minimizar danos com os plágios.

O professor da UFF, Ivo Kucher, autor de um dos artigos originais sobre o método de controle da qualidade da cachaça, se disse surpreso ao ver o plágio. "Eu trabalho no meio universitário há muitos anos, e a gente sempre fica sabendo de casos em que alguém copiou um pedaço do trabalho do outro, ou uma ideia. Mas copiar um artigo inteiro eu nunca tinha visto", Kucher disse que, após tomar conhecimento da cópia, tería ligado para a revista, na intenção de obter explicações. Segundo ele, o periódico teria se esquivado de culpa pela publicação.

O engenheiro químico Johnson Pontes de Moura, formado pela Universidade Federal do Rio Grande do Norte (UFRN), é apontado como o principal autor do plágio referente ao artigo de Kucher.

Ciente do equívoco, a *Revista Analítica* informou que estuda negociação com a SBQ, para publicar uma retratação sobre o episódio. O objetivo é mencionar o incidente no editorial da próxima edição do veículo e dar créditos aos verdadeiros responsáveis pelos artigos. A informação é do jornal *O Estado de S.Paulo*.

Figura 10.4

EXEMPLO DE MATÉRIA PUBLICADA
ORIGINALMENTE NO JORNAL FOLHA
DE SÃO PAULO (7/5/2009, TEXTO
DE RAFAEL GARCIA), DESTACANDO
A DETECÇÃO DE PLÁGIO.
Fonte: Garcia.[19]

(despublicados), todos eles indexados nas bases de dados, nesse caso, no PubMed, envolvendo pesquisadores de 56 países. Os resultados demonstraram que apenas 21,3% dos artigos despublicados ocorriam em função de erros ou equívocos, e que 67,4% dos artigos estavam relacionados à má conduta científica (fraude, plágio e autoplágio). Destes, cerca de 75% eram procedentes de quatro países: Estados Unidos, Japão, China e Alemanha.

Dados mais recentes demonstram que, surpreendentemente, em torno de 16 mil artigos científicos são fraudados anualmente, conforme estudos realizados pela Universidade de Exeter, na Inglaterra.[21] Um dos muitos *softwares* desenvolvidos para detectar artigos científicos fraudulentos, o *Statcheck*, tem se mostrado eficiente localizando fraudes, as quais variam das mais simples e comuns até as mais elaboradas e complexas.[21,22]

Diante do exposto e do desconforto generalizado, muitas instituições ou órgãos de fomento, tanto no Brasil quanto em outros países, estão implementando processos de boas práticas científicas ou algo similar. Ainda assim, é fundamental que os cientistas (sobretudo os orientadores ou os pesquisadores mais experientes e éticos) estejam sempre alertas a essas situações, a fim de evitarem riscos de envolvimento em ações antiéticas que podem comprometer suas carreiras profissionais.

MEIOS PARA CONTER A MÁ CONDUTA CIENTÍFICA

De acordo com Nicholas Steneck,* diretor do programa Ética e Integridade na Pesquisa da Universidade de Michigan, nos Estados Unidos, a má conduta científica, especialmente acerca da fabricação de resultados e do plágio, se espalhou por todo o mundo, a exemplo do que se observava em países desenvolvidos como os Estados Unidos, o Japão, a China e o Reino Unido.

Diante desse cenário cada vez mais temeroso e desanimador, é imperioso que tanto as universidades quanto as instituições de pesquisa, além das agências de fomento em todo o mundo, continuem realizando ações específicas e coordenadas não apenas para detectar, mas também para penalizar os infratores, assim como para prevenir tais práticas, que colocam em xeque a imagem e a integridade da ciência e suas contribuições.

Cabe salientar que muitas iniciativas foram exitosas, como aquela de Martin Heidingsfelder, mais conhecido como "caçador de plágios", que na década passada criou uma plataforma denominada VroniPlag®, a qual expõe importantes políticos e outros profissionais renomados de diferentes áreas, sobre-

---

* Informação obtida em palestra, em 2014, no 3º BRISPE Brazilian Meeting on Research Integrity, Science and Publication Ethics, realizado nos dias 14 e 15 de agosto, na sede da FAPESP, em São Paulo, SP.

tudo médicos, prejudicando sensivelmente suas carreiras. Tal iniciativa, elogiada pela sociedade, também teve seu ônus, com consequências imediatas, como insultos e ameaças à sua integridade. Determinados órgãos de fomento e editoras têm usado *softwares* detectores de plágio, desenvolvidos ao longo dos anos. A seguir, estão listados os detectores mais utilizados.

- Copyspider: http://www.copyspider.com.br/main/pt-br.
- Plagiarisma: http://plagiarisma.net/.
- Plagium: http://www.plagium.com/.
- Plagiarism Checker: http://www.plagiarismchecker.com/.
- Plag: https://www.plag.pt/.

Perante todas as informações expostas, fizemos a pergunta: como acabar com ou minimizar a má conduta científica? Considerando a situação crescente, parece impossível que tais práticas sejam abolidas, porém existem ações concretas que podem contribuir para amenizar a ocorrência desses prejudiciais procedimentos. Uma das mais importantes ações é a coscientização ininterrupta da comunidade científica sobre o significado, em todos os âmbitos, dessas práticas, incluindo a questão legal e os reflexos na vida pessoal e profissional dos autores. Nessa linha, algumas iniciativas são importantes, como contínuas palestras sobre o tema, a educação básica e os cursos de pós-graduação, a criação de disciplinas específicas nos cursos, a implantação de cursos de atualização (extensão ou aperfeiçoamento), a abordagem em eventos científicos e em publicações sobre o tema, entre outras, e muitas dessas ações mencionadas já vêm sendo implantadas por algumas universidades e escolas básicas, com resultados positivos. Além do exposto, é importante que as próprias instituições implantem políticas internas cada vez mais rígidas e criteriosas de boas práticas de produção científica (ou outras ações do gênero), instituindo mecanismos de penalização que desestimulem a comunidade acadêmica a cometer ações de má conduta científica.

LEGISLAÇÃO BRASILEIRA

A principal diretriz sobre os direitos autorais no Brasil é a Lei nº 9.610/98, de 19 de fevereiro de 1998, que trata de uma lista das obras protegidas, define o autor da criação, estabelece como funcionam os direitos morais e patrimoniais, entre outros tópicos. A violação desses direitos pode acarretar sanções civis e penais ao infrator, conforme será visto mais adiante. A seguir, estão indicados alguns importantes artigos dessa lei.[23]

Art. 11. Autor é a pessoa física criadora de obra literária, artística ou científica. Parágrafo único. A proteção concedida ao autor poderá aplicar-se às pessoas jurídicas nos casos previstos nesta Lei.

Art. 14. É titular de direitos de autor quem adapta, traduz, arranja ou orquestra obra caída no domínio público, não podendo opor-se a outra adaptação, arranjo, orquestração ou tradução, salvo se for cópia da sua.

Art. 15. A coautoria da obra é atribuída àqueles em cujo nome, pseudônimo ou sinal convencional for utilizada.

Em relação aos crimes contra a propriedade intelectual, o atual Código Penal apresenta apenas um delito, o qual encontra-se disposto no art. 184 do CP/41:

Art. 184. Violar direitos de autor e os que lhe são conexos. Pena – detenção, de 3 (três) meses a 1 (um) ano, ou multa.

§1º Se a violação consistir em reprodução total ou parcial, com intuito de lucro direto ou indireto, por qualquer

meio ou processo, de obra intelectual, interpretação, execução ou fonograma, sem autorização expressa do autor, do artista intérprete ou executante, do produtor, conforme o caso, ou de quem os represente:

Pena – reclusão, de 2 (dois) a 4 (quatro) anos, e multa.

Em relação ao Plágio Intelectual, que consiste em apresentar, utilizar ou reivindicar publicamente, como própria, obra ou trabalho intelectual de outrem no todo ou em parte:

Pena: detenção, de 6 (seis) meses a 2 (dois) anos, e multa.

Está em tramitação, aguardando votação no plenário do Senado Federal, um Projeto de Lei (PL) que intensifica a penalidade para aqueles (pesquisadores, instituições e/ou patrocinadores) que cometerem o crime da má conduta científica e que comprometam a integridade da ciência. O PL 330/2022 inclui o Artigo 280-A junto ao Código Penal (Decreto-Lei nº 2.848, de 1940), fixando pena de reclusão de três a cinco anos, além de multa, para aqueles que agirem em desacordo com os princípios éticos científicos.

CONSIDERAÇÕES FINAIS

A ânsia para aumentar a produção científica, seja pela notoriedade ou para pleitear fomento ou acesso a outras instâncias profissionais, tem ocasionado uma crescente e condenável prática, a má conduta científica, tanto por parte de professores, pesquisadores e estudantes quanto pelas instituições. A mídia tem continuamente difundido inúmeras situações envolvendo comprovadas denúncias de plágio, autoplágio, manipulação de resultados etc., gerando uma quantidade expressiva de artigos científicos despublicados, colocando em suspeita a imagem de cientistas renomados, incluindo até aqueles consagrados com o Prêmio Nobel.[10] Muitas vezes, esses cientistas não acompanham como deveriam o trabalho elaborado por colegas colaboradores e coautores e acabam envolvidos em uma armadilha sem volta. A prática de má conduta científica se espalhou pelo mundo todo, e alguns países têm implementado estratégias (refinados *softwares*) para descobrir tal ação, sobretudo a relacionada ao plágio.

Alguns órgãos de fomento brasileiros, como o CNPq e algumas FAPs estaduais, estão empregando instrumentos que auxiliam no rastreamento de plágios e de outras ações de má conduta científica. Para conter a progressiva disseminação, professores, pesquisadores, estudantes, instituições e órgãos de fomento devem estar permanentemente atentos às publicações, para evitar surpresas indesejadas que podem colocar em risco todo o trabalho desenvolvido e o investimento de recursos financeiros e humanos. Assim, é fundamental a contínua conscientização sobre as práticas de má conduta, as quais, além de comprometer a integridade científica pessoal e institucional, podem levar a penalidades cada vez mais rígidas.

REFERÊNCIAS

1. Lino MHM. Pesquisas envolvendo seres humanos: fundamentos éticos e jurídicos da Resolução 196/96 do Conselho Nacional de Saúde. [dissertação]. Rio de Janeiro: Fiocruz; 2007.
2. Dorsa AC. A produção científica: esforços docentes e discentes vividos e sentidos. Interações. 2018;19(4):597-8.
3. Como um capitão perdeu sua fortuna ao ser enganado e comprar "sereia". Revista Galileu [Internet]. São Paulo: Globo; 2023 [capturado em 1 ago. 2023]. Disponível em: https://revistagalileu.globo.com/sociedade/historia/noticia/2023/05/como-um-capitao-perdeu-sua-fortuna-ao-ser-enganado-e-comprar-sereia.ghtml.

4. Farmer´s Museum. The Cardiff Giant [Internet]. New York: Farmer Museum; c2023[capturado em 1 ago. 2023]. Disponível em: https://www.farmersmuseum.org/cardiff-giant/.

5. Ponte AC, Gonçalves FM. A falsificação, corrupção, adulteração ou alteração de medicamentos. Um problema global. O que o Brasil tem feito para a prevenção e combate. Rev Jur (ESMP-SP). 2018;14(2):77-98.

6. Vilicic F. A doutora mentirosa pode destruir a imagem da ciência brasileira [Internet]. São Paulo: Veja; 2019 [capturado em 10 jul. 2023]. Disponível em: https://veja.abril.com.br/coluna/a-origem-dos-bytes/a-doutora-mentirosa-pode-destruir-a-imagem-da-ciencia-brasileira https://veja.abril.com.br/coluna/a-origem-dos-bytes/a-doutora-mentirosa-pode-destruir-a-imagem-da-ciencia-brasileira.

7. Cechinel Filho V. Medicamentos de origem vegetal: atualidades, desafios, perspectivas. Itajaí: Univali; 2017.

8. Oliveira ON, Jr. Research landscape in Brazil: challenges and opportunities. J Phys Chem C. 2016;120(10):5273-6.

9. Almeida ECE, Guimarães JA. A pós-graduação e a evolução da produção científica brasileira. São Paulo: Senac; 2014.

10. Vianna B. Brasil ocupa a 57ª posição em ranking global de inovação [Internet]. São Paulo: Insper Edu; 2022 [capturado em 05 jul. 2023]. Disponível em: https://www.insper.edu.br/noticias/brasil-ocupa-a-57a-posicao-em-ranking-global-de-inovacao/.

11. Artigos de ganhador do Prêmio Nobel sofrem retratação [Internet]. Rev Pesquisa Fapesp. 2022[capturado em 25 jul. 2023]; 320. Disponível em: https://revistapesquisa.fapesp.br/artigos-de-ganhador-do-premio-nobel-sofrem-retratacao/

12. Garfield E. The history and meaning of the Journal Impact Factor. JAMA. 2006;295(1):90-3.

13. Brasil. Ministério da Educação. Coordenação de Aperfeiçoamento de Pessoal de Nível Superior [Internet]. Brasília: Capes; 2023 [capturado em 05 jul. 2023]. Disponível em: https://www.gov.br/capes/pt-br

14. Brasil. Ministério da Educação. Coordenação de Aperfeiçoamento de Pessoal de Nível Superior. Plataforma Sucupira [Internet]. Brasília: Capes; 2023 [capturado em 05 jul. 2023]. Disponível em: https://sucupira.capes.gov.br/sucupira/public/consultas/coleta/veiculoPublicacaoQualis/lista-ConsultaGeralPeriodicos.jsf.

15. Oliveira AG, Silveira D. Editoras de periódicos predadores: um perigo na divulgação de resultados de pesquisa no Brasil e no Mundo. Infarma. 2016;28(4):197-8.

16. Watson R. Beall's list of predatory open access journals: RIP. Nurs Open. 2017;4(2):60.

17. Bohannon J. Who's afraid of Peer Review? Science. 2013;342(6154):60-5.

18. Scarpelli V. "Dra. Fraude" se canditada para vaga de editora. Rev Pesq Fapesp [Internet]. 2017 [capturada em 05 jul. 2023];254. Disponível em: http://revistapesquisa.fapesp.br/2017/04/19/dra-fraude-se-candidata-para-vaga-de-editora/.

19. Garcia F. Periódico científico publica dois estudos plagiados na íntegra [Internet]. São Paulo: UOL; 2009 [capturado em 10 jul. 2023]. Disponível em: https://m.folha.uol.com.br/ciencia/2009/05/561841-periodico-cientifico-publica-dois-estudos-plagiados-na-integra.shtml.

20. Fang CE, Steen RG, Casadevall A. Misconduct accounts for the majority of retracted scientific publications. Proc Natl Acad Sci. 2012;109(42):17028-33.

21. Thomas JA. As mentiras que a ciência conta. Veja. 2017;50:82-3.

22. Baker M. A spellchecker for statistics. Nature. 2016;540:151-2.

23. Brasil. Lei nº 9.610/98, de 19 de fevereiro de 1998. Altera, atualiza e consolida a legislação sobre direitos autorais e dá outras providências. Brasília: Presidência da República; 1998.

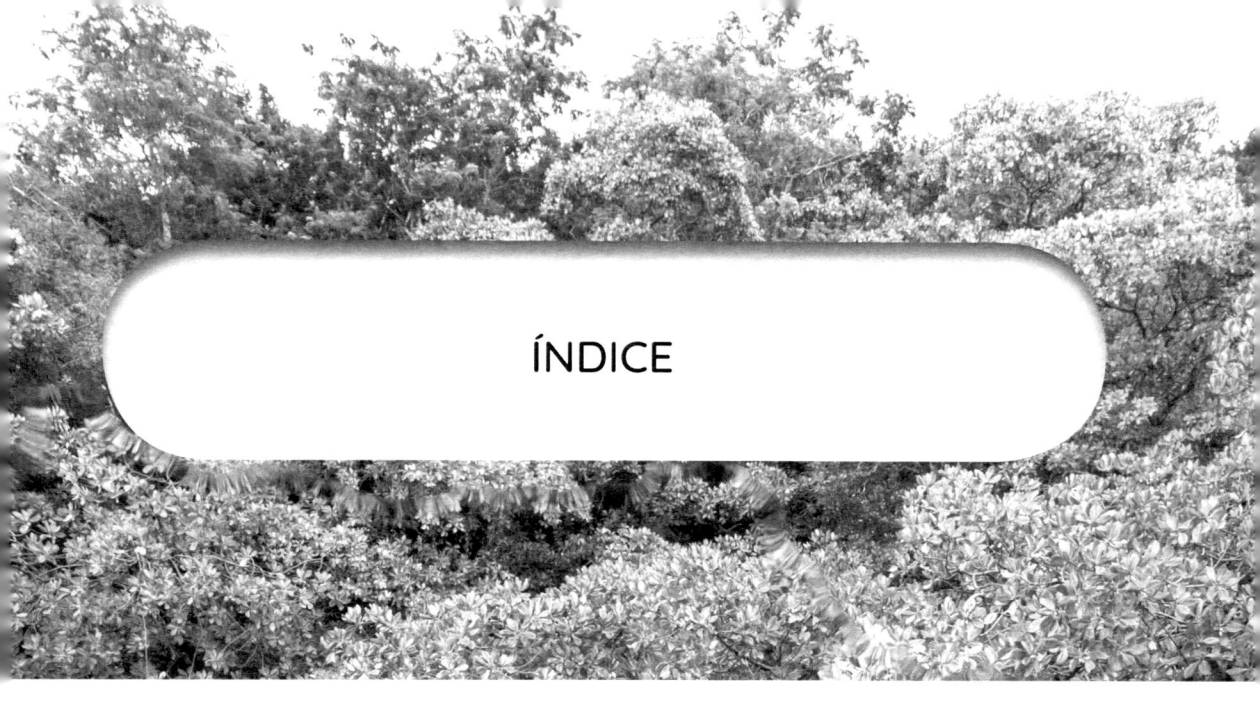

ÍNDICE